人文科普　－探询思想的边界－

THE PATIENT PARADOX
Why sexed-up medicine is bad
for your health?

✕

［英］玛格丽特·麦卡特尼
（Margaret McCartney）
著

潘驿炜
译

病患悖论

✕

为什么"过度"医疗
不利于你的健康？

✕

中国社会科学出版社

图字：01-2020-0066号

图书在版编目（CIP）数据

病患悖论：为什么"过度"医疗不利于你的健康？ /
（英）玛格丽特·麦卡特尼著；潘驿炜译. -- 北京：中
国社会科学出版社，2020.5（2022.8 重印）
书名原文：The Patient Paradox: Why sexed-up
medicine is bad for your health？
ISBN 978-7-5203-5885-9

Ⅰ. ①病… Ⅱ. ①玛… ②潘… Ⅲ. ①医疗卫生服务
—研究 Ⅳ. ①R197.1

中国版本图书馆CIP数据核字（2019）第294935号

出 版 人	赵剑英
项目统筹	侯苗苗
责任编辑	侯苗苗　高雪雯
责任校对	韩天炜
责任印制	王　超

出　　版	中国社会科学出版社
社　　址	北京鼓楼西大街甲 158 号
邮　　编	100720
网　　址	http://www.csspw.cn
发 行 部	010-84083685
门 市 部	010-84029450
经　　销	新华书店及其他书店

印刷装订	北京君升印刷有限公司
版　　次	2020 年 5 月第 1 版
印　　次	2022 年 8 月第 2 次印刷

开　　本	880×1230　　1/32
印　　张	13.25
字　　数	293 千字
定　　价	82.00 元

凡购买中国社会科学出版社图书，如有质量问题请与本社营销中心联系调换
电话：010-84083683
版权所有　侵权必究

献给约瑟夫、阿格尼丝和祖德

序 言

一个多世纪以来，科学技术的进步深刻改变了人类社会的方方面面，也推动了医学的飞速发展。遗传的本质得到揭示，生理与病理的细胞分子学机制不断深化，新的医疗设备和药物层出不穷，这些进步使得曾长期威胁人类的传染病得到控制，医生手里的诊断与治疗技术大大增加，无数生命获得拯救。上述巨大成就引人瞩目，但同时也推高了全社会对医学的预期，技术至上开始盛行。广大民众，包括医学工作者，都开始对医学抱以超出可能的期待。在很多情况下，人们忽视了医学的局限性，没有看到现在的医学对人体和疾病的了解还只是冰山一角，对很多疾病还束手无策，健康长寿在多数情况下还只是良好的愿望，医生能做的还是"有时去治愈，常常去帮助，总是去安慰"。

民众的过高期望，加上现代科学技术的激进性，造成当前很多过度诊断与过度治疗的情况。在"早发现，早治疗"和"治未病"的旗号下，很多危险因素成了治疗对象，疾病诊断标准不断降低，治疗终点目标逐渐前移。普遍的健康体检挖掘出越来越多的本来并不会影响健康的所谓"疾病"，乃至造成如有人戏谑所称："如果你觉得你还健康，那是因为你检查得还不够。"还有其他一些因素在推波助澜。例如制药公司利用资本的渗透力影响医学技术发展方向和诱导公众取向；慈善机构为扩大影响力而夸大疾病的危害或干预的效果；西方国家政党为了赢得选票，刻意迎合一些拥有压力集团支持却缺乏证据支持的医疗项目；学术刊物的商业化运作影响学术诚信和公信力，等等。

上述问题加剧了医疗资源的配置失当，造成部分健康人群得到了过量的医疗供给，而真正的患者，尤其是经济状况差和受教育程度低的患者却在治疗的可及性方面居于劣势。良莠不齐的医疗信息、复杂繁琐的候诊流程、廉价基本药物的短缺以及本末倒置的健康评估机制都更不利于社会弱势群体，令社会矛盾和社会不公更加突出。

以上是《病患悖论》的主要思想内容。这本书的作者是一名英国全科医生，她在援用科学证据的同时，融入了职业经历和个人体验，加上作者对民众利益的关切，使这本书散发出医学的温度。《病患悖论》能促使我们进一步思考：究竟什么是健康？医学能做什么？社会怎么影响医学？医学要往哪里去？我觉得无论是医务工作者、政府决策者，还是普通民众，都值得来读一下这本书。

译者潘骅炜是北京大学医学人文学院的博士生，他在北京大学法学院完成了本科和硕士阶段的学习后，转到科学史专业。跨学科的优势使得他能更好地从法律和社会的角度来认识科学技术和医学发展的历史，这是非常有益的。希望今后能有越来越多其他学科的年轻学者投入到科学史研究中来，只有这样，科学史这个交叉学科才能站住脚跟，才能真正成为科学与人文的桥梁，才能得到蓬勃发展。

是为序。

中国科学院院士

中国科学技术协会名誉主席

北京大学科学技术与医学史系创系主任

韩启德

引　言

医生是做什么的？对于我的孩子们来说这再简单不过了：我帮助人们摆脱病痛、恢复健康，我的工作职责就是照料患者并治愈他们。以简洁性和逻辑性来评价，这倒是个绝妙的想法。我们要么生病，要么健康。倘使我们安然无恙，自然就不需要医生了。如果我们病了，就得向医生寻求帮助，好回归健康状态。

像这样的工作我的确可以设法搞定，但那只是极少数情况。早在1994年，当我带着一长串被教导绝不可忘记的知识——诸如库欣综合征、骨肉瘤或是过敏性肺泡炎——走出校门时，我就足以胜任这些工作了。教导我的有业内专家，也有热心人士，他们每个人都心急如焚，希望我意识到他们专业——其实是他们自己关注的疾病——的重要性（这是所有专科医生的通病，尽管他们不大愿意承认）。全科医生见到这些罕见病的机会不多，但我还是热切期望诊断出患者的问题，因为诊断和随之而来的治疗能切实改善患者的境遇，这就是我的快乐之源。以甲状腺机能减退症为例，该病的典型症状[1]是体重增加、情绪低落、皮肤干燥和脱发：

---

[1]　症状，即显著异常或明显有问题的征兆，例如咳嗽、皮疹、头痛或乳房肿块。筛查试验不应面向已经出现症状的人群。

只要你足够敏锐地为患者做检查，就能凭借一两次血液测试和几片廉价的甲状腺素解决问题。类似案例还有抑郁症，它堪称医生最乐于处置的疾病之一。当最初那个坐在我身边痛苦不堪的人如今重新振作，变得乐观、幸福，我能从中获得无与伦比的满足感。

问题是我并不会经常遇到库欣综合征、骨肉瘤、过敏性肺泡炎病例或疑似病例。医学院教科书上记载的病例清晰明白，可它们几乎不会在现实中出现。相反，我所见到的是经历过可怕的丧亲之痛、生活无着的人，背负债务、彻夜难眠的人，还有在焦虑与恐惧中度日的人。教科书可能会提示我考虑抑郁症的可能性，可即使是书上强烈推荐的新式诊断量表，也无法解释患者为什么如此恐惧。还有些时候，患者诉称自己的腿在走路时总有若隐若现的疼痛感，有时候在膝盖以下，有时候又在膝盖以上——反正没有一种跟教科书里那些能够轻而易举地确诊或治愈的症状相符。

所以，医生到底是做什么的？有的医生认为自己身负神圣天职，理当花费毕生时间努力救死扶伤。可真相却难以启齿。因为高高在上的医学已经无孔不入，医生伤到患者的概率几乎和帮到患者的一样大，甚至更大。

怎么会这样？是因为强效药物的副作用？误诊？错误操作？抑或截肢截错了腿？这些都是可能的原因，但在我看来，它们都不是我们面临的最大问题。一切药物都有副作用，用药必须在副作用与药效之间作权衡。我相信医生评判药性的本领正不断精进，显然也会格外谨慎地开出处方。误诊呢？诊断本就是科学性与艺术性并存的工作，总会带有主观性和不确定性。错误操作？人为错误率可以降至最低，但绝对不可避免。

上面这些都至关重要。但在我的职业生涯中，医学发生的最大改变在于，医护人员看起来铁了心要把健康人群拉进病房和手术室，把他们制造成患者。我们的目标不再是让患者好转，而是找到健康人群身上现有或潜在的疾病风险，即使他们身体状况良好、一点儿都不觉得难受。不是只有遭遇现实的身体或精神病痛，比如发现身上长了一个令人担忧的肿块或需要调整糖尿病用药时，人们才需要请全科医生的吗？

显然不是了。现在，医生的工作是做宫颈涂片[1]、抑郁症筛查，找出肾病或肠癌[2]的早期征兆，推荐女性做乳腺 X 光检查，还有把人们推上体重秤。低风险人群做了数百万次的胆固醇[3]、血压和血糖测试。专门医治"健康人"的诊所已经开张，这可不是在开玩笑。医生甚至把他们的生意拿到酒吧或足球场去宣传，好把触角伸向压根不觉得自己需要看病的人。这些人正是医学拓殖出的新疆域。

可这又有何不妥呢？医生想方设法预防疾病，患者把钱花在预防而非治疗上，这难道不好吗？那句中国古谚是怎么说的来

---

[1] 在宫颈涂片检查中，医生将利用取样刷从宫颈部位提取细胞（"涂片"），接下来进行显微镜观察。有的细胞变化可能发展成宫颈癌，不过大部分都将恢复正常。
[2] 正常的体细胞按照一定规律新生和死亡，当细胞在失控状态下分裂和生长，就会导致癌症。有些癌症相当危险，可能转移甚至致命。其他的则生长缓慢，能够完全切除，也可能仅造成轻微问题。
[3] 一种通过膳食摄入的脂类物质，能够帮助人体吸收脂溶性维生素。过高的血液胆固醇水平将增加心血管风险。它由两种物质组成，即高密度脂蛋白和低密度脂蛋白。前者的水平与心脏风险呈反比，后者的水平与心脏风险呈正比。

着？良医治未病！

可惜我实在不能苟同。作为一名乐天派，如果我能从帮助健康人群谋划避免意外死亡的过程中得到愉悦，那简直是耻辱。我深感自己有责任帮助社会底层人士减轻卫生保健负担，倘若社会正义和医疗减负这两者我们都能做好，那我也许会欣然花费宝贵时间把街上的人们拉来，给他们戴上血压计的袖带。

然而，隐藏在预防背后的事实，却是医学肮脏的小秘密之一。例如，宫颈筛查项目制造出一大批"临界"或"异常"的涂片，导致女性不得不忧心忡忡地接受更多检查——事实上，她们中的大多数都将自行恢复正常。我们为降低乳腺癌发病率想尽了办法，却没注意到最大的问题是乳腺 X 光检查带来的过度诊断——它已成为无形的"癌症"。我们把人们一次次拖进诊室，监测他们的体重、胆固醇或血压，却没注意到健康的最大影响因素不是医疗，而是经济条件、膳食水平、生活压力和工作环境。医疗才是焦虑情绪、无用诊断和让患者像没头苍蝇般在诊所乱撞的罪魁祸首。健康的人正成为患者，并将为此付出代价。

与此同时，那些真正深陷抑郁痛苦、发现身上有肿块或不巧罹患库欣综合征的人怎么样了？

可算讲到问题的关键了，这就是当下英国国家医疗服务体系[1]（NHS，National Health Service）的本末倒置。在你身强力壮的时候，你将收到私人订制的信函、花哨的传单，并能享受专线咨询

---

[1]　英国国家医疗服务体系，成立于 1948 年，负责向英国国民提供免费医疗服务。——译者注

电话，然后得到亲切的建议，按照 NHS 的意愿去做一些筛查试验。

可你要是真的病了，情况就完全不同。对于紧张焦虑的人们来说，所谓的谈话疗法或许有用。但联系 NHS 通常是场噩梦：你也许得拨打数次电话之后，才有人回电为你安排评估会面。在评估会面中，你恐怕还得重新预约下次会面，还有可能被扔进等候名单。上了等候名单还没完，你得定期打电话过去，告诉对方你愿意继续等待。当你的名字终于到了名单第一行，你就又得反复拨打预约电话了，否则前功尽弃。

正常人要完成这一切已经颇具挑战性了，更何况是病痛缠身、情绪低落的患者呢，那基本是不可能完成的任务。恐怕只有病得最轻的人才能获得些许帮助。

这就是 NHS 屡见不鲜的悖论：如果你病了，你得坚持不懈、一往无前才能得到帮助，全科医生想要顺利接诊也得如此。可如果你身体健康，你就面临着被各路检查和筛查宣告患病的危险，进而开始预防性用药或治疗，哪怕那些病你这辈子都不会得。

在本书中，我将尝试向以上风险中的人们阐明这一悖论的内容和机制。本书也是对选民、当局和政客发出的呼吁，恳请大家三思：我们到底为了什么、为了谁。

我真正想做的，正是我的孩子们所说的。也即作为一名医生，我至少应为治愈患者尽自己的最大努力。

|目　录|

第一部分
制造患者

他们还说："我们的许多顾客都把年度筛查作为自己的例行保健方式。"就像其他诊所做的，"顾客"这个词不经意间溜了进来。"患者"消失不见了，它被"自由选择"这个现代魔咒一口吞下，从而灌输给人们这样一种观念——"顾客"仿佛是一种信用卡武装下的强大生物，能够动用他们的选择权为所欲为。

第一章　首先，不要伤害

人还可能存在绝对的健康状态吗？应该说彻底不可能了。只要还没沦为药罐子、老病号，就称得上正常人了。不信就请一位全无病痛的人来试试，做一圈血液检查、扫描、X光或肠镜——可能就发现这边有项血液指标偏高，那边影像里有一处细微阴影。还说自己没病？唉！对过量医学试验的集体追捧已经让我们丧失理智，并且制造了一个大麻烦。筛查[1]造成的巨大问题往往不为人知，甚至接受筛查的人都意识不到。

这就是疾病筛查的现状。筛查试验的对象不包括确诊患病或已有症状的人。首先，如果你病了，你需要的是针对性检查，而非筛查。如果你长了个令人担忧的包块，或感到自己可能会毫无预兆地倒下，又或有一处久不消散的皮肤瘙痒，以及别的什么身体不适，那你就有症状了。症状需要归类，这通常意味着你的医生会充分考虑"病史"，他将给你时间描述和阐释自己的感受。就像这样："过去三个月里我感觉这处皮肤特别痒，把自己都挠出血了。我也不知道为什么，一洗澡情况就加重。"接着，医生会进一步问你一些问题。最近出过国吗？身边有其他症状相仿的人吗？

---

[1]　在健康、没有疾病症状的人群中寻找疾病、紊乱或风险的行为。

用过什么新护肤品吗？

接下来，医生将为你做检查，寻找皮疹的痕迹，或是虱子、疥螨一类活泼小生物肆虐的迹象。诊断并不能一锤定音，为了确诊，你还得再做些检查——比如采集皮肤刮片或血液样本。最后，跟随确诊而来的是治疗。你还得复查随诊，以确保一切按计划进行，副作用没有让治疗失效或让情况变得更糟。

筛查的目的不是将患者归类诊治。不少政客并不明白这一点，可悲的是一些医护人员也是如此。例如，乳腺筛查面向的是没有乳房肿块症状的女性，抑郁症筛查则针对尚无精神疾患征兆的人群。然而事实上，筛查并不能在一位女士主诉自己胸痛，或一位男士吐露自己有自杀念头的时候，准确反映他们的身体状况。

理解这种区别非常关键。我曾收到患者言辞激烈的邮件，告诉我倘若他们再得不到筛查就要一命呜呼了。多数情况是，尽管这些人没做筛查，但医生已经结合他们的症状做了诊断。二者的意义截然不同。

所以，如果一位男士小便通畅、性生活正常、精神饱满，却决定做个前列腺检查，那么他所要求的就是筛查。

职业伦理要求医生既要向患者解释医疗干预[1]的好处，也要坦诚说明它的局限性和潜在危害。正如希波克拉底所说的：

---

[1] 干预，用于描述各种不同类型的医疗手段，例如理疗、药物、特制信息传单、手术或力量平衡训练。

▶▷ "首先，不要伤害"

筛查简直把希波克拉底的精神抛到九霄云外去了，还不存在任何一种全无副作用的筛查呢。伤害在所难免，一切筛查项目都是赌博，我们在赌它带来的收益比造成的伤害大。这就是筛查如此难以理解，并被归结为一个看上去很美的迷局的本质原因所在。试着考虑一下这个问题：

有一种疾病会影响1%的人群，它是致命的，且尚无有效疗法。针对该疾病的筛查有90%的准确率[1]。那么，如果你的筛查结果是阳性，你有多大可能患病？

多数人读到这个问题都会说你有90%的概率患病，他们将认为你的当务之急是写下遗嘱，然后抓紧最后时刻完成一些愿望。看起来挺合逻辑：筛查的准确率是90%，所以这就是你患病的概率。

然而这大错特错。"90%的准确率"描述的是你在患病的同时又被检出阳性结果的可能性。如果有100名患者，只有90人——也即90%——会检出阳性。

这才是关键。如果你所筛查的疾病仅仅影响1%的人群，那么你的患病风险也不过是1%。

---

[1] 出于方便举例的考虑，作者在此使用"准确率"衡量筛查的有效性。但在实践中，医学统计学主要关注的指标是"敏感性""特异性""假阳性率（误诊率）""假阴性率（漏诊率）"等；此外，能够影响1%人群的疾病也是假设，特此说明。——译者注

　　让我们把算术再简化些。假设我们有 1000 人，其中有 10 人——1000 人的 1%——患了病。如果筛查准确率是 90%，它将检出 9 人。还有 1 个人其实是患者，可结果却是阴性。

　　但是对于没有患病的人，筛查准确率也是 90%。这意味着，在 990 名健康的人当中，有 99 人虽然没有患病，但仍会检出阳性。

　　最终结果是那 1000 人中，有 99+9 人检出阳性，加起来是 108 人。

　　可是他们当中只有 9 个人真正患病了。

　　所以如果你的筛查结果是阳性，你真正患病的概率不过是 9/108——大约 10%。

- -

筛查结果的准确性

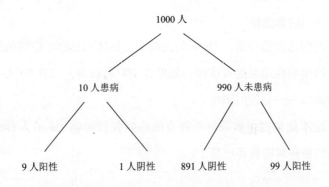

　　在筛查准确率为 90%、疾病影响为总人口 1% 的情况下，接受筛查的 1000 人结果分布如上。

我仍记得自己第一次听到这个结论时有多震惊。90% 的准确率！这么先进的筛查竟然如此垃圾？

出现这样的情况，主要是因为这种疾病的发病率非常低。如果你对患病风险更高的人群做筛查——例如，在发病率达 50% 而非 1% 时做同样的筛查——那么它的准确检出率将大大提高。可是，筛查往往就是用于检验相对罕见的疾病的，这就意味着把阳性结果作为患病标志不可靠。

当然，有一些特殊的筛查十分奏效。例如格思里试验（the Guthrie Test），它主要用于检查新生儿代谢问题，以便在孩子出现脑损伤前予以治疗。这是我们拥有的最有效的筛查手段之一，可即便如此，阳性结果也仅在少数病例中得到确诊。

这同时也不幸地宣告，显而易见，大部分医学检验的阳性结果往往意味着检验出了毛病，而非患者出了毛病。这是有害的，为了弄清楚究竟谁出了毛病，患者不得不接受进一步检查。这将加剧他们的焦虑情绪，还可能造成直接的伤害。

▶▷ 筛查的症结

举个例子，我们为什么不做脑瘤筛查呢？脑瘤是一种严重疾病，可能致死或致残。"早发现、早治疗"难道不好吗？

1968 年，世界卫生组织确立了有效筛查的标准。[1] 例如它指出，筛查尚无有效疗法的疾病没有意义。当你去筛查脑瘤这样的不治之症，就算发现了 1000 个病例，你的工作也没什么用处——你的成果不过是更早找到了一些肿瘤罢了。你可能因此争论说筛查不是个好东西，在这种情况下，它当然没用了。

世界卫生组织关于筛查试验的标准释义

1. 筛查的疾病应当对人体健康有重大影响。

2. 该疾病存在公认有效的治疗手段。

3. 患者能够得到诊断和治疗所需的设施。

4. 疾病的潜伏期征兆或早期症状可被识别。

5. 有合理的试验或检查方法。

6. 筛查应适用于全体人群。

7. 对包括从该疾病潜伏到发病过程在内的自然史已有充分了解。

8. 有公允、公认的政策明确规定谁将作为患者接受治疗。

9. 病例报告（包括诊断和治疗）费用占医疗总体支出的比例应平衡合理。

10. 病例报告应是一个可持续程序，而非"一次性"计划。

威尔逊、容纳

世界卫生组织

日内瓦，1968

有效筛查意味着不仅发现了某种不明疾病，而且发现时你还

来得及治疗它，要是能治愈就更理想了。完美的筛查不总是准确的，既没有侵入性也不会令人不适，有万无一失的治愈方法跟进，还不能有任何副作用。欢迎来到幻想世界！

世上根本不存在完美的筛查——你将在英国了解一系列被吹得天花乱坠的筛查项目，但它们离完美还差得远。

▶ ▷　体检的神话

健康体检可谓哈利街[1]诸多成功营销案例的典范之作。即使是聪明人也会上当，认为我们的身体就像汽车一样需要年检。一些有竞争力的诊所还搞起了连锁经营，把体检套餐包装得堪比飞机头等舱或健身房会员：划分出"高级套餐""超级套餐"，更甚者还有"'超级+'套餐"。这些检查项目的花费在几百到上千镑不等，专门面向那些期望"掌控"自身健康状况，并且不介意为自己的身体负担这样一笔开销的人群。Prescan 公司正是从哈利街起家的，它声称"预防性检查使您及时发现问题，全面了解自己的身体状况"。[2] Lifescan 公司则推出与乐购会员的绑定合作，并将"为您找出心脏病、肺癌、结肠癌、动脉瘤及骨质疏松症等多种疾病的早期信号"。[3]

好吧，死亡的风险无处不在。这些公司都试图让你相信，它们的检查将英雄般地把你从死亡边缘拯救回来。你要么得知自己

---

[1]　哈利街是伦敦市的一条街道，大批私人门诊在此营业。——译者注

一切正常，尽管这个消息以牺牲钱袋子为代价，但足以令你欢欣鼓舞；要么获悉自己被诊断出癌症或心脏病了，但还好在病程早期发现了问题，你依然是赢家。看起来这是场不论怎样都能赢的赌局。倘若检查结果显示"一切正常"，你当然会如释重负。要是发现了毛病，你也会为提早发现问题深感欣慰。

然而很不幸，这根本是假象。鉴于我们又不是汽车，那些诊所的筛查试验连最浅显的逻辑预设都不对。而且，它们往往复杂难懂，经常给出反常识的结论。

当你听说体检一次次扮演救世主的故事时，的确不容易发觉它们缺乏有力的证据支持。让我们看看 Prescan 官网首页的这则消息：

> Prescan 的核磁共振成像检查（MRI）发现我的肾脏上有一块 2 英寸[1] 那么大的肿瘤——要是没查出来，恐怕后果不堪设想！

另一家叫作 Preventicum 的机构服务着众多社会名流，它的网站意见栏里写着：

> 体检比我预期的要全面得多，医生借助 MRI 在我的脑部发现一处动脉瘤。毫不夸张地说，这如同晴天霹雳。无比幸运的是，Preventicum 让我在尚能妥善治疗时发现了它，术

---

[1]　2 英寸≈5.08 厘米。——译者注

后不到三个月我就重返工作岗位了。不论你是感到身体不适，或者只是想了解自己的健康状况，我都强烈推荐这项检查。Preventicum 绝对是我的救命恩人。

MRI 和 CT 是现代医学成像技术的佼佼者。相同的病灶，在50 年前就像一团模糊的暴雪。而如今我们看到的是清晰的三维图像，肾脏、肝脏、肺部和大脑在扫描完成的几秒钟内就出现在显示器上了。现代设备越来越轻巧、安静，给人带来的焦虑感和痛苦也更小。随着它们的价格更加低廉、表现更加可靠，私人体检机构——大多数还接受信用卡结算——出现爆发式增长。

▶▷ 是体检，还是欺骗

豪华体检套餐多得让人眼花缭乱，这才是付费体验行业的核心问题。光是成像检查，你就能排列组合出各种方案：肺部检查、结肠检查、心脏扫描、骨质扫描、大脑扫描或是子宫、前列腺扫描等。大多数公司都充满诚意地强调它们将围绕客户需求调整定价结构，还真是客户至上啊！

这些诊所一般由执业医师所有并自主经营，还有些则仅仅是雇用医生工作，因为管控电离辐射（如 X 光检查）的规定要求医生必须在场。有了医生的背书，诊所就有了更强的合法性、权威性和规范性。这让你更加放心地把身家性命托付给它们，"自我照护"的赞歌仿佛也更悦耳动听了。最后，这还是让你舍得花费时间和金钱的好办法。

　　找一些论据去支持这些筛查是合情合理的想法。如果对于你来说，接受筛查比带着现金全速逃离这些诊所更有益健康，那么筛查才是有用的。

　　下面给大家讲讲我从 H. 吉尔伯特·韦尔奇（H. Gilbert Welch）[1]那儿听来的关于加拿大前总理布莱恩·马尔罗尼（Brian Mulroney）的事。前者是著名的公共卫生专家和《我应做癌症筛查吗？也许不，原因在此》（*Should I be Tested for Cancer? Maybe not and Here's why*）一书的作者。[4]

　　　　2005 年，他去医院做例行体检。作为检查的一部分，他接受了螺旋 CT 扫描，结果检出两个体积不大却令人担忧的结节。他立即做了切除手术，却在术后罹患了胰腺炎——这是手术并发症。

　　马尔罗尼肺部的结节被成功切除了，可他却不得不住进了重症监护室。

　　　　在医院住了一个半月以后，他获准回家休养。一个月后他再次住院，随后接受了胰腺囊肿切除手术——这些囊肿是胰腺炎的并发症。接着，他又住了一个月的医院。唉！他甚

---

[1]　韦尔奇的《过度诊断：追求健康，却使人致病》一书中译本已于 2015 年面世，可资读者参阅。——译者注

至根本就没得肺癌，这只是个体检啊。[5]

马尔罗尼的检查结果是假阳性。他的医生以为他病入膏肓了——大概怀疑他罹患早期癌症，于是实施了针对性行动。可不管那些结节是不是癌症，接下来出现的并发症都得花工夫治疗了。马尔罗尼没能从筛查中获益——反而还受害了。人们知道类似的伤害有多普遍吗？并不。医生非常善于指出医疗干预的优点，但在认清危害方面就不那么在行了。

让我们再谈谈 Prescan 网站上的那个"长在肾脏上的 2 英寸大的肿瘤"。检查是有可能暴露潜在问题，但我们也不确定癌症是否会留下一些显而易见的线索——比如血尿一类的症状。我们不知道那个肿瘤是否会立即致害，但清楚地知道癌症并不总像我们想的那样发展。除非这样的筛查在投入使用前经过与其他医疗干预一样的准入试验，不然你很可能搞不清自己到底受益了还是受害了。这里混入了"领先时间偏倚"（lead-time bias，见下框）。[1]

- -

领先时间偏倚

有个人在格拉斯哥登上一列开往伦敦的火车，而另一个

---

[1]　偏倚，或偏误（bias），会导致试验结果丧失真实性或合理性，它有不同类型。如果试验的对照组和干预组由于年龄、社会阶层或性别等因素难以比较，就会出现选择性偏倚。如果被试者由于副作用等原因退出研究，这将产生损耗偏倚，并导致干预效果看起来比实际更好。高质量研究将尽可能减少偏倚。

人则在纽卡斯尔上车。列车在伦敦发生事故，他们双双罹难。

格拉斯哥的那位乘客在火车上存活了 5 小时，纽卡斯尔的那位则活了 3 小时。与之相似，在领先时间偏倚的作用下，更早发现某种疾病会带来这样一种错觉：在终点——即死亡时间——相同的前提下，更早发现的患者生存时间更长。

改编自迈克·鲍姆教授

那脑动脉瘤的故事又是什么情况呢？它听起来的确令人印象深刻。你可能也听说过，有一些人身体强壮，似能长命百岁，却由于脑动脉壁上的小栓块突然破裂，结果因脑溢血猝死。

从个案角度看，脑动脉瘤筛查似乎很完美。在致命或几乎致命的出血发生之前，你都无法察觉到脑动脉瘤。能够通过扫描确诊，意味着患者无须接受侵入性检查。而且正如世界卫生组织说的，脑动脉瘤还有得治。

这样简洁的推理近乎神话。

2010 年，《新英格兰医学杂志》（*NEJM, New England Journal of Medicine*）刊载的一篇论文研究了健康人群接受大脑扫描的后续反应。扫描样本超过 2000 个：1.8% 的被试者患有脑动脉瘤，罹患脑梗的——这将导致中风——有 7.2%，还有 1.6% 的良性肿瘤。"正常"人这下全都"不正常"了，可真糟糕！

可他们真不正常吗？以上研究得出的结论是"诊所管理者亟须了解这些疾病的自然病程"。[6]太对了！多年来，医生只为有症状的人做检查：诸如中风、视线模糊、头痛眩晕等。借助头部扫描，他们能找到问题并作出诊断。可是给如此庞大的健康人群做扫描的工作还从未实施过。也许我们以为自己很健康，可只要去做个扫描，总能查出些什么。这就能宣告我们不正常了吗？

2010 年，加拿大卫生技术评估服务中心（Health Technology Assessment Service）梳理了与脑动脉瘤筛查相关的全部证据。[7]结果证实，2% 的健康人群的大脑中有动脉瘤，可他们对此一无所知——他们感觉良好，毫无症状。很显然，每年并没有多达 2% 的人发生脑动脉瘤破裂——实际数字在 0.01% 左右。[8]服务中心评估了现有证据后，认为推荐脑动脉瘤筛查的理由不够充分。它甚至还做了更进一步的工作。我们知道，有脑动脉瘤家族病史的人罹患该病的风险更高。那么向高危人群引进筛查不是件好事吗？答案也是否定的。中心发现："对高危人群做颅内动脉瘤筛查没有显著价值。"

为什么会这样？处理未破裂的动脉瘤通常采用的方法是在栓块内部或周边放置夹子或线圈，以将其移除。手术通常借助一条穿过动脉的导管实施，导管则经由腹股沟放置。在脑血管内动手术可不能轻率决定。1998 年，《新英格兰医学杂志》发表了一篇针对未破裂脑动脉瘤患者的追踪研究，并绘制图表，分别统计了搁置不管与手术治疗的患者状况。[8]从未出血且栓块较小的患者的未来发病率为 0.05%，这意味着每 2000 人当中每年只有 1 人发病。研究发现，治疗能降低患者的动脉瘤发作风险，但治疗自身造成的风险比搁置还要高。结论称："对于颅内动脉瘤尚未破裂，直径在 10 毫米以下，且无蛛网膜下腔出血病史的患者，手术治疗对瘫痪和死亡风险的降低效果并不确切。"即使面对更大的动脉瘤，该不该做手术也很难得出标准答案。让科研人员担心的是，手术对患者造成的伤害比搁置不管还要大。大概当治疗手段发展得更安全，或者成像检查能够辨识动脉瘤危险程度的时候，当前的风险对比将发生变化。就算到了那个时候，还有很多优缺点留待我们斟酌。

从这点看，Preventicum 的那条点评也许可以有这样一个替代版本："我做了个自己并不需要的检查，又接受了不那么保险能救我性命的治疗。毫无疑问，没有证据表明我花费几百镑所做的事情给我带来了益处。我的动脉瘤可能永远不会破裂，而我接受的治疗反而可能带给我更严重的伤害。最后这没发生，我倍感幸运。"

况且，因筛查和后续治疗遭受伤害的患者显然缺乏动力向他人介绍私人诊所的筛查服务，死亡的患者就更没机会了。他们甚至都不知道，自己所遭受的伤害完全可以避免。

市面上的筛查服务看起来完美无瑕，仿佛根本不用顾虑任何副作用。在 Lifescan 公司的广告图里，一对嬉戏中的夫妇充满活力地高高跃起，大呼"我们做过体检了！"Preventicum 的网页则夸张地宣传它能提供"欧洲最先进和最安全的健康评估服务"。有哪怕一家公司的广告准确反映了筛查附带的未知风险、不确定性和问题吗？很不幸，一家也没有。证据依旧缺失。

▶▷　更多不等于更好

不只成像扫描，还有的是花样提供给健康人群。保柏（BUPA）带来的"健康检查"包含从"核心版"到"进阶版"再到"完全版"的多个版本，还提供包括"乳腺健康"和"冠状动脉健康"在内的"无遗漏健康检查"。保柏的"完全版"体检还为50岁以上男性增加了"前列腺检查"，另有包括甲状腺疾病筛查和"痛风试验"在内的其他34个项目。[9]

保柏尽己所能列出了各种方案，还提供了对不同方案的检查耗时、咨询时长和项目数量的比较。

让我们来对它加以剖析。当你完全没有感到不舒服，做痛风试验有什么用？

保柏的这项试验实际上就是"尿酸"血液测试。尿酸是肌肉分解的副产品。我们从膳食中摄入蛋白质，当服用"水肿片"或利尿剂治疗高血压或排出体内多余水分时，尿酸就会升高。

出于这些原因，特定人群的尿酸水平本来就会轻微升高，但这不意味着他们患有痛风。当然不是——痛风这种古老的疾病中世纪就有了，病因是尿酸盐在人体关节内集聚结晶，进而造成红肿和疼痛。要确诊痛风，需要综合的临床判断，不是一次血液测试就够的。当一个人哭诉"我的脚趾红肿胀痛，那种酸痛感，连床单搭上去都让我苦不堪言"，我们才能确认他患了痛风。作出这一判断的是医生，他将检查患者的脚趾，并考虑痛风的可能。如果诊断仍不能确认，就得用针刺的方法取出关节内液，在显微镜下观察是否存在明显的尿酸盐结晶。而这段时间里，你血液中的尿酸水平可能完全正常。

血尿酸水平无法用于检查痛风。那么，如果你的尿酸仅仅是偏高，脚趾并不疼痛，关节也很健康呢？这意味着你没有痛风，只是尿酸轻微上升罢了。这完全是两码事。

如果一个患者在症状上很像痛风，立即做尿酸测试很可能具有误导性，因为痛风急性发作患者的尿酸水平不会很高。甚至对于发作过一次的患者，我们也不会想当然地给他开降尿酸药物。这些药物长期服用才能见效，而且也有潜在副作用。

因此，尿酸测试对健康人群没有什么帮助。

更糟的还在后面。对于健康人群，一整套肝功检查（LFTs，Liver Function Tests）又有多大用处呢？这些检查的主要参考指标是肝酶水平，它们正常的时候，患者却可能面临肝功能衰竭或肝硬化。还有的人可能整日喝得酩酊大醉，所有指标却都显示正常。几年前，有项研究统计了罹患癌症并转移至肝脏的人群中肝功能异常的比例，结果显示其中有 1/3 完全正常。[10]

肝功检查的设计初衷可不是慰藉我们暴饮暴食的愧疚之心。如果你把酒精饮料当水喝，或整天吃垃圾食品，你的肝功检查结果或许还正常，可你就是在伤害身体。常规肝功检查说明不了什么，如果患者被怀疑患上肝炎或胆结石，那么好的，这时肝功检查可能有效。但是它们不是诊断试验——这意味着异常结果可能代表很多信息，从肝炎到扑热息痛服用过量，甚至某些跟肝脏一点关系都没有的病变。例如，当患者出现呕吐、发热和黄疸症状，你可能才会考虑急性肝炎的可能性。肝功检查是一个可供参考的因素，但不是唯一因素。

与血尿酸测试一样，肝功检查对健康人群的价值不够明确。它无法可靠地识别患者，也不能令健康人群确信他们的生活习惯足够健康。它们都不是好的筛查试验。

你要牢牢记住，筛查试验的用途是在某一不明疾病的病程早期发现并确诊它，以实施有效治疗。本应小心翼翼、深思熟虑设计出来的诊断程序，如今被加上一柄黑旋风手里的板斧——它太过简陋，以至于都不知道自己在测试些什么。

此外，我们对正常人的肝功读数了解得足够多吗？介于1%—9%的"正常人"都能查出"异常"结果。[11]

他们真的"异常"吗？关键问题是，对于生化检查及其他一些试验来说，"正常"的终点和"异常"的起点没有清晰的分界线。要评价化验室里得到的大部分数字是"正常"还是"异常"，需要用到正常参考值。但它是一个相对区间，是根据正常志愿者的典型指标汇总所得的数据。即便如此，显著误差也会存在。例如，一组采集结果可能仅包含年轻男性——没有女性、老年人，或缺乏族群多样性。[12]我们知道，老年人的生化检查结果超出年轻人的"正常"指标是十分普遍的事情。

当一项检查结果趋于异常，标准的判定方法就是简单计数。一般人的结果值总体上呈现"钟形曲线"（bell curve）——一种形似钟帽的图形。数值相对正常的人被挤在正中间，随着你从中间走向两边，人数就越来越少。在对“正常”的数学描述中，许多“正常”结果都可能偏离常见值，这是普遍共识。

其他影响因素同样存在。同一个人在一周的 10 个不同时段分别接受常规肝功检查项目，也不大可能得到完全相同的结果。此外，检查仪器也有误差，实验室使用的仪器即使对同一份血液样本也不总能返回完全相同的结果。

你要是还在苦心孤诣地寻找“正常”的普适标准，将发现这难如登天。既然我们连弄清楚“正常”的起点和终点都困难，又如何评判肝功检查是好是坏呢？

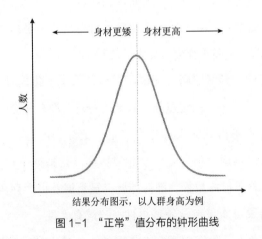

图 1-1 “正常”值分布的钟形曲线

难道在接受一项检查之前，你不想清楚明白地了解自己将面对的是什么吗？你甚至希望看到一张来自保柏或其他体检公司的友情提示卡，告诉你作为体检项目的肝功检查并非一种明确有效的筛查。顾客们，如果你们已经被筛查的魔力迷惑了，那么就掏钱吧。但停下来想一想：作为顾客，你固然可以豪掷千金，可那换来的一切对你有什么好处？

▶▷ 基因与筛查

人类基因图谱的完成是一项历史性壮举，组成人类遗传密码的 30 亿个碱基对被完全破译了出来。当这一时刻到来时，你还记得自己身处何地吗？大概很难，我也是，但我知道这个爆炸性新闻发生在 2003 年。霎时间，仿佛肆虐人类的疾病将走向终结，足以改变医疗格局乃至人类命运的重大突破由此开始。

可目前为止，我们还没能看到这些伟大变革，兜售基因筛查项目的公司倒是贪婪地如约而至了。花费 1000 镑甚至更多钱做一套基因测序都显得稀松平常。典型的宣传网页长这样：标注着"赋能"（empowerment）字样，照片里清一色是体态轻盈、正在骑自行车的年轻姑娘，她们上方还写着"活到极致"一类的口号。

这些公司的产品一般用于检查基因里的"风险因素"。作为一名医生，我见过不少遗传病患者。遗传病是指经由单一或多个基因传递给下一代的疾病，如亨廷顿舞蹈症——一种导致运动障碍的病，还有囊肿性纤维化。而商业公司提供的基因筛查并未把重点放在这类疾病上，他们更关注遗传风险因素。

这场面有点似曾相识。我们似乎又毫无知觉地滑向另一个充斥着不可预知、不确定性和模糊不清的场域了。

让我们看看有着时髦小写商标的"genetichealth"公司提供的"女士高级基因筛查"套餐,它宣称能告诉你:

接受激素替代治疗的优势和劣势。一切结论都充分考虑了蕴藏于您基因中的健康信息与疾病隐患:包括乳腺癌、骨代谢、血栓、其他恶性肿瘤以及长期雌激素暴露等。

它进一步说:

参考上述动态信息,您的医生能够:

·为您量身定制疾病预防和卫生保健策略;

·为您选择最适合的个性化激素替代治疗或其他激素疗法,从而减轻副作用;

·您日常生活中一些微小的细节性变化可能显著影响您的健康和幸福,我们将特别为您关注。[13]

我快被惊掉下巴了,基因筛查能让你过得更幸福?

让我们回顾一下,你能为上面任何一条说法找到依据吗?有哪项长期随机对照试验[1](RCTs)得出过这样的结论:基因筛查能让人们的生活更幸福,减少甚至免于疾病和死亡的烦恼?

---

[1] 情况相似的被试者将被分为若干小组,并以组为单位随机分配干预手段或对照手段。对照手段可能是安慰剂或目前最有效的疗法。接下来,研究将对比各组的差异。随机对照试验受到欢迎,因为它能降低偏倚、提高确定性。

正如大家所了解的，包括乳腺癌、卵巢癌在内的一些妇科疾病可能与遗传因素有关，但实际上大约95%的乳腺癌并非如此。[14] NHS的遗传学诊所纷纷行动起来，鼓励家族内有遗传病风险的人接受筛查。做一次检查不可谓不轻松——但不该做得如此轻率。

随机对照试验（RCT）

患者和医生怎么知道哪种治疗或干预手段管用呢？这种疗法好吗？有效吗？患者的好转有没有可能与治疗无关，而是疾病自然发展的结果？

判断以上问题的黄金法则是安慰剂随机对照试验，它通常以"盲法"进行，不论是医生还是患者都不知道谁接受了何种干预。

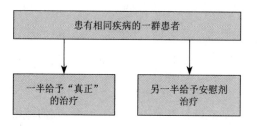

然后观察各组患者的情况，他们的状况好转了，变糟了，还是没变化？治疗结果将被衡量并比较。

为何不立即做筛查？即便对于经证实携带卵巢癌或乳腺癌高

风险基因的女性，早期筛查的有效频次也争议巨大。乳腺 X 光检查作为筛查项目也有很多缺点，最致命的是它很难辨认绝经前早期乳腺癌。超声检查的易错性也导致它很难派上用场。现在，对于乳腺癌风险较高或极高的女性，如 BRCA 或 TP53 基因突变人群，还有年度 MRI 项目可供选择。[15] 然而这些手段是否奏效依然众说纷纭。[16] 当癌症风险极高时，有的女性甚至会在乳腺健康的时候考虑切除手术。我们现已明确得知，卵巢癌风险水平一般的女性不会因筛查获益。[17] 而对于高卵巢癌风险的女性，筛查目前也仅仅是作为临床诊断的一部分在应用，因为尚无明确证据显示它能有效降低卵巢癌造成的死亡风险。[18]

　　对于已知存在明确遗传问题的人群，这就是一道"是非题"——例如，BRCA 基因指向乳腺癌风险，有异常就有风险。可商业筛查公司对一两个特定基因改变产生的遗传异常不感兴趣，它们感兴趣的是与血管病或其他疾病相联系的成组基因。这样的"基因筛查"不过是基于某组基因，得出一些你发生各种健康问题的风险或高或低的泛泛之论，你能借助这样的结论做些什么呢？为了降低疾病风险，你能拿出什么具体措施？

　　坦率地说，你压根不需要基因筛查告诉你怎样做才能降低过早死亡的风险，或延长高品质生活的年限。不论你的基因筛查量表显示你带有何种风险，你都有些别的正事可做。不论是什么昂贵的基因筛查，也都会在报告末尾向你揭示它们的黑暗秘密。这么厉害的秘方究竟是什么？

　　我这儿免费给你：不要吸烟；不要过量饮酒，也不要每天饮酒；不挑食，多吃水果和蔬菜；坚持日常锻炼，如果可以的话把它变成社交活动；有一份自己感兴趣的工作；在会见朋友和做事中收获乐趣；适当修饰自己的外貌；最后，不要陷入经济困顿。

这套说辞放之四海而皆准，可谓相当狡猾，却也正是我想告诉还没做过基因筛查的人们的。

细心的顾客就要问了，既然做不做基因筛查都能得到同样的建议，那基因筛查到底有什么好处？

还有些更细心的顾客会问，为同样的结果如此挥霍钱财的意义何在？以及别忘了，那些诊所并不愿意让你知道他们的服务其实毫无意义，那来自它们的建议会不会有害呢？

乔纳森·马戈利斯（Jonathan Margolis）在《金融时报》旗下的《如何消费》（*How to Spend It*）杂志增刊上讲述了自己的基因筛查故事，这是个很好的例子。他根据筛查结果总结说，自己的女儿们患乳腺癌的风险可能会轻微升高。"尽管我的两个女儿听到这个消息后不太开心，但至少庆幸自己得到了及时预警。"[19]

作为父亲，这可真是个好礼物。信不信由你，建议女性定期做乳腺筛查来防范乳腺癌死亡风险的效果甚至至今还没有找到证据（稍后我们将详细讨论这个问题）。同样，我们没有依据表明给年轻女性做筛查利大于弊。但我们真切地知道，长期处于焦虑或抑郁情绪一定会给人造成伤害。[20]得到这个消息后，父亲该怎么做呢？

我们能告诉你的，还是坚持锻炼、避免过度饮酒、控制体重、多吃水果和蔬菜，以及我们所知道的对身体有好处的一切做法……是的，恰恰与我们将要给你的建议完全一致。

如果有一位女士通过筛查发现自己的乳腺癌风险低于平均水平，那又如何？她能对自己的乳房肿块置之不理，认定那不大可能是癌症？她就可以仗着自己的基因优势暴饮暴食或吞云吐雾，认为这些对自己毫发无伤？这些行为不仅会把她的患病风险拉回平均水平，还将增加血管病或其他疾病的风险。

我们还得围绕筛查的危害与好处作深入的研究，现在它还远远没有完成。否则，就算基因筛查披着简便易行、反馈迅速、突破性技术等外衣，它仍然意义不大。

▶▷ 我们为什么需要证据

你一定看到过以"医学研究表明……"开头的新闻报道。唉！然而"医学研究"还包括一大团纠缠不清、混乱不堪的东西，它们有的因为样本量太小或设计不合理而一文不值，还有的连核心问题都没解释清楚。医学研究不是统统都可靠，这些事我稍后再讲。现在我要说的是，作为一名全科医生，我知道专科医生大都认为自己专业领域的重要性被低估了，经费也不足，也没有得到全科医生、患者和政客的充分认识。"专家意见"之所以被认为是各类证据当中最不可靠的一种，原因之一就在下面（参见图表）。[21]

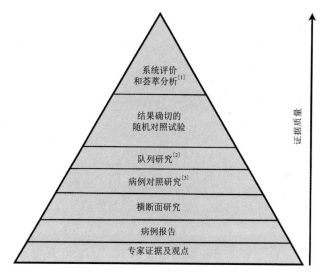

图 1-2 证据质量的层级

我们人类受困于自身经验的单一性，都是会犯错误的。如果有一位垂死的年轻肺癌患者的悲剧在我脑海挥之不去（事实上我真记得这样的病例），可能在接下来的几个月里，我面对症状类似、年纪相仿的患者都会高度紧张。如果我能做到理性思考，并以缜密逻辑和确切数据指导自己的工作，而不是在发现悲剧（尽管离我们十万八千里）可能重演时让自己的紧张情绪喷薄而出，那也

---

[1] 荟萃分析，又称"Meta分析"，是指对研究目的相同的多个独立研究加以系统评价和数据整合的分析方法，主要优点是避免了小规模临床试验结果的局限性，有利于针对特定研究目的得出更加可靠的结论。
[2] 队列研究，是对同一组人群的长期研究。它不是仅仅测试一种疗法，而是在长期时间范围内观察被试者。前瞻队列研究比回顾队列研究更可靠。
[3] 这种方法经常被用于研究罕见疾病。在研究中，一组被试者为疾病的患者，另一组被试者是其他方面与第一组相似的健康人群，研究将对比两组以寻找他们的差异——例如吸烟或化学品暴露。这类研究一般不包括药物或其他疗法的测试。

许有助于我成长为一名更敏锐的医生。我知道肺癌在 35 岁以下的人群中非常罕见，可我忧虑的内心战胜了专业知识，要求我必须考虑肺癌的可能性。这样一来，如果我不坚持给自己的每一个决定找出科学证据，就可能给每一位患者开 X 光检查——典型的过度检查。

对于医学职业来说，证据的使用至关重要。在没有证据的情况下，我所做的一切都将是空中楼阁。医学证据的使用还没有被贯彻始终。例如 1949 年，美国有一条像这样的广告：

　　医护人员的闲暇时间虽然短暂，却也足够享受香烟的愉悦。他们清楚，吸上一口口感温和而美味的香烟是多么神清气爽，因此格外重视香烟品牌。在一次全国巡回调查中，来自全国各地的不同专业的医生被问到同一个问题："医生，您吸什么牌子的香烟？"骆驼牌又一次成为被提及最多的品牌。[22]

广告上还画着一位正对着美丽的女护士吞云吐雾的帅气男医生。要知道，让医生们最终接受吸烟无法"保护你的喉咙免受刺激物以及咳嗽的困扰"[23]，并相信它带来的不过是口腔癌、咽喉癌和肺癌，都足足经过了数十年时间、多次大型研究和无数次恼人的争论。在香烟广告里上镜的医生甚至还挺高兴，因为他们单纯地相信自己的观点。

那么，像本杰明·斯伯克（Benjamin Spock）这样的名医就不会犯错了吗？作为享誉世界的儿科专家，他撰写的《婴儿及儿童护理常识》（*Baby and Child Care*）一书被翻译成 39 种语言，发行量超过 5000 万册——据称是"仅次于《圣经》的第二大畅销书"。[24]还有一个版本是专为"配合 NHS"发行的。在 1958 年版中，他告诉读者：

> 婴儿以仰躺姿势睡觉有两大危害。如果孩子呕吐了，很容易因呕吐物造成窒息。此外，孩子总倾向于让脑袋转向同一侧——通常是向房间中心，这会令头部的一侧承压变平……我认为如果孩子愿意的话，从一开始让他习惯于俯卧是更好的。[25]

这一建议成了金科玉律，让婴儿趴着睡觉就是在做正确的事。直到 1970 年，有证据显示让婴儿这样睡觉增加了婴儿猝死综合征（SIDS，Sudden Infant Death Syndrome）的风险。没有人对证据给予足够的关注——因循守旧和明星"智者"的力量打败了一切。

到 1991 年英国政府全面发起"仰卧睡眠"运动，[26]劝说人们有证据表明不该让婴儿俯卧睡觉的时候，大量的伤害已经发生。位于伦敦的循证儿科中心所做的一项研究总结说，关于婴儿俯卧睡觉会增加猝死风险的证据早在 1970 年就已十分充分。要是自发现线索伊始，而不是 20 年之后才对这件事给予足够关注，许多婴儿就能免于夭折：

> 1970 年以来，对婴儿猝死综合征的可预防风险因素的系

统评价[1]，本可以更早地引起人们对婴儿俯卧睡眠风险的警惕，进而避免超过 10000 名英国婴儿和至少 50000 名欧洲、美国和澳大利亚婴儿的死亡。[27]

这真的太吓人了。有些看上去又合逻辑又有效的东西也可能造成损害，我们必须接受这种可能性。

10 年前，如果你不幸遭遇头部重创并被送进医院，医生可能会开一剂类固醇。原理很简单：头部创伤造成生命危险的原因往往是颅内水肿。也就是说，造成致命伤害的不是最初的头部创伤，而是会形成进一步伤害的水肿。

类固醇有非常出色的消肿效果，从关节到肠道和肺部，它对身体大多数部位都有不错的消肿作用。这么看，对严重头部创伤的患者动用类固醇来预防或治疗脑损伤非常合理，不是吗？

这样的操作延续了几十年，直到科学家和医生承认他们实际上也不清楚类固醇被用于头部创伤是好是坏。对此发出质疑需要巨大勇气：因为你挑战的不仅是自己，还有你和你的同事已经为患者提供过的照护方式。你以为有效的方法事实上给患者造成了伤害，你真的希望获悉这个事实吗？

"重型头部创伤后皮质类固醇激素随机试验"（CRASH trial）给这个重大的问题提供了答案。它从接受和未接受过类固醇治疗

---

[1] 一种通过收集、分析和汇总证据回答特定问题的科研文献评述。能够完整叙述同一主题的单篇论文是很少见的，而系统评价旨在比对一切可得研究成果并批判地评价他们。例如，考克兰评价就是一种遵循一套专门步骤的评价手段。

的严重头部创伤患者中随机选取样本。试验完成后，研究人员发现，类固醇不但没有效果，连无害都做不到。使用这类药物的患者将遭受进一步伤害，死亡风险更大。[28] 经估算，如果这项试验能够更快完成，并叫停头部创伤场景下类固醇药物的使用，将有大约10000名患者免于死亡。[29]

为类固醇处方推波助澜的逻辑和善意远远不足以保障患者的安全，这是血的教训。

▶▷　金字塔尖：为什么信任考克兰评价？[1]

与其他类型的医学报告相比，考克兰评价（Cochrane reviews）看上去可能相当古怪。它在表面上看起来无聊至极——浏览考克兰图书馆，你将看到成千上万篇评价、小结和文本资料。可是，这就是医学领域最强大的工具。为确保我们的发现真实可信，避免概率事件影响，我们最好不要依赖单一研究所得的结论——多次重复所得更可靠，这样做将帮我们尽可能降低结果的不确定性。考克兰评价绝非寻常的证据评价，坐在办公桌前随意找几篇文献所做的综述快评不在此列。

相反，考克兰评价的目标是提出一个清晰的问题。例如，什么是婴儿最安全的睡眠姿势？复合维生素有利于延长成年人的寿命

---

[1]　有多家组织以英国流行病学家阿奇·考克兰（Archie Cochrane）的名字命名，它们的共同特征是都关注医学证据。考克兰评价是一项对特定主题高度组织化的系统评价。考克兰图书馆是一个在线评价数据库。考克兰协作网则是负责整理和维护这些评价的国际组织，它的网址是 www.cochrane.org。

吗？流感疫苗能否阻止肺炎的发生？乳腺筛查能减少死亡病例吗？

这些问题听上去可能既直截了当又索然无味，你或许以为它们早就被问过了。令人难过的是，最好的问题并不总是科研项目想要回应的问题，至于那些制药公司主导下的项目就更指望不上了。患者和一线医护人员呼唤研究的重点领域很难被落实。毕竟，以"最新"证据为基础开展研究更容易些——比研究图书馆地下室里那些沾满尘土的故纸堆容易多了。然而，质量更高的答案往往就在那里。

考克兰评价要求把一切证据考虑在内，不论时间新旧或地理远近。又来了，那听起来非常简单，不是吗：到底是什么原因令你不愿意了解全部的证据呢？真是让人扼腕！理想状态应该是这样的：患者、医生和科研人员携起手来，一起努力找出他们想知道的东西。科研人员把已知信息和瓶颈问题告诉我们，大家齐心协力解决相关问题。接着，科研人员分析数据，并把我们获得的新知识表达出来。最后，所有人再次行动起来，以落实成果。

这一科研模型简明易懂，极具诱惑力，但又太过标新立异以致难以实现——只能静待未来了。我们所知道的是，还有无数医学研究的宝藏从未有机会出现在世人面前。有些研究者抱怨在大牌刊物上发表东西实在是太难了，可最后呢，任何人都能在互联网上刊发任何东西了。

然而研究者没有利用好它，我们知道，有太多研究成果至今还在文件柜里吃灰。一些评估报告指出有 1/3 的研究都没能公开发表。[30] 我们知道，制药公司掩盖它们不喜欢的研究简直是家常

便饭 [葛兰素史克（GlaxoSmithKline）是个可敬的例外，1995 年它宣布，将公开本公司已上市产品的全部临床试验数据]。[31, 32] 万络（罗非昔布）是全球畅销的抗炎药，在 2004 年因冠心病发作及中风风险被下架之前，据估计它已被开给了 8000 万人。2000 年，《新英格兰医学杂志》曾刊发有利于万络的数据，5 年后，它又发表了一篇关于这些数据的"热点聚焦"。据那篇"聚焦"显示，一些研究者早就知道有使用罗非昔布的患者冠心病发作的病例，却没有把这些情况写进公开报告。[33]

除非你掌握全部资料，否则你就对尚不了解的信息一无所知。这可能伤害患者，甚至危及他们的生命。

而撰写、审定考克兰评价的人员正应了那句话——"上穷碧落下黄泉，动手动脚找东西"。他们亲手检阅期刊，并致函据他们了解对相关领域有研究兴趣的学者，请求收信人提供他们可能收藏着的未公开成果。他们联系制药公司索取数据，不辞劳苦地实地考察。他们这样做，完全是为了得到最为全面、细致、公正的答案。诚然，总会有人对你掖着藏着：而他们看上去却好像已尽己所能。

这就是我信任考克兰评价的原因：他们可没有偷懒地只去寻找那些容易获得的资料，而是已经尽量去找全部资料了。

我们不能把医疗实践建立在观念的基础上，这是底线。证据压倒一切。医生不该仅仅因为主观相信就到处向人们宣扬吸烟具有清咽的功效，或指导人们让孩子趴着睡觉。医生应该做的是把观念放在一边，毫无偏见地检验和审视研究成果，不管那会抹杀多少骄傲。否则，我们就是在实施伤害——甚至带来死亡。

第二章　心血管风险的大买卖 [1]

20 10年，工党在竞选宣言中承诺"面向全体40岁以上的公民提供定期的预防性健康体检"。[1] 他们大选失利，但苏格兰政府却在同年宣布"为40—74岁的苏格兰人提供面对面的全民健康体检"，服务将落实到"每一个人……不只是那些已发现的高风险人群"。[2] 此外，卫生部已经许诺，也将向40—74岁的英格兰人提供"健康体检"。[3]

在 NHS 中，围绕心血管风险的发现、检查、试验、解释、治疗和监测工作占据了全科医生的大部分精力，也消耗了大量护理时间。同时，心血管疾病也是繁华街道上的大买卖。有个好主意是以当前的血压等指标为依据，计算未来的血管疾病风险，并及时干预，以防范冠心病发作、中风、小中风和肾脏损伤。

想要给还没发现心血管病的人做风险评估异常复杂。因此，这同样是得先看结果才能做出的决策。防范心血管风险的现代路径包括戒烟、足量锻炼、多吃果蔬等。现在仿佛有一条捷径，就

---

[1] 心血管风险，指发生冠心病发作、中风、小中风（短暂性脑缺血发作）或心绞痛的风险。心血管风险可能导致循环问题，特别是在足部或腿部。它还会造成肾病和"多发脑梗死性"痴呆，后者指多处小中风造成的记忆丧失。心血管风险因素包括吸烟、糖尿病、高血压、社会剥夺、高胆固醇和肥胖。

是管理胆固醇和血压水平，在私人体检机构做动脉扫描以掌握心血管健康状况。可是，这一切会让我们更健康吗？

▶▷ 胆固醇？

我们痴迷于将胆固醇作为一项心脏风险评估指标，是相对较近的事。在我还是实习医生时，我在冠心病监护病房工作的巅峰体验之一就是打电话到食堂尽情点自己喜爱的食物当午饭，因为我们不得离开病房。食堂工作人员会尽其所能满足我的要求，而我则习惯了一边写日志，一边抱着装有乳酪蛋糕和薯条的托盘大快朵颐的日子。真是美味！我学到了很多，我是忙碌病房里有用的一分子：我喜欢这里。

有时候，我的大餐会被一位心内科医生打断。他常常手攥听诊器，对着我的午餐直皱眉头，问我：你难道不担心胆固醇吗？

1995 年，也就是这样的堕落午餐例行每日出现在我托盘里的时候，胆固醇建议值应低于 6 毫摩尔每升（mmol/l）。大约在两年后的某个时候，有一场讲座说，如果这个数字低于 5 就更好了。接着，在几年之后的一次会议上，当年那位心内科医生讲得更是直接明了：不管你的胆固醇水平有多低，总之越低越好。

在西方世界，胆固醇已经被定性为危害动脉健康的恶魔。驱魔行动始于胆固醇测试，你可以去任何提供筛查服务的私人诊所，或是当地全科医生、药房柜台那儿检测自己的胆固醇。我甚至还见过一家人造黄油制造商在农业博览会上为客人采集指血以检测胆固醇水平。

高胆固醇——某些遗传病造成胆固醇水平极高的情况除外——并不是一种疾病。它只是血管病的风险因素之一，当血液循环出现问题，它就有可能导致血管病——冠心病发作、心绞痛、中风、短暂性脑缺血发作或小中风，以及几类肾病和末梢血管病。血管病体现为血管功能下降，无法输送足量血液，进而影响心脏或大脑的血液供给。有成堆的研究支持胆固醇作为风险因素的论断：胆固醇水平较高的人群有更高的冠心病发作或中风风险。但是，血管病的风险因素还有很多，例如家族病史、吸烟习惯、体型与锻炼、膳食等。胆固醇被认为是罪魁祸首，不过是因为它易于检验，而且我们有特效药对付它。

胆固醇测试和治疗的滥用意味着在 45 岁以上的成年人当中，每 3 人就有一个在服用某种降胆固醇的他汀类药物。[4][1]英国有超过 700 万人需要服药。倒带回到我在监护病房喝着咖啡、吃着玛芬蛋糕的时候，他汀正是冠心病患者使用的药物。后来，当我被教导应尽可能降低胆固醇时，得到这种药物的人就不止于病房里的患者了。他们是健康的人：仅仅是有冠心病发作或中风"风险"的人。可以讲，这几乎指每一个人。

此后，我们开出他汀处方的门槛持续降低。这类药物在预防冠心病发作和中风上效果如何呢？通过精心设计，从同样的数字解读出慰藉与恐慌两种截然不同的感受易如反掌。

---

[1] 他汀，是一类通常用于降低血液胆固醇水平的药物，需要每天服用，包括辛伐他汀、普伐他汀和阿托伐他汀。

新闻报道每天重复着有多少人因心脏病和中风致死或致残，在人们脑海中挥之不去。"做点什么"是主动的、可度量的、可见的和积极的，不给患者开他汀处方或不服用它们看起来则可能是软弱的、被动的——甚至是不负责任的。

所以，要是医生签署一张处方单就能把人们从中风或冠心病发作的危险境地拉出来，他们为什么不呢？他们如果不这样做，难道不失职吗？

我不会立即回答这个问题，但我将努力对数字保持价值中性，这样你起码可以自己为自己做决定。

让我们看看这样一个病例。有一位居住在格拉斯哥的60岁白人妇女，不吸烟，胆固醇指标是8，高密度脂蛋白（一种"好的"或于人有益的胆固醇）指标是2，血压160/85，体重100公斤，身高160厘米。她在未来10年内发生心脏病、中风或短暂性脑缺血的概率是8%，罹患糖尿病的概率是18%。

如果服用他汀类药物，她的糖尿病风险不会有任何变化。如果她坚持服用10年，她的心血管疾病风险可以降至6%。

同样身体状况的男性在10年内发生冠心病发作或其他血管病的概率是14%，糖尿病风险为25%。服用他汀将使他的心血管疾病风险降至11%，糖尿病风险依然没有变化。

还有其他几种量表——如英国联合协会心脏风险量表——你可以输入不同的指标，如血压、胆固醇、体重和吸烟习惯等，直到你无聊得不想动弹为止。至于哪一种风险量表最好，在英国尚无共识。因为贫困和种族也是风险因素，可很多量表并未把它们考虑在内。这样一来，如果你是亚洲人，或者居住在贫困地区，没有考虑这些因素的量表就会低估你的风险。

相对 / 绝对风险

相对风险：通常体现为一种风险的发生概率与其他风险的发生概率之比。

绝对风险：通常体现为一个以 100 或 1000 为分母的确切数字。

例如：一种药物可以将冠心病发作风险从 2% 降低到 1%，我们可以说这种药物能把冠心病发作风险降低 50%（相对风险），或从 2% 降低到 1%（绝对风险）。

那风险量表能有什么不同呢？不论用何种统计技术去求和，任何量表的性能都取决于它们引入的基础证据。美国马萨诸塞州的小镇弗雷明翰（Framingham）[1] 是一座数据富矿，1948 年，一个心血管疾病风险因素长期研究项目在那里启动，它的影响极其深远。然而，弗雷明翰不过是一座以白人居民为主的小镇子。从那儿收集到的数据最终催生了应用广泛的弗雷明翰心脏风险量表，其他大多数正在使用中的量表也脱胎于弗雷明翰数据。后来，还

---

[1] 弗雷明翰是美国马萨诸塞州的一个小镇。自 1948 年以来，多项针对该镇居民的长期心血管风险研究在这里启动。这些研究数据为多种现代心血管风险量表提供了宝贵资料。项目网址为 www.framinghamheartstudy.org。

有多项大规模心血管风险研究启动。那么，我们到底该如何解读在不同时间、不同地点得到的不同结果呢？

有人尝试将荟萃分析的方法与高质量的试验结果结合起来，相关成果于 2005 年发表在《柳叶刀》（*Lancet*）上。荟萃分析通过整合数据，扩大研究规模，削弱结果生成过程中的偶然性，从而保证更高的精确度。研究人员观察了 14 组他汀类药物随机试验，合计覆盖的被试者人数略高于 90000 人。《柳叶刀》的荟萃分析发现：

> 低密度脂蛋白胆固醇指标每下降 1mmol/l，全因死亡率就相应下降 12%，这也意味着因冠心病死亡的人数下降 19%……[5]

以上表述就是相对风险。把全部"主要血管事件"加总后，对照组和他汀组的死亡率呈现差异，分别是 17.8% 和 14.1%——绝对风险相差 3.7%。在心血管疾病死亡率方面，两个组别的差异更小一些：研究发现他汀的确奏效，让死亡率从 4.4% 下降到了 3.4%。

那是 1% 的差异。

然而，他汀类药物的副作用有长长一串——包括头痛、皮疹和恶心等，最常见的是肌肉酸痛。有的人只是轻微不适，其他人则可能疼得无法完成跑步、舞蹈或游泳这样的活动。副作用足以推倒多米诺骨牌，引发一系列连锁反应。

现实生活中的他汀

　　这位被医生建议服用他汀的女士是一位舞者，她与朋友们一起上舞蹈课。周二下午的舞蹈课时间是她最快乐的时光，她的朋友们则知道，如果她缺席了，最好赶紧看看她出了什么事。她会在课前与朋友们吃午饭并享受与她们在一起的时间。舞蹈让她动作敏捷、身材匀称，也更显年轻和活泼。

　　就这样，她开始服用他汀，很快就感到肌肉僵硬、酸痛。她只得告诉朋友们这周她不能来上课了——接着是下一周、又一周……她一次次缺席了周二下午的舞蹈课，直到几个月后，朋友们认定她不会回来了。她不敢停药，以防中风或冠心病发作。她变得弱不禁风，出门买点东西就好像攀登珠穆朗玛峰那么艰难。她不再出门，孤身一人、与世隔绝，甚至在自己家里摔了一跤都没人管。她的自信消逝得无影无踪。她的确降低了血管病风险，但她也饱受严重副作用的困扰。

　　我怀疑，不只医生在极力粉饰"副作用"这三个字的意义。当你面对利益与副作用并存的复杂方程式时，你对风险的态度——不论你是否期望降低每一种可能的风险，也不论代价多大——将影响你的行为。

　　关键在于，如何把这种风险观拉回正轨。如果服用他汀类药物实际削减的风险只有 1%（绝对风险），却告诉患者他可以把死亡风险降低 12%（相对风险），这不是正确的做法。

2006 年，《内科学文献》（*Archives of Internal Medicine*）刊载了另一篇荟萃分析。文章表明，服用他汀的健康人群（没有冠心病发作、中风或其他血管疾病史）与不服用的人群相比，在死亡率上并无差异。在低风险患者中，133 人不得不接受 4 年以上的治疗以预防重大心血管事件（冠心病发作或中风）。在中等风险患者中，这一数字是 61 人。在高风险患者中，有 40 人得接受干预以防范某种血管事件。[6]差异的确存在，药效也的确有一些，但我们必须确保一切都在正确轨道上。预防冠心病发作或中风的代价，就是一大群不相干的人不得不接受对他们没有任何好处的药物治疗。

他汀药片是能救人——但它们救的大概不是你。

▶▷　**糖尿病与他汀**

肌肉疼痛是他汀类药物的常见副作用，但还有些副作用不那么常见。横纹肌溶解症是一例，它的症状不只是肌肉疼痛，而是肌肉的分解，最严重的情况还会造成肾脏损伤。这种情况非常罕见，每 20000 名服用他汀的人里大约会出现 1 例。[7]

有一种风险介于"非常罕见"与"罕见"的中间地带，这就是糖尿病。糖尿病通常可分为 1 型和 2 型两种。1 型糖尿病患者的胰岛素分泌不足，必须接受胰岛素治疗。2 型糖尿病患者的身体实际上分泌了一定量甚至足量胰岛素，只是这些胰岛素未能充分发挥作用。这往往是因为患者体型太胖，导致胰岛素相对不足。

如果诊出糖尿病，还合并有其他血管病风险，可就不是什么好消息了。糖尿病当然能够治疗和控制，但它可能激活其他风险因素，甚至进一步提高风险。合并风险中最高危的一项是糖尿病患者吸烟。

要是他汀的副作用之一是诱发糖尿病会怎样？这可真是太讽刺了，毕竟它本该保护你远离而不是增加血管风险。

然而这正是一项大规模荟萃分析得出的结论。相关研究总计覆盖了90000名被试者，发现每255名使用他汀超过4年的患者中，就有1例新增糖尿病患者。[8]

从绝对风险的角度衡量，这的确很低。但英国有700万人在使用他汀，这意味着每4年因他汀副作用新增的糖尿病患者将多达27450人。这样的副作用出人意料，"超乎想象"，然而科研人员（要知道，这项荟萃分析的许多试验都得到了若干家制药公司的资助）基于该研究的建议是我们不应撤掉他汀处方。

可是，如果作为一名正在决定是否使用他汀的患者，我觉得我还是希望能够充分了解这些潜在副作用的。

▶▷　他汀与女性

这里有个经典谬误。2008 年，《临床心脏病学》（*Clinical Cardiology*）杂志的一篇文章这样写道：

> 很多女性都需要通过药物治疗来控制高血压、血脂异常和糖尿病，令它们回归正常水平以降低疾病风险。临床试验的新发现可能将促进女性对防治冠心病的关注。然而事实上，她们中的大多数都对这种疾病的高风险认识不足，她们接受他汀和其他药物治疗的水平也远远不够。[9]

作者的逻辑曲线是这样的：女性因心脏病面临死亡威胁，并且有很高风险患上心脏病。因此，通过接受预防性他汀治疗，她们能够防治疾病。

果真如此吗？

多年来，女性都被认为与男性没什么不同，至少在临床试验上是这样。男性，特别是成年白人男性往往是各类研究的主要对象，研究结果则被推而广之，应用到其他每一类人群——女性、老年人、儿童和各个族裔——连气都不用喘一下，更谈不上质疑：这样推演还灵吗？

可能灵，也可能不灵。我们无法假定一种对高加索男性有效的降压药就一定能在非裔美国女性那儿派上用场。基因差异可能意味着一切差异——从分解药物的酶的分泌水平，到皮下脂肪的代谢。老年人的代谢水平一般也不同于其他年龄段，也就是说药物会在他们体内滞留更久。可见，把针对细分人群的研究应用于每一个人非常冒险。

那么，女性将他汀用于冠心病发作和中风的初级预防到底好不好呢？截至 2010 年，还没有任何证据显示无心血管病史的女性使用他汀要比不使用的获益更多。也没有试验证明与安慰剂相比，降胆固醇药物能降低女性的死亡率。2007 年，两位勇敢的北美医生分析过与女性他汀使用者有关的现存资料后，在《柳叶刀》上刊文称美国有 3600 万人被推荐使用他汀。他们从 8 项大型安慰剂随机试验中采集了结果，并总结道：

> 对于参与初级预防试验的 10990 名女性，他汀类药物没有减少冠心病事件数量……我们的分析结果建议医生不要为任何年龄的女性开具实质上用于初级预防的他汀类降脂药物处方。[10]

然而，《循环》(Circulation) 杂志 2010 年刊载的文章告诉我们，他汀对女性的疗效"有数字支撑"，这令人为之一振。这支研究团队着手做了两件事：一件是针对女性开展他汀类药物试验，另一件是再次进行了荟萃分析。

这项药物试验被命名为 JUPITER[1]，有 6801 名超过 60 岁的女性参与。她们均无冠心病发作或中风病史，只是一种叫作 C-反应蛋白的血清蛋白水平偏高，这种升高常见于血管病风险较高的人群。这篇论文在比较冠心病发作、中风、血栓等死亡原因时犯的小错我就忽略不计了，下面我直接谈重要的——全因死亡率。就死亡总人数看，他汀组的 3426 名女性中有 60 人死亡；在对照组[2]，3375 名女性中有 77 人死亡。两组的死亡率分别是 1.75% 和 2.28%。而事实上，这些结果的"P 值"是 0.12。P 值用于描述我们现在能取得的结果，在多大程度上不仅仅是由于运气使然。P 值高意味着我们难以自我说服，P 值低则说明我们更加肯定。

JUPITER 的 P 值就没有低过：因而无法确定他汀组和对照组的死亡率存在显著差异。[11] 哦，还有，JUPITER 的资助方是阿斯利康（AstraZeneca），试验中使用的药物就是它生产的。

什么是 P 值？

P 值是用于衡量统计结果显著性的度量参数。它没有临界点，不存在达到该点的研究就会突然变可靠这一说。

在医学研究中，P 值的标准是这样的：当 P 值小于或等于

---

[1] JUPITER，是 "Justification for the Use of Statins in Primary Prevention: An Intervention Trial Evaluating Rosuvastatin" 的关键词首字母缩写，意为"初期预防中他汀类药物的使用论证：评估瑞舒伐他汀的干预试验"。——译者注
[2] 试验中用于比较某种疗法或干预的组别，它将揭示不接受治疗的结果。由于很多疾病会随着时间推移自愈，对照组的存在至关重要。如果没有对照组，研究人员就无法确定究竟是治疗还是时间促成了试验组情况的好转。

0.05，我们就认为结果是"显著"的，也就是它不大可能偶然得到。当然，仍然有 1/20 的偶然性存在。如果我们的 P 值超过了不可思议的 0.05，我们就称结果不显著或不可靠。

高 P 值意味着笃信结果的可靠性是很冒险的行为——偶然的结果将危险地合理化。

你会发现这其实是一条埋在沙子里的界线，如果 1/20 这个值没有被医学期刊接受并成为惯例，那它真的毫无特别之处。但它也说明，每 20 篇基于 0.05 的 P 值得出结果有效的论文中将有 1 篇出错，这篇文章将受到偶然性的干扰。

▶▷　终身服药？

我在冠心病监护病房里吃乳酪蛋糕的日子已经过去 20 多年了，从当年就开始服用他汀的患者如今可能仍在服用。服用这些药可不像使用一星期的抗生素治疗肺部感染那么简单，甚至比服用几个月抗抑郁药的代价还大。一旦你用上他汀，就意味着你将终身依赖。

可是，大多数他汀类药物试验都持续不了几年。美国空军 / 得州冠状动脉粥样硬化预防研究（AFCAPS）仅持续了 5 年；高危老年人服用普伐他汀前瞻研究（PROSPER）的时间更短，只有 3 年；西苏格兰冠心病预防研究（WOSCOPS）做了将近 5 年；弗雷明翰数据则经过了数十年的积累，并且仍在不断充实。然而它们都不是他汀类药物随机对照试验，而是观察性研究。它们的做法只是监测被试人员，并测量一些指标和结果。

我衷心希望消灭一切伤害患者的可能性。当长年累月地开出他汀处方时，我想得到一些能让我确信自己做得对的数据。患者必须继续服药吗？这些药物安全吗？他们有没有发生与长期服用他汀相关的健康问题？

对此我们还不清楚。的确，医生可以运用互联网或传统的黄色专用卡片[1]向政府主管部门——药品和健康产品管理局（MHRA, Medicines and Healthcare Products Regulatory Agency）[2]反映药物副作用的问题，以确保药物安全。但这个办法的容错度不够。除非你专门寻找，不然很难意识到身体不适是药物副作用的影响。谁能猜到糖尿病也与他汀有关呢？老实说，一个使用他汀的患者——由此我们知道他的血管病风险肯定偏高——患有糖尿病是很寻常的事，这甚至不会让我眨第二下眼。要得到他汀副作用的可靠数据，最好的办法是在大量研究中主动寻找。

只是这样的研究着实不多。他汀类药物在20世纪90年代早期就已成为常规用药，极少有人尝试长期追踪初级预防试验最初的被试者。WOSCOPS是一例，科研人员10年后又返回西苏格兰，追踪访问当年原始试验的参与者。他们关注了他汀类药物试验的一切代表性指标——冠心病发作、中风和全因死亡率。他们发现，

---

[1] 通过英国药品和健康产品管理局"黄卡计划"，医生和患者能够利用该手段反馈药物副作用相关信息。——译者注

[2] 负责确保药品和医疗器械安全有效的英国政府机构，网址为 www.mhra.gov.uk。

他汀的确降低了死亡率，与安慰剂组的4.1%相比，他汀组为3.2%。试验勉强得到了"显著"的P值——0.051。[12]

数字真切地告诉我们，死亡率在总体上确实降低了，而且这个结论受偶然性的影响很小。不过，在论文上署名的6位作者里，有5位承认他们从制药公司得到了资助或某种形式的费用。

还有一些药物试验开展了更长期的追踪研究，但它们多聚焦于有心脏病史的患者。2011年，《柳叶刀》刊载的一项试验对他汀使用者追踪11年之久，不过他们都是高风险患者。[13]不是说他们就不重要或不值得研究，但考虑到我们给低风险人群开了太多的他汀，一道知识的鸿沟亟待填平。

的确，对于一些罕见疾病，我们很难得到长期而又安全可靠的药物数据。当患者大口吞药的时候，医患双方承担着同样大把的不确定性。可是要知道，数百万健康人群也在服用缺乏长期安全试验数据的药物，这令我非常不安。借用前美国防长唐纳德·拉姆斯菲尔德（Donald Rumsfeld）那句广为传播的名言来说：有些事我们已经知晓，并且知道我们已经知晓。有些事我们未曾知晓，并且知道我们未曾知晓。但是还有些事我们未曾知晓，也不知道自己未曾知晓[1]——这就是明明不知，还缺少自知之明。

"简明英语运动"给拉姆斯菲尔德颁了一个"不知所云"奖来挖苦他的演说。但是，他实实在在地切中了医学研究的要害，这

---

[1] 拉姆斯菲尔德的原文为："There are known knowns; there are things we know that we know. There are known unknowns.But there are also unknown unknowns–the things we don't know we don't know."供读者参考。——译者注

话非常精辟：我们还不知道自己对什么东西不了解。医学期刊没有把我们做试验时的疏忽大意也印在文章里，这令人喜出望外。但我们自己总在臆想，仿佛那些寥寥的检测就等同于一切尽在掌握了。

这就是我常在签署处方单之前犹豫再三的原因。这些他汀真的是好东西吗？当然了，反正吃它们的又不是我。

▶▷ 血压？

不论我什么时候读关于筛查的书籍，即便是在屈指可数的持批评态度的书中，血压检查都能喜气洋洋地逃出批判的法网。曾有医生在媒体上宣称血压应该随时测量，廉价且随处可得的血压计在家庭医药箱里的基础性地位则堪比扑热息痛。一般认为量血压是有益处的，甚至一些对筛查持怀疑态度的医生和科学家也这么想。

我该反对吗？每个人都有血压，而且需要血压，不然就没命了。在测量血压时，你会得到两个数值，一个较高，一个较低。较高的数字是收缩压，较低的数字是舒张压。非医疗原因（常见情况是降压治疗）导致的低血压很罕见，低血压的症状通常是眩晕、恶心甚至昏厥。高血压则被划分为截然不同的两种类型。第一类是"恶性"高血压，患者血压往往非常高［可能达到200/140毫米汞柱（mmHg）甚至更高］，并伴有血压过高的典型症状如头痛。这一小部分人确实病了，需要紧急处置，他们通常也会因为各种不适症状前往医院就诊。第二类人群庞大得多，即"原发性"高血压患者。他们没有血压过高的典型症状，也不算患病，血压偏高只是心脏病和中风的风险因素。

血压筛查发现的患者往往就是这些人。那么，正常标准是什么？1989年，如果你不满80岁且舒张压达到或高于100mmHg，你就得就医了。如果你的血压接近临界值，在95—99mmHg之间，那么你每隔几个月就得复查。[14]

到1993年，治疗起点下探到舒张压超过90mmHg、年龄超过60岁的人群；60岁以下、舒张压在90—99mmHg之间的患者则要先接受观察。[15]

第三种指导意见发布于1999年。它指出收缩压也是风险因素，只要血压超过160/100mmHg就应立即接受治疗。如果你的血压是140/90mmHg，但你的身体存在其他心血管风险信号，也需立即开始降压治疗。[16]

现在，事情变得复杂多了。血压低于135/85mmHg被认为是正常血压，可即便如此也难逃5年内的复查。2004年，在更新一版的指导意见中，"正常"的标准不再是135/85mmHg，而是130/85mmHg了（"正常高值血压"则是130—139/85—89mmHg）。[17]7年后，国家卫生与临床优化研究所（NICE, National Institute for Health and Clinical Excellence）的咨询机构又将家庭自检得到的平均血压达到或超过135/85mmHg的情况定义为"1期高血压"。[18]

我们可以看到，血压正常值随着时间的推移一降再降。可是吞下降压药之后，我们能在多大程度上延缓死亡，或远离冠心病发作和中风的风险呢？

还是再看看考克兰评价吧：研究人员发现，仅为预防一起心血管"事件"，就有122名没有冠心病发作或中风病史的人被当作"轻度"高血压治疗［这122人即"需治疗人数"（Number Needed to Treat），简写为NNT］[1]——他们的收缩压约为160mmHg——却不得不用药5年之久。[19] 这意味着每122人里，只有一个人能因服药受益；而你服下的药对健康没有任何促进作用的概率却有121/122。对于中度或重度高血压患者来说，服药的受益可能性会更大一些。研究人员估计，这122人里只有20人有必要出于预防冠心病发作或中风的考虑，接受为期5年的降压治疗。

震惊吗？高血压"初级预防"已经全面铺开，并被视为预防性药物干预的最佳案例。有几类患者经过治疗可能比其他人获益更多。例如，对于非裔美国女性，考克兰评价发现在5年NNT为32人时，降压治疗能够降低全因死亡率。[20] 它还发现，对60岁以上人群实施有限度的降压治疗能降低冠心病发作和中风风险。但我们真正想知道的是总体死亡率：如果预防中风的措施令你头晕目眩，导致你跌倒并摔伤髋关节，患上肺炎甚至因此面临死亡的威胁，这样的治疗就没有任何意义。对于60—80岁年龄层，治疗无疑能降低死亡率。但为了延缓一例死亡，就有84个人得接受治

---

[1] 该指标用于衡量一种干预在多大程度上能够带来收益。例如，使用抗生素治疗儿童中耳感染的需治疗人数是8人：这意味着，为了使1名中耳感染的儿童借助抗生素更快康复，将有8名儿童需要接受抗生素治疗。同样的概念还被用于"需筛查人数"：在10年期内，为了预防1例乳腺癌死亡，将有2000名女性不得不接受乳腺筛查，那么需筛查人数就是2000人。更多资料可参考www.thennt.com。

疗。经过治疗，80 岁以上年龄层的冠心病发作和中风发病率也有所下降，但总体死亡率并没有。[21]

血压高是坏事，治疗是好事，这样的观念如今深入人心。老年人相信如果自己不接受降压治疗，中风概率可能达 40%，只要用药就能把这一概率减半。[22] 他们既过于乐观，也过于悲观了：说悲观是因为他们中风的风险其实没这么高，说乐观则是因为降压治疗并没有那么神。

尽管我对血压筛查持反对意见，但这不意味着我反对治疗高血压，我的主张是慎重接受降压治疗。服用降压药可能不会如你所愿挽救你的性命，所以如果用药令你痛苦，那你和你的医生就该好好审视一下这样做的证据和你的核心关切了。

▶▷　通往教堂大厅

我的工作地址和家庭住址都曾收到过心血管筛查的邀请函。邀请我的公司叫作"生命线筛查"，它打算散发海量传单以引起本地居民的兴趣，接着在我们那儿的教堂大厅里隆重迎宾。邀请函的开头是这样写的：

> 您知道吗？在英国，心血管疾病是每一位男人和女人的头号杀手，也是致残的首要原因。不幸的是，许多重大心血管问题都悄无声息，直至酿成大祸。

他们还说："我们的许多顾客都把年度筛查作为自己的例行保健方式。"就像其他诊所做的，"顾客"这个词不经意间溜了进来。"患者"消失不见了，它被"自由选择"这个现代魔咒一口吞下，从而灌输给人们这样一种观念——"顾客"仿佛是一种信用卡武装下的强大生物，能够动用他们的选择权为所欲为。

然而按照我们现阶段的认知，处理血管风险复杂异常，也没有明确路径可供遵循。医生在学习、训练和实践中被教导要践行职业精神，其中最核心的一点是：医生的强大之处在于，他们拥有别人不具备的知识，以及大多数人给予他们的信任。医生不可滥用手中的权力，要对患者以诚相待而不是利用他们，在帮助患者的过程中必须遵循证据。

作为医师监管机构，英国医学总会（General Medical Council）规定："提供医疗服务时，医生必须……以最可靠的证据为基础，提供有效的治疗。"[23] 当"医生—患者"关系被"医生—顾客"关系取代，医生就没必要留在这个方程式里了。只要付钱，顾客有权索取任何产品或服务，不管这要求有多荒唐、危险、不必要或没效果，只要他们愿意就行。

患者在就诊时，理应从恪守职业精神的医生那里得到全面、无差别的信息，医生不得借助信息不对称牟利。患者应当得到充分的证据，以管控可能面临的过度治疗。患者应当以适当方式得到于己有利的医学知识与经验解释，只有这样，患者才能以平等地位面对医生，双方才能在协作中合理决策——而不是医生单方面添油加醋、危言耸听，为经济利益向患者兜售筛查。

第三章 癌的本质

或许听上去很魔幻，但这是真的：如果我们能放弃癌症筛查，就不会有那么多癌症了。当然你一定会质疑，对这样一种致命疾病的诊断不会"太迟了"吗？这不会妨碍我们获取更好的早期治疗吗？照这个逻辑，会有更多人死于癌症，不是吗？

未必如此。我要重申的是，现实既复杂又反常识。

癌症不总是一件糟透了的事。它可能与一个人共生共存，不制造任何痛苦或症状，也不惹出任何事端。我们总是条件反射般地把它与死刑判决画上等号，想到它，我们就想到手术、化疗和交代后事。

上面的认识远远谈不上准确。"癌症"这个词描述了一类相当普遍的组织改变，它们有的并不活跃，有的会实质性地影响寿命并且很难治疗。事情的真相是，不为我们所知的癌症其实就隐藏在很多人的体内。或许还没等到癌症作祟，他们就因为其他原因寿终正寝了。

我们能得知这个真相，是因为病理医生时常能在尸检中发现尚未查明的癌症，但死者却并非死于癌症。1987年，《美国医学会杂志》（*JAMA*，*The Journal of the American Medical Association*）刊载的一项研究曾围绕肺癌病例的尸检进行了将近10年。在

2996 例尸检当中，死者生前已确诊或怀疑的有 110 例。但研究人员还在其他 26 例尸检中找到了肺癌，他们称之为"意外"。[1] 还有一项研究利用尸检报告追踪美国的意外癌症发病率，它发现，7% 的尸检发现了未曾预料的癌症——它们均不是患者的死因。[2]《人类病理学》（*Human Pathology*）杂志 1994 年刊文称，瑞典的病理医生在对 3000 多例尸检报告的研究中发现，大约每 20 人中就存在 1 例未诊出也未觉察的癌症。[3] 这些研究给了我们一个再清楚不过的答案，我们的身体里完全可能存在尚未觉察到的癌症，但它不会伤害或杀死我们。我们可能毫无征兆地因癌症死去，但也可能因为别的什么毫无关联的原因先走一步。在我们考虑给健康人群做疾病筛查时，这个因素必须考虑在内。

▶ ▷ 乳腺导管内原位癌——隐藏的疾病？

乳腺筛查出现之前，乳腺导管内原位癌（DCIS, Ductal Carcinoma in Situ）是一种罕见得近乎可以忽略的病。若你问医生乳腺癌长什么样，他们大概率会向你描述那些长在胸部或腋下的肿块和看似被狠狠拉拽过的胸部皮肤。DCIS 不符合上述任何一项，它只不过是 X 光片或乳腺 X 光检查中细小、颗粒状的病变。DCIS 细胞被封闭在乳腺导管里，无法向外扩散，也就是说它被"包住"（这就是"原位"的意思）了。放射科医生需借助放大镜或放大数字影像来识别那些代表潜在问题的细微图像。

在筛查出的乳腺癌中，DCIS 占据了相当大的比例：40—49 岁的美国女性筛出的乳腺癌有 28.2% 是 DCIS，70—84 岁的女性则降至 16%。[4] DCIS 的常规治疗方式是切除全部乳房，30% 的女性患者都接受了全乳房切除术。[5] 其中有多少是真正必要的？

我们已知的是，只有少数 DCIS 会发展成为威胁生命的癌症，这一事实本身甚至也并不牢靠。目前，最可靠的 DCIS 病程资料来自区区 28 名活检诊出该病的女性。她们无一接受切除手术，对她们的追踪研究平均持续了 30 年之久。她们当中，有 7 人在 10 年内罹患侵入性乳腺癌，1 人的侵入性乳腺癌在 15 年后确诊，另有 3 人在此后 23—42 年间确诊。这 28 人中，有 5 人死于乳腺癌，另有 17 人未患侵入性乳腺癌。[6]

所以，DCIS 在本质上是什么？是癌症？癌前病变？还是别的什么东西？在英国，尽管我们为 50—64 岁的女性提供每三年一次的乳腺筛查，而且她们此后还能随时要求检查；尽管我们每年能诊出成千上万例 DCIS，但坦诚地讲，我们还是无法确切地回答上面的问题。

我们能确定的是，乳腺筛查让我们找出了更多 DCIS 患者。2009 年，有学者对美国《国家癌症研究所杂志》（*Journal of National Cancer Institute*）已发表的证据做了系统评价。结果发现，DCIS 诊出率从 20 世纪 70 年代早期的每 10 万名女性诊出 1.87 例，猛增到 2004 年的每 10 万名女性 32.5 例。[7] 现在我们也很清楚，有不少女性带着 DCIS 离世，但并非死于 DCIS。从《内科学年鉴》（*Annals of Internal Medicine*）的一系列尸检报告来看，有 1.3% 的女性被诊出侵入性乳腺癌，8.9% 有 DCIS，她们生前均对自己患有乳腺癌一无所知。[8]DCIS 的实际发病率可能还要高一点，毕竟，不是所有病理医生都愿意大费周章地寻找一些对死亡无足轻重的病灶。DCIS 的诊出率在上升，随着乳腺筛查的普及，我们还将发现更多。DCIS 一般不会像侵入性癌症那样发展、扩散，但治疗却同样是一刀切了事。

诊断这些几乎没有致害风险的癌症，将使女性暴露在过度治疗之中。只有少数 DCIS 会发展成侵入性癌症，但谁也不确定哪些会或哪些不会。这意味着，在接受乳房切除术的女性中，受害者要多过受益者。

乳房切除术是个大手术，切除的同时或术后还要施行重建术。患者需接受全身麻醉，还面临感染、出血和疤痕等并发症，不仅给个人带来沮丧和痛苦，家庭生活和工作也受到影响。还有其他事也将发生变化，比如医疗保险费用该上升了。DCIS 确诊数的持续上升导致乳房切除术越来越多，英国每年做的乳房切除术在1998—2008 年间翻了一倍，现已超过 900 例。一位乳腺外科医生说：

> DCIS 的长期生存率相当可观，很多患者即使不治疗也不会发展成侵入性癌症。因此，照护 DCIS 患者的当务之急是防范过度治疗，毕竟它造成的死亡病例寥寥无几……[9]

如果乳腺外科医生都认为他们对 DCIS 干预过度了，那么DCIS 患者会怎么想？一位患者这样记叙自己的诊疗过程：

　　……实际情况就是，这次就诊带来了两道长长的切口、一次部分切除（抱歉，术语是乳房切除术）、一台乳房重建术、五个星期的放疗（从我家到医院来回有 60 英里，而且停车收费）、供皮部位的反复感染、一台乳头重建术、七次全身麻醉以及超过一年无法工作……我想，我现在肯定成为筛查试验的先进典型了，但我经历的每一件事都向我传达了相反的意见。筛查给我带来了巨大的痛苦和持久的伤害，它肯定没有挽救或延长我的生命。可是按照它自己的鼓吹，救命恰恰是它的意义所在。[10]

　　即使最狂热的乳腺筛查机构也不得不承认，筛查或许还有肮脏不堪的另一面。简·弗兰德斯（Jane Flanders），也就是向《英国医学杂志》（BMJ, British Medical Journal）写这封控诉信的女士，患的 DCIS 大概终其一生也不会造成任何影响。很显然，每一名接受筛查及后续干预的女性都应充分知悉不确定性和风险，只要是关心女性及其自主权的人士都会同意，不是吗？你绝不会期望答案是否定的。

　　2004 年，我受邀在威斯敏斯特的一次会议上发表讲演。会议由"乳腺癌关爱组织"举办，我的讲演主题是"筛查的年龄范围与患者须知的筛查信息"。大会主席是前保守党议员爱维娜·嘉莉（Edwina Currie），她不失时机又绘声绘色地描述了 1988 年她作为卫生部长在推动 NHS 乳腺筛查项目上的努力，看得出来她为此感到骄傲。那时保守党刚刚掌权，这正是该党在一年前的大选中作出的承诺。[11]

大会讨论期间，一项共识渐趋明确，那就是大部分筛查狂热分子的雷达屏幕上并没有 DCIS。结束讨论之后，我问嘉莉是否认为女性在接受筛查前获悉了充分的副作用信息。她的回答呢？简直令我大吃一惊，我立即把那句话记在了笔记本上："我从未听说过（有副作用）这事。"她没有丝毫尴尬，这倒不出我所料。毕竟她还有如下言论记录在案："在不到几个月就要选举的情况下，从政治角度来看，（乳腺筛查）也很具有吸引力。"[12]

所以，整个乳腺筛查项目不那么关乎科学，它真正的用意其实是把政客推上宝座？

▶▷ 乳腺筛查管用吗？

这是个超出 DCIS 的大问题。过去 10 年里零星发生过几次社会大辩论，论战双方一边是乳腺筛查提供者，另一边是坚信证据并对筛查持怀疑态度的医生、研究人员和患者。尽管医学界对筛查的局限和问题已有总体共识，但筛查的有效性依旧众说纷纭，并且制造了更多焦虑和恐慌。于是，几乎没有什么实质行动把这一切告诉最想知道它们的人群——也就是女性自己。

我们现在都知道些什么？

如果你想要一些来自乳腺筛查项目的建议，它会通过 2010 年12 月新印发的传单告诉你这些：

定期做乳腺筛查能有效预防乳腺癌造成的死亡。

筛查可以在你毫无知觉的情况下发现早期癌症。越早发现乳腺癌，你的生存概率就越高。

如果能及早发现乳腺癌，你将有可能避免乳房切除术（否则将失去你的乳房）或化疗。

它进一步说：

那筛查有什么坏处呢？

做乳腺 X 光检查意味着你的乳房将暴露在小剂量的辐射下。

有时候即使有癌变，检查结果看起来也可能正常，这被称为假阴性。你应当树立乳房保健意识。

有时候没有癌变，但检查结果看起来有问题，你可能被要求做进一步检查，这被称为假阳性。

有一些癌症不会对你产生影响，筛查可能发现它们并让你接受治疗。

如果接受筛查，你可能会感到焦虑或紧张。当然，这通常只会持续很短时间。

项目还援引了一些数据：

以下数据是当前的最佳估计值，随时间推移可能发生变化：

乳腺癌是女性群体最高发的癌症。英国每年新增乳腺癌约46000例。每10名患者中，有8名在50岁及以上。

英国每年死于乳腺癌的女性约有12000人。

对于10年间例行接受乳腺筛查的女性，每14000人中有1人可能因乳腺X光辐射诱发可致命的乳腺癌。

每1000名接受筛查的女性中，约有8人被检出乳腺癌。当然，其中有2人将获悉她们患的是一种叫作DCIS的早期癌症。我们不知道哪些DCIS会造成伤害，因此我们将给予患者一视同仁的治疗……

对于10年间例行接受乳腺筛查的女性，每400人中死于乳腺癌的人数不到1人。这意味着在英格兰，本项目每年将使约1400名女性免于因乳腺癌死亡。[13]

上面的信息把乳腺筛查讲得明明白白，它要表达的意思就是乳腺筛查等同于救命良医，能实实在在地救你的命。

但是数据不能这样理解。试想，为了挽救一位乳腺癌患者的生命，有多少人不得不接受乳腺筛查呢？NHS向我们公布了答案：400人。

这个数字从哪儿来？现在，事情变得有意思了。它比上面的传单还早4年。乳腺筛查顾问委员会把它列入了一份"决策摘要"，并刊登在《医学筛查杂志》(*Journal of Medical Screening*)上。当期杂志的摘要这样写道：

　　每400名在10年间定期参加NHS乳腺筛查项目的女性中，死于乳腺癌的人数将比不参加筛查的少1人。[14]

　　但是，摘要没有给出这一数据的具体来源，仅表示它经过"大量研究机构"证实。

　　最终，完整版报告由NHS发布。[15]这一次，报告表示关于筛查有效性的争论"大体上已经被国际癌症研究机构（IRAC, International Agency for Research on Cancer）的跨国工作团队在2002年撰写的一份报告化解了"，数据的准确性来源仅仅是这样一句评论。2002年，这支"专家工作团队"曾在法国里昂召开会议，讨论全球乳腺筛查的开展情况。

　　他们会晤的情景有一些诡异。作为各自领域的专家，他们主要从本专业出发审阅乳腺筛查的公开研究成果。他们的结论将至关重要——事实的确如此，NHS直到2011年还在引用他们的数据。

　　这些专家审查过既有研究之后出具了报告，随后对多项乳腺X光检查随机对照实验进行了详细评价。如果你尝试判断乳腺筛查到底有没有益处，那这些研究可能太过复杂，根本解释不清。过去几十年里，乳腺癌的治疗手段取得了飞跃式进步，多种化疗和激素疗法被用于定位和消灭癌细胞。如果你看到筛查拯救生命的说法，你如何能确定救命的是筛查，而不是更先进的治疗技术呢？只要治疗技术足够高明，筛查能不能帮患者更早发现癌症或许都不那么重要了。

　　还有一个问题。乳腺筛查看似识别出更多癌症，可其中不少都是 DCIS。正如我们所见，筛查检出的 DCIS 越多，它的病程就越不确定。它并一定致命，甚至也不一定致残。数据确实代表着成功的治疗，但事实上，大多数患者从未面临威胁。

报告主题鲜明，目标明确，旨在探讨筛查到底有没有效。回答这个问题的难点在于，撰写报告的委员会一直试图达成行业共识，其援引的大部分数据都是估计值和近似值。

在讨论筛查有效性的章节，它这样总结道：

> 当前，筛查的效果是真实的，但很微小。在引入乳腺筛查最久的国家当中，全国总体乳腺癌死亡率的变化估计在 5%—10%。在少数针对亚群体的研究中，经移除筛查前就已确诊的乳腺癌死亡病例，这个估计值还要更大……不过，因筛查得以延续的寿命年限基本上还停留在很低的水平……尽管从上述观点看，作为公共卫生政策的乳腺筛查效率不高，但这个结论不够公正。筛查有其人文关怀价值，况且还能够延长生命。总的来说，筛查令我们有更大余地选择癌症干预手段，增加保留乳房、减少侵入性治疗的可能性。大部分复查都是假阳性结果导致的，这造成了一些不必要的焦虑情绪，以及侵入性或其他类型的检查。筛查决策应当在充分权衡各种影响，并比较其他医疗服务后作出……[16]

这也不全然是给筛查唱赞歌，倒像是一场高空走钢丝表演，筛查的美妙一面在深不可测、充满麻烦的不确定性之上摇摇晃晃。

报告与我们介绍过的时间更近的研究相悖，这些研究指出，更多的筛查造成了更多的乳房切除术。至于假阳性，我们可以把大多数 DCIS 囊括在内，它意味着后续一系列包括乳房切除术的"痛苦治疗"——还有简·弗兰德斯在《英国医学杂志》上描述的潜在并发症。

如果你把专家抛诸脑后，一心关注证据，会发生些什么呢？有时候专家之所以成为偏见之源，就因为他们是专家：要是一项研究跳出来说你的专业领域、全部工作甚至毕生工作都是在浪费时间，恐怕谁都难以接受。医生是希望造福于人的专业人士：如果你发现自己造的"福"就是成千上万婴儿的死亡，或是数以百万计的烟民罹患癌症，你的信仰多少会有些动摇，至少刚得知这些事时会的。

有个著名的故事：当阿奇·考克兰（Archie Cochrane）想在心内科病房做研究，看看长期住院是否对患者有害，心内科医生心里直犯嘀咕。考克兰还是完成了工作，并把结果告诉他们：更长期的住院对患者有帮助。这下，高兴的医生对他的数据更加深信不疑了。接着，考克兰告诉他们，其实是自己反转了数据。医生不得不接受一个难以置信的事实：更长期的住院伤害了患者。

极少数人公开批评了乳腺筛查的浪潮，我认为他们是我们时代的英雄。其中包括外科医生迈克尔·鲍姆（Michael Baum），他曾参与乳腺筛查的推广，但那是在筛查的潜在危害引起注意之前。来自丹麦北欧考克兰中心的彼得·格尔施（Peter Gøtzsche）、玛格丽特·尼尔森（Margrethe Nielsen）和卡斯滕·约根森（Karsten

Jørgensen）也是其中代表，他们坚持不懈地开展乳腺筛查的考克兰评价，公开自己的发现并回击质疑。他们找出了 11 个与乳腺筛查相关的试验，其中有 2 个不以验证乳腺筛查对死亡率或发病率的抑制作用为目标，还被他们排除了。然后，他们评价了每个试验的误差。例如，一项爱丁堡的试验就有问题，它的对照组有 26% 的被试者来自较高的社会阶层，而实验组的这一比例则是 56%。由于社会阶层与乳腺癌风险存在关联性，这两个不平衡的组别就难以准确比较。可见这项研究也不大靠谱，因此它未被列入整体评价的范围。最终，评价报告总结：

> 尽管试验有许多不完备的地方，但筛查看上去的确降低了乳腺癌死亡率。然而女性从中受益的可能性微乎其微，甚至比她受到疾病侵袭的概率还要低。因此，筛查到底是不是利大于弊仍然存疑。女性、医生和政策制定者在决定接受筛查或支持筛查项目前应当三思而后行。[17]

英国女性收到筛查"邀请"时（通常在一次预先安排好的会面上）得到的信息可没有包含以上发现。科研人员还结合研究发现制作了一版全新的乳腺筛查信息传单，你可以在互联网上自由浏览：

> 接受乳腺 X 光检查等乳腺筛查项目可能有一定意义，但由于它利弊并存，不接受也没问题。

如果 2000 名女性在 10 年间定期接受筛查，有 1 人将从中受益，也即她将避免因乳腺癌死亡的厄运。

此外，约有 200 名健康女性将接到错误的预警。在确诊之前甚至之后，心理上的紧张情绪都将令她们极为煎熬。[18]

▶▷　谈谈危害

我们还无法确定 DCIS 究竟会不会发展成侵入性癌症。但我们知道，乳腺 X 光检查的放射线会在极少数情况下造成新的癌变。NHS 估计（确实只能估计，因为谁也不能确定），每 14000 名 10 年间定期接受筛查的英国女性中（这意味着每 3 年接受一次筛查），"大约"有 1 名因筛查罹患致命的乳腺癌。[19] 美国杂志《放射学》（Radiology）2010 年刊登的一篇论文发现，对于 40—55 岁期间每年做一次筛查，接着在 74 岁前每两年做一次筛查的女性，每 10 万人中将有 86 人因辐射罹患癌症，11 人因此死亡。医生由此总结说"辐射致癌的风险不应成为乳腺筛查的障碍"，[20] 但他们根本不得要领。他们觉得不该阻止筛查，但为什么要阻止女性自己做决定呢？

不管初衷有多么善意，越俎代庖替别人做价值判断显然不合适。这事关价值——你必须确定属于你的价值是什么。我们的价值专属于自己，不属于其他任何人。

拉姆斯菲尔德是对的。你要清楚，这世上有些事是你不知道自己未曾知晓的，也就是未知的伤害。

如果你的 X 光片上有些不速之客，你就得做活检，提取一些组织样本，放在显微镜下观察，好判断它们到底是什么。乳腺活检是所谓"三维评估"——临床检查、乳腺 X 光和活检——的一部分，用于详细分析乳房肿块的性质。

焦虑情绪、假阳性结果和不必要的乳房切除术造成的伤害显然易见，但活检自身难道就全无伤害吗？

可能有，但我们还不清楚。2010 年的一篇文献综述认为："肿瘤细胞因活检从原始病灶转移到临近乳房组织的历史证据是存在的。"换句话说，在疑似肿瘤部位做穿刺，可能会使癌细胞扩散到周边区域。[21]

目前，这还算不上一种严重威胁生命的传播途径。但其他问号还在我们的方程式里徘徊："乳腺筛查造成的伤害大过它的好处吗？它让我们陷入新问题比原来的问题还要多的尴尬境地了吗？"

"不知道的未知"无穷无尽，找出或列明每一件事基本上不可能。但是当我们抱着促进健康的愿望，邀请没有患病的人做筛查时，我们必须知道这对她们的伤害简直不能更大了。真相与广大女性收到的粉红色传单大相径庭。

第四章 涂片与恐惧：杰德·古蒂效应

早在 1964 年，宫颈筛查项目就在英国出现了。随着电视界名人杰德·古蒂（Jade Goody）因宫颈癌在 2009 年去世，接受宫颈涂片检查的人数大幅上升。彼时，后来成为首相的戴维·卡梅伦说道："她的故事将在未来拯救更多年轻女性的生命。"[1] 看来更多筛查只好不坏。

宫颈筛查——即涂片试验——确实拥有理想筛查的多项特质。子宫颈——阴道顶部的组织，即子宫的"颈部"——部位的细胞可能癌变。基本上，造成癌变的唯一原因就是人乳头瘤病毒（HPV，Human Papilloma Virus），这是一种可借由性途径传播的"疱疹"病毒。然而，人们通常在感染 HPV 数年后才发病。在此期间，"癌前"细胞将会形成。宫颈筛查将从尚无症状的女性宫颈部位提取一些此类细胞的样本，进而辨识并清除非常细微的细胞病变，或通过热疗、激光等予以处理。

我的诊所有一间休息室，里面挂着一幅大幅粉色海报。首先映入眼帘的是一位迷人的女士，她微笑着劝你"抓紧时间做涂片检查"。英国癌症研究所也印发了传单，上面写着"大多数宫颈癌都可预防"和"是什么影响着你的患病风险？"影响因素列表的头一项就是："如果你从不做筛查，医生将无法发现并治疗你子宫颈上的早期病变，它们可能发展为宫颈癌。"[2]NHS不仅建议"把筛查提上日程"，还把"做筛查"夹在"预约剪发"和"购买电影票"中间，仿佛它们是同样寻常的小事。[3]

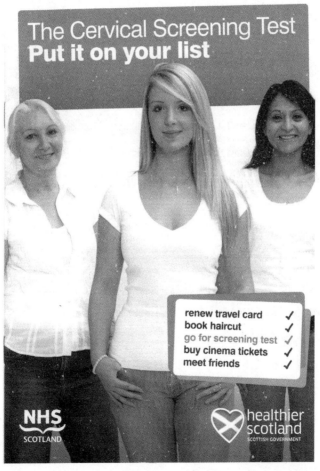

图4-1　美发与宫颈涂片: NHS 苏格兰宫颈筛查试验项目宣传册封面

面对如此恳切善意的劝导，不同意见会显得很狭隘。要是置之不理，拒不接受涂片检查，其疯狂程度恐怕无异于蒙着眼睛过马路。

果真如此吗？关于宫颈筛查，我们掌握的信息离它的本来面目还差得远——这可不像拿彩笔在检查报告上划重点那么容易。

安杰拉·拉费尔（Angela Raffle）是布里斯托的公共卫生医师，也正是她完成了一些最富启发的宫颈涂片检查有效性研究。2003年，她和同事在《英国医学杂志》上发表了成果，论文分析了布里斯托地区——她的工作地，也是她组织宫颈筛查的地方——35万名女性接受宫颈筛查的效果。结论令人不安，因为它们不符合筛查拥护者展示给我们的简单逻辑。我将其援引如下：

> 1976—1996 这 20 年间，每 10000 名接受筛查的女性中有 1564 人检出细胞学异常，[1]818 人做了进一步检查，543 人显示异常[2]。176 人的异常已持续两年或以上。如果不做筛查，80 人可能在 2011 年之前罹患宫颈癌，25 人将因此丧命。
>
> 如果接受筛查，有 10 人将免于死亡……对于 1960 年及以后出生的女性，一旦检出细胞学异常，终身风险[3] 可高达 40%。[4]

---

[1] 宫颈涂片检出的细胞病变。
[2] 经阴道镜取活检检出的细胞病变。
[3] 终身风险，即生命年限内罹患某种疾病的概率。例如，罹患乳腺癌的终身风险目前约为 1/8。

让我们回顾一下。要是不做筛查，每 10000 名女性中将有 25 人在 20 年内死亡。在同样的时间范围内，她们如果接受筛查，死于宫颈癌的人数将是 15 人。每 10000 人中只有 10 人——就是 25 和 15 之差——因筛查延长了寿命。

当然，我不是说这 10 个人就无足轻重，但它不是我们要考虑的唯一指标。要与宫颈癌的死神作对，你就得对更多女性做更多检查。在 10000 名女性中，有 818 人要接受活检这样的侵入性检查。一种专用的显微镜将用于活检，它能检查子宫颈情况并从细胞异常区域取样，这就是阴道镜检查。活检结果显示，543 人存在异常，2 人罹患癌症，22 人有"轻微侵入性"癌症，361 人存在高度结构异常，158 人则有较低程度的异常。

这些结果值得如此大动干戈吗？毕竟，NHS 告诉我们，筛查能救命。也许能，也许不能。"焦虑"常被描述成筛查的一个"次要"副作用，这样的轻描淡写就好像它几乎没有影响。但事实上，它的影响着实不小。当一份检查结果异常通知单和建议患者复查的函件被投递到女性门前，不少人没病也被吓病了。她们会失眠，想象各种后果——不能生育、英年早逝，或者自己的孩子在没有母亲的环境下长大。有的女性能把这些搁置一旁，把精力投入到其他事情上；有的则做不到，这将带来无处不在的焦虑和绵延不绝的恐惧。焦虑情绪，不只是个次要的副作用。

阴道镜有时仅包括女性生殖器检查，有时还将同步对子宫颈进行治疗。在英国，通行的治疗手段是局麻下施行"宫颈移行带大环形切除术"（LLETZ, Large Loop Excision of the Transformation Zone ），直接移除异常细胞。由于实施速度快、不必住院，该手术颇受欢迎。但它可能导致后续问题——早产，接受过该手术的女性更有可能在足月前分娩。[5]加拿大的一项研究发现，没做过 LLETZ 手术的女性早产发生率为 2.5%，与之相比，接受过该手术的女性早产发生率为 7.9%。[6]

冒这样的风险值得吗？或许吧，这取决于你怎么想。有的人可能觉得，预防宫颈癌死亡这样的小概率事件，值得以益处不大、还可能增加早产概率的手术去换取。有的人可能就不这样想，万一涂片、活检和无益治疗都是焦虑情绪诱发的呢？

对此我无法回答。但令我深深不安的是，还没有任何例行程序向即将接受涂片检查的女性提供这些信息。也许政府确信涂片检查是个好东西，但这未必符合女性自己的意愿。

安杰拉·拉费尔的研究称，在 20 年的时间维度和每 10000 名妇女中，接受筛查的潜在好处是让宫颈癌死亡人数从 25 例减少到 15 例。达到这一成就的代价，则是有将近 1000 名身体健康的女性收到函件告知她们结果异常、需要复检。其中，超过 500 人将接受阴道镜检查和活检，这会给她们带来早产的风险。

尽管政府的海报诱惑十足，但宫颈筛查不像看一场电影那样随随便便。正义对邪恶能一刀砍下去了事，可宫颈筛查处处是潜在益处与害处的平衡。医生不该预设一切患者都想做这个买卖，而应协助患者做出她们想要的决策。要解释风险，而非认定患者值得冒潜在风险去争取未知的好处。

个人认为，筛查已成为一个混杂着益处与害处又难以理解的迷局，对它的过度包装和简单化都是极其不负责任的行径。作为被过分美化的医疗建议，各种复杂试验被营销吹得天花乱坠。它们的后果并不确定，也不完全有益，最后的输家是我们这些轻易上当的"顾客"。

▶▷ 宫颈筛查的真实故事

宫颈癌是一种相对罕见的癌症。每 100 名确诊癌症的女性中，只有 2 例是宫颈癌。英国的女性人口约为 3020 万，最新数据显示，每年新确诊宫颈癌病例约为 2800 例。[7]

"癌症研究运动"的网站上有一幅以粉色线条标注的宫颈癌死亡率年化统计图。它展示的信息令人愉悦，因为过去 30 年里，宫颈癌死亡率一直在下降。1971 年，每 10 万名女性中有 8 名死于宫颈癌，现在是 2 人。

很多人——特别是经营宫颈筛查项目的人——会把一切归功于筛查。他们的理由是宫颈筛查项目出现后，死亡率就下降了。但别急，让我们挖掘得更深入些，再往回看 20 年。国家统计局指出：

> 从 1950 年到 1987 年……英格兰和威尔士两地的宫颈癌死亡率以每年 1.5% 出头的速率稳步下降，起初是每 10 万人中有 11.2 人死于宫颈癌，最后是每 10 万中 6.1 人。长期下降的势头在筛查手段引入之前就发生了，这也许归功于卫生保

健与营养水平的提高、生育次数减少和家庭规模缩小、晚育和初次生育平均年龄的增长，以及性传播疾病的减少。[8]

换句话说，在有筛查这个事物之前，宫颈癌的死亡率就已经在下降了。所以我们如何确信这一切都是筛查的功劳？

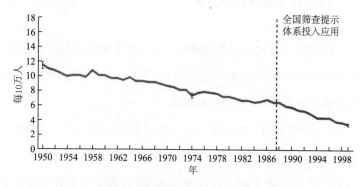

表 4-1　过去 60 年间的宫颈癌死亡率 [8]

如果你想弄清楚宫颈筛查是否减少了宫颈癌造成的死亡，就该做个试验——在做过筛查的女性与没做过筛查的女性之间认真地进行对照研究。（切记，试验参与者不能有已出现疑似症状的女性——只应包括健康、无症状的女性。）如你所知，还有其他因素能导致宫颈癌死亡率下降，因此你必须确定死亡率下降就应归功于筛查——而不是别的什么因素，如生育率的下降。所以，你应该分两组来做这个试验，除了一件事——接受宫颈涂片检查——不一样，其他因素要做到一致，然后观察后续结果。

那么，我们拥有这样的试验证据吗？很遗憾并没有。成立于

1913年的美国控制癌症协会（现在叫美国癌症协会）的直接目标就是向世界宣示，只要发现得够早，癌症就能够治愈。20世纪40年代，纽约的研究者乔治·帕帕尼古拉乌（George Papanicolaou）博士开发了一种细胞染色技术，他声称该技术能够识别阴道分泌物中的异常宫颈细胞，[9]一时风光无两。《美国医学会杂志》报告说，柯蒂斯·伦德（Curtis Lund）博士在学会年会上发表的演讲——题为"宫颈癌的墓志铭"——认为面向全体20岁以上女性和不满20岁但怀过孕的女性的盆腔检查（阴道内物理检查）和宫颈涂片，加上活检和"适当的手术治疗"就意味着"消灭致命宫颈癌的灵丹妙药横空出世"。[10]他振奋地向有影响力的媒体和这个谈癌色变的世界诉说着自己的观点。然而，在北美医生开始把宫颈涂片检查的福音播撒给全球女性的同时，"证明这种检查能救命的确切资料几乎不存在"。[11]

1979年，《柳叶刀》发表了一篇论文，该文试图揭示宫颈涂片检查对宫颈癌发生的影响。研究人员回顾了宫颈癌患者早先做涂片检查的频率，与她们相对照的一组则是未罹患宫颈癌的女性。显示宫颈癌患者早先接受涂片检查的频率较低，似乎支持了筛查的有效性。

但这就能证明宫颈筛查拯救了生命吗？不能，还有其他因素能解释上述研究的差异。例如，宫颈癌风险最高的女性人群——主要是吸烟或性伴侣不固定的——就医或接受涂片检查的意愿本就不强，而最关心身体健康、患病风险也最低的女性却更倾向于做检查。保护这些女性的因素可能是她们对疾病风险的态度，而不是涂片检查。如果你想更精确可靠地讨论宫颈涂片的作用，最佳途径仍然是随机对照试验。在试验中，我们将努力把随机性降至最低，好弄清楚涂片检查到底有没有让事情变得不一样。

《柳叶刀》那篇论文的作者也意识到了这个问题，但认为高质量的试验不大可能成功开展。他们写道：

> 在降低侵入性宫颈癌发病率方面，应用帕帕尼古拉乌（Pap）涂片检查的项目所发挥的作用仍然存在一些不确定性。在适当的随机对照试验完成之前，这种不确定性将长期存在，可惜这样的试验根本没有可操作性。有几项非随机研究提供了令人振奋的结论，但它们都存在一定程度的自我选择偏倚（例如，风险最低的女性接受筛查的频率却往往最高）。而且做过筛查的女性在社会地位、经济状况上往往优于没做过筛查的，前者罹患宫颈癌的概率较低。[12]

为什么他们觉得高质量试验不具有操作性呢？他们引用了《癌症》（Cancer）杂志上的一篇文章，作者是一位名叫莫林·亨德森（Maureen Henderson）的医生以及一位马里兰大学社会与预防医学系的教授。该文称：

> 对这样一项取得巨大进步并已获公众承认的癌症防控手段实施缜密的随机对照试验令人无法接受，考虑到这一点，一项替代性试验手段被提出。[13]

他们想做的是把"正常"接受筛查的女性与偶然在筛查中发现问题并被要求复查的女性做对比，可这个办法还是无法确切证明宫颈筛查的作用。奇怪的是，这些医生分明对宫颈筛查的作用表示怀疑，却不认为他们能引入高质量的试验去印证到底发生了什么。例如，他们进一步说道：

> 就算不是不可能，利用现有统计数据估计侵入性宫颈癌死亡率的下降有多少归因于公共卫生和医疗保健的持续进步，又有多少是以脱落细胞学早期检测（宫颈筛查）为基础的疾控项目的直接成果，也是非常困难的。

他们又补充：

> 随机对照临床试验……近期被看作获取评价信息的终极手段。然而，它们作为研究工具烦琐拖沓，用于已有健康项目时还要面临伦理限制。[13]

这带有惊人的讽刺意味。引导数以百万计的女性接受质量未经证明的检查项目，才是真正的伦理问题。他们完全可以发出迫切需要更高水平数据的呼吁，可实际上却说现状不可打破。他们这样做，让未来的一代代人陷入了不必要的不确定性中，宫颈癌死亡率下降到底与筛查有没有关系至今成疑。

我们现在知道什么？目前，还是没有高质量的随机对照试验指导我们的决策。许多著名的统计学家对宫颈筛查的有效性深信不疑，例如朱利安·皮托（Julian Peto）教授 2004 年在《柳叶刀》上表示：

> 宫颈筛查阻止了一场灾难的流行。要是没有宫颈筛查，1950 年后出生的英国妇女可能每 65 人中就有 1 人死于宫颈疾病，这意味着每年死亡人数可达 6000 人。然而，这些估计值的证据相当含混，特别是考虑到口服避孕药的效果以及性行为的变化等因素后，它们更具不确定性。有 80% 甚至更多的死亡病例（每年多达 5000 例）应该能通过筛查预防……[14]

"相当含混"？可不是么！为了得出这个让新闻媒体欢欣鼓舞的结论，皮托和他的同事分析了筛查引入前后，全球范围内宫颈癌死亡率的变化趋势。不像临床试验那样将两组结果进行对照，皮托没有引入对照组，他们的做法是研究不同年龄段女性的宫颈癌死亡病例。皮托发现，死亡率随着时间推移呈下降态势，因而推断并总结，认为对宫颈筛查项目的批判是不公平的。但是与试验相比，他的推论以趋势分析为基础，不确定性大大增加。

别担心，NHS 癌症筛查项目主任是这样欢迎皮托的结论的：

> 这些发现证实了宫颈筛查项目为拯救女性生命做出的巨大贡献，我感到非常高兴。我们凤兴夜寐地工作，只为建立最高标准以确保全体女性都能加入到我们世界领先、质量一

流的宫颈筛查项目中来。正如该研究所证实的，定期筛查是防治宫颈癌的最佳方式之一。因此，我在此呼吁全体女性在收到筛查邀请后不要犹豫。[15]

　　的确，女性得到的呼吁是接受涂片检查，而不是让她们就检查的不确定性或风险提出问题，接着得到解答或澄清。任何针对人体的操作都需要"知情同意"，医生不仅要告知患者操作的益处，还必须诚实地告知其致害的可能性。为何筛查能成为例外？我们仍然缺少筛查对宫颈癌死亡率影响的高质量研究数据，接受筛查的女性检出假阳性的概率也比她们能借助筛查延长寿命的概率大得多。即便如此，我们还是对筛查的危害和问题三缄其口：到底为什么？

　　还有一个问题：本该为推出适当的科学手段奔走呼号，为筛查乱象寻找证据的医生们却保持了沉默。极少数人发声了，阿奇·考克兰是一例。他在担任医学研究委员会的流行病学机构负责人时说，人们在讨论宫颈筛查时"诉诸的证据少之又少，而主观判断多得不能再多了"。[11]连他都被其他医生贴上了异端的标签，我们还有什么可怕的？

▶▷　要质量，而非数量

　　杰德·古蒂去世后，以刊登露乳女郎照片著称的《太阳报》（*The Sun*）发起运动，呼吁宫颈筛查的起始年龄从 25 岁降至 20

岁。在此之前，宫颈筛查项目邀请过 20—25 岁的女性，但情况在 2003 年发生了变化，初次涂片检查的年龄被定为 25 岁。[16]古蒂之死催生了呼吁更早为女性做筛查的运动，在媒体的煽风点火下，25 岁以下女性未被纳入项目这件事激起了众怒。一位 23 岁的女士在《卫报》(*The Guardian*)上愤愤不平地写道：

> 我最近见了我的全科医生并要求做个涂片检查，却因为年龄被拒绝了。医生没给我任何合理理由，可像多数人一样，我只能遵从医嘱。但接着我就开始想，由于宫颈癌初期是无症状的，万一我患了病，要么我得等到症状出现，要么我就又得在懵懂无知中多度过两年。备感沮丧的人不止我一个——在围绕杰德·古蒂的公众讨论的感召下，许多不满 25 岁的女性开始在社交网络上热议不被允许筛查这事……拒绝女性接受涂片检查令人愤慨且违背常识。[17]

这篇文章的态度已经为宫颈筛查赋予了新的内涵，那就是某种护身符。对于那位 23 岁的作者，并没有直接依据证实筛查能给她带来任何好处，相反有更多证据表明那会伤害她。"异常"病变太容易在年轻女性的筛查结果中出现，它们不是宫颈癌的精确预兆。即便如此，还是有不少健康慈善组织加入这场混战。例如，关注性健康的慈善组织"玛丽·斯特普国际"(Mary Stopes International)发布的一条消息称：

> 尽管宫颈癌在 30 岁以下的女性中极为罕见，但这仍是她们生命与健康的潜在威胁……当局对于筛查年轻化的态度转变可能拯救更多生命。[18]

为此，官方的宫颈筛查顾问委员会召集了一次特别会议。委员会指出，当最低筛查年龄在 2004 年从 20 岁提升至 25 岁，该年龄段的宫颈癌病例数没有出现显著变化。然而有记录显示，癌症慈善组织"乔基金"的负责人罗伯特·穆希克（Robert Music）先生曾说过"筛查不会造成伤害"，而且"在近期的请愿中有超过 20 万人签名支持降低初筛年龄，足见公众呼声之大"。[19]

宫颈筛查不会造成任何伤害的说辞简直一派胡言。25 岁以下的女性中，将有 29% 检出异常——她们的检查结果更容易出现假阳性，但该年龄段人群携带看起来"异常"的宫颈细胞实际是正常现象。[20] 有个项目研究了 1965—1984 年间检出"轻度"核异常（轻度宫颈细胞变化）的 1781 名女性，经过长期跟踪，她们中有 10 人罹患侵入性癌症。然而，有 46% 涂片异常的女性虽未经过任何治疗，却在两年内恢复了正常。[21]

显而易见，涂片检查异常很普遍，但罹患宫颈癌并不普遍。你怎么知道哪份样本风险高呢？没人知道的，这样一来所有检出异常的女性都得面临更多的涂片和阴道镜检查，还有随之而来的副作用或并发症，包括：疼痛、出血、感染、焦虑、紧张甚至插尿管。涂片检查显然不只是一项简单、适度的检查，它可能造成难以预料的结果。

可要是它真能救我们的命，难道不值得冒这个险吗？这取决于是否有证据表明它确实能挽救 25 岁以下女性的生命（或延缓死亡）。2009 年，一篇发表在《英国医学杂志》上的论文研究了宫颈癌筛查对不同年龄段人群的效果。这是一项病例对照研究，虽不像随机对照试验那么严谨，但也以真实寿命数据为基础，并在接受过筛查的不同年龄段女性间进行了对比。研究观测了被确诊为侵入性宫颈癌的女性与未罹患癌症的女性之间的差异，各组规模略超 4000 人。研究人员完全找不出任何表明筛查能有效降低 25 岁以下女性宫颈癌事件数的证据。[22] 如果我们再挑剔些，完全可以讲这些女性所接受的是侵入性且可能有害的干预。

病例对照研究

在病例对照研究中，患有某种疾病的一组患者已被识别，该组将与另一组被试者配伍对照，两组的情况除疾病外应尽可能一致。

研究将对两组进行比较，以寻找能够解释该疾病发病机理的因素。

这种研究的最大问题之一是回忆偏倚（recall bias）。举个例子，被试者需要牢牢记下过去吃过什么食物或消费过多少酒精饮料。另一个问题是，对照组在疾病以外的其他方面匹配度必须足够高。

在 18 年里，作者发现 73 名 20—24 岁的女性被确诊为宫颈癌。其中只有 5 人此前没有接受过筛查——这组患者大多为筛查试验忧心过。

结论很明显了，宫颈筛查保护年轻女士免受宫颈癌侵袭的效果不是很显著。但顾问委员会做了什么？它是否慎重地考虑了现有证据并告知女性太早接受筛查得到的将是伤害而非帮助？它没有：委员会提议向 24 岁半的女性发出筛查邀请，这可真是块"遮羞布"。

▶▷　一再被误解的筛查

在顾问委员会组织的会议上，面对"筛查究竟意味着什么"这个问题，答案众说纷纭，这件事甚至更受瞩目。一位来自健康慈善组织的女性代表说：

> 我曾与多位不满 25 岁的女性交流过，她们已经出现了症状，却仅仅因为出生日期就被涂片检查拒之门外。

但是，一旦有了症状，筛查试验之类的检查就不该也不能做了。如果一位女士出现了症状——性生活后或非经期出血、分泌物增加、疼痛——她所需要的是不同的诊断试验。这不限于对宫颈癌（它可能造成以上全部症状）的检查，还包括对外阴、宫颈及阴道疾病的检查。筛查不是为已经发生症状的患者准备的，它针对的是完全没有症状的人。如果一位性生活后不规则出血的女性仍然检出阴性结果，这可不足以令人安心，她还得接受进一步检查找出原因。

这样的混乱意味着一些有症状的女性会想："哦，没关系！我的宫颈涂片结果很好，所以这不是什么要紧事。"这也可能意味着有的女性会想："不用担心，不到 6 个月我就要做涂片检查了，我将等到那个时候。"我们把自己对疾病的恐惧悬挂在筛查试验的钩上，然而你梦寐以求的"一切正常"却可能像损友一样害了你。

一些医生也因这些情况倍感纠结，对此我毫不怀疑。我也不是要蓄意挑衅上面的患者代表，她们的出发点是好的。但纠正这一基本误区至关重要：如果我们没有充分理解筛查的意义、局限和问题，我们就将继续错下去。

第五章　愈演愈烈：前列腺、肠道和主动脉

前列腺癌筛查从未远离过媒体的聚光灯。我的潜台词是：女性拥有她们自己的筛查项目，男士呢？他们就"不值得"获取癌症的预防措施吗？

由于意识到一切筛查都带有一些负面影响，公众得到的信息趋于平衡，这也使上述争论很难再进一步，不可谓不遗憾。托马斯·斯图塔福德（Thomas Stuttaford）博士多年来一直为《泰晤士报》（*The Times*）撰写医学专栏，同时也是诸多呼吁 NHS 提供前列腺癌筛查的社会活动家之一。

下面一段话节选自《英国医学杂志》1998 年对斯图塔福德的专访：

> （斯图塔福德）强调，为前列腺癌筛查奔走呼号正当其时。他表示，《泰晤士报》对乳腺癌和宫颈癌筛查的态度一如既往地正确。"我无法想象《泰晤士报》会出错，而 NHS 做得对……你不能指望疾病死亡率现在就立竿见影地下降，因为你将揭开一片尚未诊断到的新领域，这就是前列腺癌。"[1]

在技术上，斯图塔福德希望 NHS 全面铺开的这项筛查比涂片或乳腺 X 光要容易。与后两者的烦琐不同，前列腺特异抗

原[1]（PSA, Prostate-specific Antigen）通过血液样本即可检测。它相对廉价，也易于重复。

问题不在于该怎样便利地完成检查，而在于得出结果之后该怎么做。

1970 年，亚利桑那大学医学博士理查德·阿尔宾（Richard Albin）发明了 PSA 试验。那时，医生正在寻找一种追踪前列腺癌患者的办法。而作为一种鉴别治疗效果的手段，PSA 看起来还不错。它并非十全十美，但结合临床检查、扫描和症状，能用于评估患者的情况。

1986 年，PSA 获美国食药监局批准用于疑似前列腺癌患者；然而在北美，它更多时候被用于筛查试验，"麻烦"来了。[2]该试验不仅被应用于疑似前列腺癌患者，还被用于身体健康、症状全无的人。

就像医学领域如此多的坏东西一样，前列腺癌筛查听起来诱惑十足、合情合理、关怀备至。如果一种疾病足以危及生命，为什么要等到人们出现症状的时候？前列腺癌是男性人群中第二致命的癌症，仅次于肺癌。你怎么能拒绝这样一款既简便易行又能拯救男性生命的血液试验呢？

至少，斯图塔福德及其支持者就是这样认为的。许多私人诊所都渴望开办这项业务，可阿尔宾却异常恐惧。在 2010 年的某期《纽约时报》（*The New York Times*）上，他批评了将自己发明的PSA 试验用于筛查的行为。

---

[1] 前列腺特异抗原（PSA）是由前列腺上皮细胞合成的蛋白，血清 PSA 可作为前列腺癌的标记物，但前列腺炎症、增生等亦可导致血清 PSA 水平上升。——译者注

……这种试验没比掷硬币高明多少。正如我多年来一直试图澄清的，PSA 试验不能用于侦测前列腺癌。而且更重要的是，它还无法区分两种不同的前列腺癌——一种可能致命，另一种则不会……

我从未料到自己 40 年前的发现会导致一场利益驱动下的公共卫生浩劫。医学界必须直面现实，停止对 PSA 筛查的不当使用。[3]

斯图塔福德在 1988 年能知道阿尔宾在 2010 年的批评吗？也许能。这仍然是证据的问题——有时候它会传达一些你宁愿不知道的事实。与其假想早期诊断有用，我们更该做的是立即着手查证。医生不该着急启动男性前列腺筛查，而应先刹住车，坚持仅将 PSA 试验用于临床检验。如果我们做到了，那么这些试验对男性的伤害就少多了。

到 1998 年，《美国家庭医生》(American Family Physician) 杂志已持续投入精力研究 PSA 试验的问题及其致害证据——此外，PSA 试验的有效性也缺乏证据支撑。编辑们做了个深呼吸，然后告诉我们，尽管美国癌症协会呼吁 50 岁以上的男性都应接受筛查：

（然而）有数据显示，筛查经常把不活跃、非攻击性的前列腺癌一并检出。动用放射疗法或激进的前列腺切除术进行治疗可能增加尿失禁、阳痿等副作用的风险，却没有令癌症死亡率显著下降。[4]

费尽心机地查明一种永远不会伤害人的"癌症"就是白费功夫，这千真万确。接下来，你能做的无非是向患者提供意义不大的手术、放射治疗和激素治疗。对疑似前列腺癌的治疗也可包括手术，它可能导致患者阳痿。在阳痿与死亡之间，做手术大概足够明智，可事实如此吗？医学蕴含着巨大的不确定性，在没有把握的情况下给人治病就得看运气了，医生统统在豪赌。当然作为患者，你可能不知道这场赌博是以你的名义进行的。

出于降低不确定性的目的，几项大型试验启动了。其中包括随机对照试验，也就是将一组做过 PSA 试验的男性与另一组未做过的进行比较，一些试验至今仍在进行中。欧洲前列腺癌筛查随机研究（ERSPC）追踪调查了 18.2 万名年龄在 55—69 岁的男性，并且发现了一些对 PSA 筛查有利的证据。[5] 研究期间，8.2% 的筛查组被试者诊出了前列腺癌，对照组的这一数字则是 4.8%。

因此，PSA 试验发现了更多前列腺癌。大约 9 年后，两组间的前列腺癌死亡率就开始呈现差异。到研究结束，在筛查组的 72890 名男性中，有 214 人的死亡与前列腺癌相关。而对照组的 89353 名男性中，死于前列腺癌的有 326 人。

这是筛查的成功吗？筛查组的前列腺癌死亡率的确低于对照组——0.29% 对 0.36%。

但是，我们在前文还提到过另一种审视数字的角度，也就是需治疗人数。这样一来，同样一组数字同时告诉你的还有，为了预防 1 名患者的死亡，有 1410 名男性需接受 PSA 试验。这或许还说得过去——毕竟试验只要采点血就行，但 PSA 升高的男性还得复查，这意味着有 48 人需要接受额外处置——活检、放射疗法或手术——仅仅为了挽救 1 个人。

对于有的男性来说这看似值得。无可厚非，但还有更多研究在后面，别着急下定论。在我们谈到它们之前，此次研究还有两个问题不吐不快。

第一个问题是，研究仅关注了前列腺癌死亡病例，而非全因死亡病例。如果治疗可能导致冠心病发作或中风，抑或患者已经因其他原因生命垂危，再把他置于严酷的治疗手段下就没有道理。这听起来或许过于悲观，但这是事实。当患者冒险做手术或接受麻醉时，应当有证据表明这险冒得值。记住，不要伤害。如果我们对全因死亡率——即一切原因造成的死亡，不论死亡证明上写着什么——置之不理，我们就会陷入偏倚，丧失"整体性"。我们应该了解的是生命与死亡对抗的成功率是多少——死亡证明上载明的死亡原因是仅次于"死亡"两个字的第二大事。因此，我们想知道的是"全因"死亡率——PSA 试验能降低它吗？

第二个问题是，该研究在"死于前列腺癌"的旗帜下，实际上把一切应归咎于前列腺癌治疗的死亡都考虑在内了。这不合理，因为有时患者看似死于前列腺癌，实际死因却是不必要的治疗，这意味着偏倚。让我们再看看另一项研究，它在《新英格兰医学杂志》上出现的版面与 ERSPC 相同。

此次研究是"前列腺、肺部、结直肠及卵巢癌筛查试验"（PLCO Cancer Screening Trial）的一部分。[6] 研究在美国进行，有将近 8 万名男性被试者参与，他们中有一半人在过去 6 年间接受过 PSA 试验，另一半人则没有。经过 10 年追踪调查后，研究人员发现两组被试者的前列腺癌死亡率都在较低水平上，并且没有显著差异——事实上，筛查组的前列腺癌死亡率甚至略高一点。这两项研究对 PSA 试验的有效性得出了截然不同的结论，关键是它们同一天出现在同一期杂志上。

此次研究有些不一样的地方，它关注了我想看到的东西——全因死亡率——而不仅是前列腺癌造成的死亡。尽管如此，研究发现，在 7 年时间里，两个组别的前列腺癌死亡数还是非常近似——实验组 50 人，对照组 44 人。关键的数字是全因死亡率，作者说"两个组别里死于其他原因的人数几乎没有差别"。总体上，两组死亡率基本一致——主动筛查的那组还稍高一些。对于更多 PSA 试验能延长寿命的说法，我们并未找到依据。

这就是我所坚持的，我们要利用一切可得信息，而不只是支持自己理论的信息。上述两项研究只是近期影响力较大的工作，深挖过往，我们就会恐慌地发现事情其实更糟。2008 年，一份递交给美国预防医学工作组（USPSTF, US Preventive Services Taskforce）的材料这样说：

> 前列腺癌是美国男性人群最高发的非皮肤恶性肿瘤，近年来呈增长态势。2002 年，USPSTF 认定支持或反对 PSA 试验的证据都不充分……几乎没有能作为依据的可靠研究。PSA 试验假阳性结果的长期影响尚不清楚，还可能给患者造成潜在心理伤害，而其潜在收益却并不那么确切。[7]

这是一份令 PSA 筛查文化走向末路的绝妙宣言书。尽管医生会推荐、演示、解读直至依据 PSA 试验结果行事，但他们没有这样做的理由。2000 年，迈克尔·巴里（Michael Barry）博士在《普通内科学杂志》（*Journal of General Internal Medicine*）刊文，将 20 世纪 90 年代称为 "PSA 时代"，并声称在 "证据不足" 的情况下操作根本 "不足为奇"。[8] 现在，筛查带来了过度诊断的可能性——检出了一些本可能直到患者离世也不会被发觉的前列腺癌——这一比例在 23% 到 42% 之间。[9]

我们为何会陷入这个困境？有些医生把他们的职业生涯押宝在 PSA 筛查上，在批评——甚至仅仅是表达质疑面前，他们敢于豁出一切。毕竟，PSA 试验就是构筑他们职业生涯的砖块和砂浆。

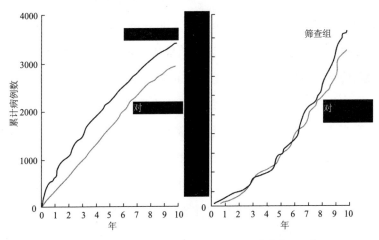

表 5-1　一项随机前列腺癌筛查试验的死亡率统计图[6]

▶▷　PSA 的起源

　　1987 年，斯坦福大学医学院的泌尿科高级专家托马斯·斯塔米（Thomas Stamey）和他的同事在《新英格兰医学杂志》上发表的文章促成了 PSA 试验在全球范围内的井喷。他比较了 PSA 试验与当时广泛应用的另一种叫作前列腺酸性磷酸酶（PAP，Prostalic Acid Phosphatase）试验的化学方法，想看看 PSA 和 PAP 哪种作为前列腺癌的化学标记物更合适。他发现，127 名新近确诊前列腺癌的患者中有 122 人的 PSA 指标上升，而他们在接受前列腺切除术之后，PSA 水平就降下来了。因而他得出结论："在前列腺癌检测上，PSA 比 PAP 更敏感，在治疗和恢复效果反馈方面也更有效。"但后面一句才是关键性的："然而，由于 PSA 和 PAP 在良性前列腺增生的情况下也会升高，因此它们的特异性都不够。"[10] 可以说在任何前列腺增生病例中，试验结果都会偏高。由于前列腺本就会随着年龄增长而增生，这意味着正常男性也将检出异常结果。

　　不知为什么，一些本该清楚理解这些问题的聪明人却把这项研究当成提示他们为健康男性做筛查的信号。私人保险计划中的筛查项目激增，到 2000 年，美国医保体系面向全体 50 岁以上男性提供一年一度的 PSA 试验。[11] 为了把建议传达到千家万户，搭载着这些信息的美国邮政信件出发了，它们白纸黑字地写着男性应当"每年做筛查"。[8]

　　我们得看到，斯塔米的成果被偷梁换柱后用在了健康男性身上。他的研究没有面向健康人群，也不涉及 PSA 试验究竟对他们是否准确或有效的问题。研究没有关注 PSA 试验的准确性以及日常生活中 PSA 指标的各种可能读数。它根本不打算涉足利用筛查诊断前列腺癌的优势这个话题。

到 20 世纪 90 年代中期，美国每年要做数百万例 PSA 试验。在英国，接受 PSA 试验的人数翻了两倍还多，接受筛查的 45 岁以上男性从 1994 年的 1.4% 上升到 1999 年的 3.5%。[12]

斯塔米和他的同事很勇敢。他们一直专注于研究 PSA 试验结果与筛出癌症的关联度，斯塔米所在病房最近 20 年做的 1317 例前列腺全切除术（整个腺体切除）取出的组织都被交给病理科医生做仔细检查。研究发现，肿瘤的体积和攻击性与 PSA 水平没有关系。2004 年，斯塔米总结道：

把血清 PSA 指标与前列腺癌挂钩是 20 年前的做法。近 5 年来，血清 PSA 仅仅意味着良性前列腺增生的可能性。

换句话说，没得癌症的男性也可能检出相当高的 PSA 指标，这只是年龄增长自然发生的前列腺增生（即良性前列腺增生），不会癌变。但是，这些男性的结局就是一场大手术——前列腺全切除术——以及随之而来的阳痿和失禁风险。尸检结果很能说明问题：前列腺癌致死在年轻男性中极为罕见，但死于其他原因的 50 岁以上男性有 31% 存在前列腺癌迹象，[13] 它可能比我们预料的更为普遍——但危害性也更小。尽管斯塔米说，"我们的研究提出了一个非常严峻的问题：男性到底还应不应该做 PSA 试验筛查前列腺癌"，[14] 但他们的论文还是声称："对于这种无处不在的癌症，当下迫切需要的是一种真正能在量与质之间实现平衡的血清标记物。"[15]

当然，我们还没发现这种试验。

▶▷　带着前列腺癌离开

我们已经清楚地知道男性可能带着前列腺癌离世，而死因却不是前列腺癌。早在 1934 年，病理学者就将自己的亲眼所见写下来投给杂志了。例如，阿诺德·莱斯·里奇（Arnold Rice Rich）在《泌尿科学杂志》（*Journal of Urology*）上刊文称：

> 多年来，科室例行尸检时在遗体前列腺中发现小规模恶性肿瘤的频率给作者留下了深刻印象。看来与我们通常认知中能够确诊的前列腺癌相比，这些没有在临床上引起注意却意外在尸检时重见天日的小肿瘤要更加常见。[16]

里奇报告说，原发性肿瘤——即从前列腺开始发展的肿瘤——存在于 14% 的 50 岁以上且死因不是前列腺癌的男性尸检中。这个范围相当大，对于这些男性来说，患没患前列腺癌都不重要：他们正常生活，然后在毫不知情的情况下离开人世。当然，如果专门做检查，前列腺癌就会被发现。他们就得经历没有实质好处的手术、化疗和放疗，付出不便和副作用的代价，可他们并不会因为前列腺癌丧失生命。

如果我们不偏不倚地审视过一切关于前列腺癌的证据，造成这条逻辑链——前列腺癌发病率高且长期潜伏，因此筛查或许有用武之地——被滥用的复杂原因或许就能更清楚地揭示出来。

医生采用 PSA 筛查的初衷是可敬的，但他们想过这类筛查可能带来什么问题吗？他们真的清楚前列腺癌的是是非非吗？

我不知道。但如果我们能像了解筛查的潜在优势那样弄明白它可能带来的伤害之后再行动，也许 PSA 筛查就不会制造出那么多的负面余波了。

▶▷　作为商品的 PSA 筛查

哈利街诊所的广告上印了一则故事，讲的是两兄弟"在几个月内相继确诊前列腺癌"的事。他们在"例行健康体检"中做了 PSA 试验，接下来得冒着"尿失禁和勃起功能障碍等潜在副作用"做前列腺活检和手术。其中一人没有接受后续治疗，因为医生告诉他，"如果我的两个兄弟要做 PSA 试验，我会好好给他们些建议"。另一人起初"对家人建议他赶紧做筛查的压力不管不顾"，但随后接受了手术。他总结道：

我想我真该问问罗杰·柯比[1]（Roger Kirby）让我写下这

---

[1]　罗杰·柯比（Roger Kirby），英国著名前列腺外科医生。——译者注

些思考的原因——除了歌颂他用达·芬奇手术系统（用于一些前列腺手术的机械工具）为我治疗的好处。我很确信这将激励我同辈（50岁以上）的所有男性，特别是像我这样讳疾忌医的人，树立定期做 PSA 试验的意识。做一套体检要花掉几百镑——可是在全科医生的诊室里做 PSA 试验则有求必应，而且免费。考虑到前列腺癌几乎没有什么先兆，我和乔恩都该为自己及时发现病症感到庆幸——亡羊补牢为时不晚！[17]

这个故事被详细地记录在伦敦一家名为"前列腺健康中心"的诊所网站上，该诊所自称"全方位关注男性健康，特别专注于前列腺保健与治疗"。

把医生的职业生涯和患者的生命安危押宝在前列腺筛查上简直让人无法接受，然而这就是现实。我们没有可靠证据确信做过前列腺癌筛查的男性在健康状况上比没做过筛查的要好，可人们仍然选择承受作为患者的财务、生理和心理代价。这对男性来说是个好买卖吗？

▶▷ 肠癌筛查：很新颖，但效果如何？

多数私人诊所都提供肠癌筛查，如今 NHS 也跨界加入：全国性的肠癌筛查项目在 2006 年正式启动。私人诊所主要利用肠道影像技术，如"虚拟结肠镜"，检查低位肠道内部是否发生癌变。NHS 使用了不同手段，它倡导年龄在 60—69 岁的人群留存大便样本，送交至实验室做专门检查，69 岁以上的人群主动要求也可做该项检查。这里做的是便潜血（FOB）试验，便潜血是排泄物中不能用肉眼观察到的血液，肠道出血可能是肠癌的标志。众所周知，肠癌一般是由肠道内生长数年——甚至数十年——的息肉发展而来的，这项试验的逻辑再次充满诱惑力。为何不在息肉发展成癌症前捕捉到它们呢？

筛查的进化史讲到现在这个阶段，人们对前列腺、乳腺和宫颈筛查带来的问题应该有所察觉，在筛查项目启动前也有积累证据的意识了。现有证据源自一项在苏格兰和英格兰同时开展的试点计划——而非随机对照试验，它发现筛查对象有 1.9% 结果为阳性，但确诊癌症的仅有 0.16%。也就是说，如果你的便潜血试验结果为阳性，你真正患上癌症的概率只有 8%（0.16 除以 1.9）。为了查出一例癌症，12.5 人需要接受进一步检查，通常是经直肠的内窥镜检查，还要取活检。[18] 因为便潜血试验可能因各种原因呈现阳性，包括牙龈出血、吃红肉，以及患痔疮——还可能只是检查出错了。便潜血不是肠癌的特异性指征。

检出便潜血阳性之后，患者需要接受结肠镜检查，该检查对癌症有 90% 的识别率。结肠镜可能导致活检后大出血（风险 1/150）、肠穿孔（风险 1/1500）甚至死亡（风险 1/10000）。[19] 即使你通过虚拟扫描看到或疑似发现了息肉，你仍然得借助肠镜取活检来确诊。

我们还需要知道检查后的早期治疗能否延缓死亡，或者比更晚治疗还要方便有效。肠癌在仍处于息肉内部时更容易处理，预后也更好，一旦扩散就不太容易了。越是到晚期，就越需要化疗和大手术。

NHS 肠癌筛查项目称，筛查"将肠癌死亡风险降低了 16 个百分点"，这个说法引用了一项最后更新于 2006 年的考克兰评价。[20]但那到底意味着什么？如果你被告知"相对风险"——筛查能把肠癌的死亡风险降低 16%——你应该知道自己的初始风险是多少。相对风险的数字令人印象深刻，但也极具误导性。

肠癌的一大风险因素是年龄的增长。考克兰评价估计在 10 年间，40 岁以上、50 岁以上和 60 岁以上的男性肠癌死亡率分别为 0.05%、0.22% 和 0.7%。

如果接受筛查，按照死亡率能降低 16% 的说法，研究人员估计各年龄段的死亡率将分别降至 0.042%、0.185% 和 0.588%。

这的确降低了。要是上百万人都加入进来，罹患肠癌的人数将有非常可观的下降。但为了达成这一目标，你不得不将肠镜送入更多健康人的体内，筛查可不是一点风险也没有。如果你已经年过六旬，筛查能将你因肠癌死亡的概率从 0.7% 降至万分之58.8——这意味着绝对风险从 0.7% 降至 0.588%。

与广告上许诺的"死亡率下降 16%"相比，这看上去可不大一样。以下是同一篇考克兰评价得出的另一个重要观点：

> 结合四项试验来看，筛查组和对照组的全因死亡率并无实质差异。

以更大的格局看问题很重要，太重要了：筛查能让人们活得更久吗？更早确诊的好处能与治疗的风险相抵消吗？当然，即使筛查无法延长人们的寿命，向人们提供这项服务仍可能有用。它也许有其他好处：比如患者的手术可以更小、更简便；生活质量可能提升，即便数量层面不行。可真相如此吗？据我们所知不是的。我们确切知道的是，肠癌筛查的确没有延长人们的寿命。

那么我们该怎么办？肠癌筛查能够降低肠癌死亡风险，但并未提高人们的总体寿命：它优缺点并存，但后续还有一定风险伤害患者，尽管风险不算大。

那么，我们知道自己要做的决策如此具有挑战性和复杂性吗？答案是否定的。从公立机构到私人门诊，我们看到的都是热火朝天的广告宣传。广告拿我们的焦虑说事，然后在我们检出正常结果之后安抚我们紧绷的神经，或在结果异常时告诉我们问题发现得"早"是件好事。

至于确诊肠癌之后，你还有没有希望逃过一场大手术，我就不好说了。当前，论证筛查效果的证据主要关注死亡率和发病率数据。在特定情况下，如果患者有显著的家族病史，遵循亡羊补牢的古训早点做个肠息肉切除术以避免大手术可能是有用的。至于其他情形，我们得到的大概是一连串的麻烦。

▶▷　主动脉健康评估

我们提到过一家热衷于在教堂大厅里举办私人体检活动的机

构——"生命线筛查"，它还提供主动脉超声检查项目，主动脉是腹腔内的主要血管。"生命线筛查"的传单是这样写的：

> 无痛超声检查，与满怀期待的准妈妈们做的那种一样，能够筛出可能诱发腹主动脉破裂的动脉瘤……如果我们发现了任何需要立即关注的情况，我们将在筛查当天告知您，以便您尽快咨询全科医生。

作为从心脏通向身体低位的重要血管，主动脉的确可能生成动脉瘤。在正常情况下，动脉走向平直、畅通无阻，内部的膨胀一般不会造成伤害，它们没有症状，更没有并发症。但它们也可能在突然之间毫无预兆地爆发致命的破裂，患者必须立即接受大手术抢救。

如果你不得不做大手术，你肯定希望做好万全准备，这很自然。你希望先做好血液交叉配型以备术中输血，希望在特护病房得到一张床位，希望遇到一位清楚了解你的血压及一切健康状况的麻醉师，还希望有机会减重、戒烟，在住院之前尽量保持良好的身体状态。

急诊手术往往更危险。首先，当你迫切需要手术的时候，你可能还在医院的几英里外。你可能还因其他原因身体不适，可能在没有做好血液配型的情况下被送入手术室，也可能附近没有专攻你的疾病的医生——这可是在你身体的主要血管里实施的紧急管道作业。当你被架上手术台，你或许已经开始失血，甚至失去血压。

要是有的选，你当然更愿意在准备充分、局面可控、安排有序的情况下做手术。从表面上看，这恰恰是主动脉瘤检查能提供的。发现动脉瘤也许是个坏消息，但有机会在充分准备的情况下做手术，则是不幸中的万幸。

2010 年，NHS 开始推广这种筛查项目。它面向 65 岁的男性提供一次性超声检查，并声称项目"最多可将腹主动脉瘤（Abdominal Aortic Aneurysm）破裂造成的过早死亡减少 50%"。[21]

又来了：50% 到底意味着什么？

NHS 的资料这样说：在英格兰和威尔士，每年有 6000 人因腹主动脉瘤破裂死亡，65 岁以上的男性中有 2% 死于该病。[21] 照这样算，NHS 的全新筛查计划将把死亡人数从 6000 人削减至 3000 人。

令人印象深刻，那代价是什么呢？根据项目安排，未查出动脉瘤或动脉瘤尺寸非常小的患者仅需接受一次检查，并在之后退出项目；动脉瘤直径在 3—5.4 厘米之间的患者将获得每年或每 3 个月复查的机会；而动脉瘤直径超过 5.5 厘米的患者将被建议立即就医并考虑手术。

所以，这一切的代价是什么呢？我说的不是金钱，而是为了让腹主动脉瘤死亡率出现如此戏剧性的下降，我们得接受多少副作用和其他负面影响？

首先，下降的数字真如我们想的那么戏剧性吗？大概不是。"削减 50%"的说法出自一项覆盖了大约 70000 名男性的研究，它规模巨大、目标随机，肩负了多项课题。研究成果于 2009 年发表在《英国医学杂志》上，它的结尾处有个小框，突出标注了一个医学奇迹："国家筛查项目大约将使各种动脉瘤相关死亡数下降一半。"[22]

其次，一个小数字的一半是一个更小的数字。与相对风险相比，我们更得知道绝对风险（注意到这句话反复出现了吗）。借助筛查，我们到底能预防多少例与腹主动脉瘤相关的死亡？

在 10 年间，筛查组的 33883 名男性有 155 人死于腹主动脉瘤破裂。在对照组的 33887 名男性中，这一数字为 296 人。

换个角度看看上面的数据：筛查组的腹主动脉瘤死亡率为0.46%，对照组为 0.87%。从绝对风险的角度看，死亡率下降了0.41%。

还要看些什么？我们将再次诉诸全因死亡率。计划内手术的风险比紧急手术要小，可任何手术的风险都比不做手术要大。这可不是挖苦我们的医生和麻醉师，毕竟风险无处不在。

在腹主动脉瘤筛查中，你可以选择做点什么（一台可能使你获益并迅速康复的手术，但手术结果可能相反），也可以选择什么都不做（忽视检查结果，或者干脆别做这样一项有可能使你获益但也未必的检查）。你真的能因腹主动脉瘤筛查增加寿命吗？

我要看的是全因死亡率，对此我真的已经费尽口舌。要是一台预防性大手术好不容易把你的命从腹主动脉瘤那儿抢了回来，而恢复期间的突发冠心病又把它夺了回去，那就太不值当了。

上面的多中心研究积累了 10 年的全因死亡率数据。对照组有10481 人死亡，筛查组有 10274 人，大部分都与动脉瘤无关。在比例上，对照组死亡率为 30.93%，筛查组为 30.32%。

差异存在，这千真万确，但远远谈不上显著。当一个人面临是否选择筛查的决策，你却告诉他筛查将把腹主动脉瘤相关死亡风险减半，这合适吗？

还有其他因素需要考虑。可选择或提前规划的腹主动脉瘤修复手术有多大风险呢？

有若干研究已经回答了这个问题，它们主要关注提前规划的腹主动脉瘤修复手术后，患者的死亡率是多少。研究人员发现，年龄、男性性别、心脏病和糖尿病都是术后死亡的风险因素，死亡率（男性术后 28 日内）因年龄差异在 3.3%—27.1% 不等。[23] 一份发表于 2000 年的英格兰研究报告指出，可选择（提前规划）修复术的死亡率大约是 7%。[24] 一项英国的深度研究则发现，经筛查辨识的腹主动脉瘤男性患者术后死亡率会降低，约为 6%。[25]

就手术风险而言，大约 1/20 的死亡率相对偏高，大多数常规手术都不会有这样高的死亡率。有一些因素，如任用专精于腹主动脉瘤修复的主刀医生将有效提高生存率，但风险总是存在。一旦有病变导致血管瘤生成，就可能意味着其他血管也发生了病变，特别是心脏。

如果一位男士获悉，他有一处还没有大到必须手术的动脉瘤，但未来可能需要手术治疗，或者他同时患有动脉瘤和其他并发问题如心脏病，这将使他的手术风险大大升高，他该怎么办呢？

腹主动脉瘤筛查引发的心理学后果已经有了一些讨论，但我的问题仍然没有答案。一份著名的抑郁与焦虑量表，即医院焦虑抑郁（HADS）量表——基本只需凭感觉在选框里勾画即可——已用于对做过筛查和未做过筛查的男性进行比较。查出尺寸较小的动脉瘤并继续随诊的男士、等候手术的男士、结果正常的男士以及没有筛查过的男士都在比较之列，研究发现他们的得分差不多。

但这难以回答我的问题。那些经过筛查并得到"正常"结果的人可能如释重负，情绪会更加放松，甚至比平时还要放松。他们的影响可能会抵消另一群体，即不那么幸运的人身上的负面影响——难道我们就能因此得出结论说筛查不存在显著的心理副作用？而且，研究没有专门提及获知自己罹患动脉瘤且手术非常"冒险"的患者。[26]

作为全科医生，在做一些宁可不做的事情时——例如监护接种疫苗后号啕大哭的孩子，我经常会回顾研究项目以指导自己的工作。我不喜欢看到孩子们如此难受，但我知道他们以及他们的兄弟姐妹将不会像很多没有接种能力的欠发达国家每天都在发生的那样，被致命的麻疹夺去生命。

所以，当一个被自己的腹主动脉瘤筛查结果吓得够呛的患者走进我的诊室，告诉我他的手术风险太高时，我希望把他的"负面心理影响"控制在我认为合理、正确的范围内。如果一个人的身体状况不适宜做手术，那么给他做筛查，帮他找出腹主动脉瘤，然后告诉他现在除了等待和观望什么也做不了，这真的有意义吗？我觉得这很残忍。

我们做的分组研究有个问题，就是容易忽略个体的故事。作为全科医生，偏倚会发生在我身上：我见到的是个体或包含个体的家庭，而帮助他们权衡利弊、偶然性和意外是我的天职。

我的执业经历教会我带着关怀行事。可能同样一件事，这个人面对时连眼睛都不眨一下，另一个人则恐惧得要交代后事。

▶▷ 教堂大厅？

啊，对了，英国血管学会还在忙着问一些难以回答、惹人恼怒的问题，如：我们应该筛查谁？什么时候？以什么频率？尽管它已经带着不确定性出发了。

"生命线筛查"的网站上充斥着热情而恳切的"健康筛查服务"建议。对于腹主动脉瘤筛查，它这样说：

> 由于腹主动脉瘤直径达到 5 厘米时就有破裂的风险，监测是预防的有效方式。腹主动脉瘤破裂可能导致失血、休克甚至死亡。我们能够利用超声技术检查您的腹主动脉情况，整个过程没有痛苦……

大部分腹主动脉瘤不会破裂，你因为它失去生命的可能性不大，但这不仅仅是超声检查的功劳。NHS 起码相信，接受一次性筛查的人里大部分都没有腹主动脉瘤，未来也不大可能死于该病。但"生命线筛查"不这样想，它说：

> 你该多久做一次筛查？这是一个基于你的自身风险和筛

查历史的个人化决定。我们的很多顾客已经把每年筛查列入自己的例行保健计划。[27]

但是，靠筛查项目降低腹主动脉瘤破裂的死亡风险，意味着随之而来的大手术：你可得在解开衣扣之前清楚地了解这一点。

第六章　待价而沽的健康：
人人想吃的"唐僧肉"

在保健市场从业者看来，健康人群是他们的梦幻目标。卖给健康人群的不只是筛查试验，言辞狡黠、质量堪忧的健康广告正磨刀霍霍地试图让人们相信，为了自己的健康他们得买点别的。

在超市里找些好吃好喝的然后大祭五脏庙着实令我快乐，但我由此不得不在满是健康警报的走廊里踱步了。胆固醇——对我们的身体至关重要，是健康的大脑和神经系统必需的物质——成了 21 世纪营养学谈之色变的妖魔。你也许听过明星在广播里以悦耳动听的嗓音诉说着降胆固醇人造黄油的妙处，或见过商品标签上醒目的红色激光标志，上面写着有"科学证据"表明它们具有降低胆固醇的功效。这些话不假，它们确实有这个作用。

倍乐醇（Benecol）是"降醇"品牌之一。如果你去问这种产品的作用，生产商会声称"有丰富证据表明植物甾烷醇具有降低总胆固醇和低密度胆固醇（有害）的功效"。另一家制造商 Flora 也生产类似产品，它表示"超过 140 项研究已经说明植物甾醇能够降低胆固醇水平，而且超过 40 项研究表明 Flora 的'pro.activ'系列产品具有降胆固醇功效。"[1]

　　所以我还困扰什么？我想确切地知道通过购物篮降低胆固醇是否充其量是一项有趣的实验室新发现，以及它在现实生活中到底有没有用。坚持食用这种人造黄油能预防冠心病发作和中风，或让我们延年益寿吗？

　　Flora 官网告诉读者："每天食用 1.5—2.4 克植物甾醇，能在2—3 周内把低密度胆固醇水平降低 7—10%"。[2] 这个剂量意味着 3份该品牌黄油或 1 杯该品牌"迷你饮料"。可我甚至都不关心这些黄油能不能让我的胆固醇水平发生一点点改变。

　　为什么？多年来，关于降醇效果规模最大、水平最高的研究项目——如 WOSCOPS[3]——主要利用他汀类药物降低胆固醇，没有任何大型试验证明使用降醇乳制品能够预防中风或延长寿命。

　　一些人可能会说这没关系。如果研究表明降低胆固醇对人有好处，换一种机制如以饮食代替药物不过是殊途同归，这不也挺好吗？

　　我们都陷入吊诡的"代理指标"[1]（proxy outcomes）陷阱了。关于胆固醇对健康的影响，最著名的科研项目就是弗雷明翰系列研究。该研究自 1971 年起收集了美国麻省小镇弗雷明翰数千名居民的健康数据，后来又扩展到最初一批被试者的子女，并催生了一批顶尖学术论文。在英国，很多评估患者预期冠心病发作或中风风险的途径都以弗雷明翰数据为基础。[4]

---

[1]　有时也叫替代指标（surrogate outcomes）。这些指标本身没有临床意义，但与有临床意义的其他指标相关。例如，降低血压本身不是治疗目标，降低冠心病发作和中风的风险才是。

弗雷明翰数据告诉我们，低密度胆固醇水平升高与较高的冠心病发作和中风风险有关，高密度胆固醇水平升高则与较低的冠心病发作和中风风险有关。

弄清此处的"有关"是什么意思，对于我们的理解非常关键。最初的弗雷明翰研究是一项"观察"研究，研究人员发现当不同类型的胆固醇水平较高或较低时，患者情况完全不同。他们没有解释原因，也没讲降醇到底能否预防过早死亡。

因此，为了阐明有意识地降低胆固醇水平到底有何作用，我们还需进一步研究。要做到这一点不能仅凭观察研究，还需要干预研究。如今，已经有很多这样的研究了。它们的主要做法是在试验中向一部分被试者提供降醇药物，通常是他汀。此外，这类研究最好做到随机化，并以安慰剂进行对照，这样各组被试者（在"双"盲的情况下还包括研究者，见下框）就不知道谁在服用真正的药，谁在服用安慰剂了。这样做可以把误差控制在最低水平，因此你能够更加信赖试验结果。通过比较两组的后续情况，你就能了解"真正的"药片是不是有效了。如果你能确认"真正的药片"是两组间唯一的差异，你就能更加确信被试者在冠心病发作风险上的任何差异都是药物成分的结果。

盲法研究

双盲研究——患者和研究人员都不知道哪一名患者接受了什么样的干预。也即在试验结束之前，患者和研究人员都不知道患者吃的药片是安慰剂还是有效药物。

单盲研究——研究者确切地知道每一名患者在接受什么样的干预，但患者自己不知道。例如，患者可能不知道自己在麻醉下接受了何种手术，但医生必须知道。如果研究者需要评估患者的健康状况，这种方法可能存在偏倚。

非盲研究——患者和研究者双方都知道当前的干预手段具体是什么。因此，这种研究方法的偏倚风险很高。

有一些采用这种方法的研究声名远播。WOSCOPS 发现，降醇药物能够降低无心血管病史男性的冠心病和中风发病率。斯堪的纳维亚辛伐他汀生存研究（Scandinavian Simvastatin Survival Study 或 "4S" 研究）关注他汀类药物对心脏病患者的作用，并认可它的正面效果。[5] 这些研究都认为是他汀制造了差异，把我们拉向这样一个答案——这些药片发挥了作用。

人造黄油生产商全指望这项研究了：如果用他汀降低胆固醇是件好事，那用人造黄油降低胆固醇当然也是好事。然而，尽管人造黄油能够降低胆固醇，在缺乏研究证据的情况下，我们不知道它能否相应降低冠心病发作或中风的风险。上面的思路跳过了一两个步骤，仅依赖所谓的"代理指标"就得出了结论。生产商臆想了一个事实：降醇人造黄油与降醇的他汀具有同等功效。

由于对代理指标的依赖，我们原本面临的不确定性之上又增添了一层不确定性。要证明人造黄油起了作用，我们需要的是像 WOSCOPS 或 4S 这样的试验。可我们还没有——没有任何大规模研究显示在蛋糕上涂一层人造黄油能预防冠心病发作或中风。

　　做研究耗时又花钱，利用代理指标则便宜又快捷。既然有现成的马来拉车，谁愿意资助长期的人造黄油研究？

　　Flora 的官网还有一个面向业内人士的专区——在长长的邀请函上，一群克鲁尼式[1]的医生意味深长地注视着你。专区里有一份文件的题目叫"富含植物甾醇的食品被证实具有降胆固醇的临床功效"，文件指出"超过 180 项研究"支持了标题中的观点。[6]然而，文件援引的大多数研究的被试者都很少，而且无一以死亡率或发病率作为评价指标。[7]劣质研究再多，也算不上更可靠的证据。

　　归根结底，我们还是不知道这些产品能不能救你的命——或者说准确点，延长你的寿命。人造黄油包装上的烫金大字真正应该写的是"本品经证实可以让胆固醇轻微下降，尚未经独立研究验证具有降低冠心病发作或中风风险的功效，请慎重购买！"而且我还想加一句，它也不如天然黄油好吃，当然这是我的个人口味。

▶▷　健康、幸福与酸奶

　　"我们的目标是通过饮食给最广大的英国民众带来健康"，酸奶、人造乳品和瓶装水生产商达能（Danone）如是说。达能的欧洲官网宣称"每日一罐（酸奶）不但美味可口，更有健胃奇效！"[8]

---

[1]　乔治·克鲁尼（George Clooney），美国男演员，曾出演电视剧《急诊室的故事》。在剧中，克鲁尼饰演一位英俊的儿科医生。——译者注

它为医护人员专门上线了一个叫"益生菌在行动"的姊妹网站，上面赫然写着："当前，益生菌在呵护人体健康方面的有益作用广受科学家和医护人员认可。"[9]

这是真的吗？在"促进消化"的大字头条下，达能的临床研究网页引用了4项针对肠胃不适或"肠易激综合征"（IBS，Irritable Bowel Syndrome）人群的试验。[10]让我们看看它们都是什么吧。

第一项研究的类型很理想，[11]它是一项随机试验，对比了一组每天饮用2份常见的益生菌酸奶的女性，和另一组饮用不含益生菌酸奶的女性。试验第4周，全体女性接受了"胃肠功能总体评价"。实验组有41%的人得到胃肠功能进步的评价，相比之下，对照组为34%：可见，每100人中将有7人因益生菌酸奶获益（因为，有34人不论怎样都会变好）。仅饮用安慰剂（普通）酸奶就得到改善的人数很重要，因为消化问题潮起潮落，哪怕治疗事实上全无效果，接受者也可能好转。也就是说，症状不论如何都会减轻。

第二项研究的说服力没那么强。它是一项开放标签研究，这意味着被试者清楚自己饮用的是哪一种酸奶——供应的酸奶将明确标示种类。这一次，有82%饮用"活性"酸奶的被试者感到身体好转，而服用安慰剂的仅有2.9%。[12]这能说明活性酸奶有效吗？不能——科研人员承认这只是个简单的初步研究，并同意"为确认酸奶的保健效果，应当进行双盲随机对照试验"。盲法研究——不告诉被试者瓶中装的是什么——削弱了治疗效果，而非盲研究——告诉被试者他们得到的是什么——收效却立竿见影，这不是件耐人寻味的事吗？

第三项研究是随机加盲法试验——被试者不知道他们饮用的是不是"活性"酸奶。[13] 同时，试验对 34 名参与者的症状进行了跟踪记录。既然改善肠易激综合征是这类产品自我标榜的卖点，我们就重点关注它——它可表现为腹泻、便秘和抽搐性疼痛，往往还造成紧张或焦虑。试验利用表格评估被试者的症状，活性酸奶组的平均症状得分——满分 5 分——是 3.3 分，对照组平均得到 3.8 分。然而，两组在试验开始时的得分——那时被试者还没有喝酸奶——分别是 3.7 分和 3.9 分，根本没有显著区别。当然，研究还收集了其他数据——消化时间和排泄物检验——但我更关心人们饮用这类产品的切身感受。然而，基本没有答案能回答这个问题。

最后一项研究呢？这是一项面向严重便秘型肠易激综合征成年患者开展的随机对照试验。[14] 该项试验为期 6 周，试验结束后，被试者将对他们的症状打分。有 19 人参与试验，他们的评分起初五花八门，看起来高度随机。可是又一次，试验后评分的差异很小，我们还是无法确定酸奶带来了多少现实好处。

试验结果不够显著，况且你还得忽略某些试验既不随机也非盲测的问题。益生菌酸奶对肠易激综合征患者并无任何明确改善作用，不过这不影响达能强调自己的产品"有益消化"。

▶▷　极度可疑的维生素

达能起码还做了些试验。没有试验支持，你几乎不可能知道干预的确切效果。以可口可乐旗下的"维他命水"为例，这些色泽鲜艳抢眼的饮料随处可见，广告口号也相当夸张："健康强壮而非瘦骨嶙峋""不畏疲惫，保持巅峰"，还有"维生素 C 和锌使您不必在候诊室里拿旧杂志消磨时光"。

广告对我们候诊室里杂志质量的评价可真是令人不悦——我们一直都准备了很好看的读物啊！但更令我困扰的是，我瞥见一位关系亲密且十分睿智的朋友手里攥着一瓶维他命水。我从他手里抓过瓶子，对着标签读了起来。

500 毫升装的维他命水含糖 23 克——那是每日推荐摄入量的 1/4，也是令我诟病的地方。产品广告在全国如火如荼地铺开，而英国上下只有两个人加入我的行列，与我一道声讨广告标准局（Advertising Standards Authority）。对整场广告运动无动于衷倒也正常，毕竟它挺傻的，但它声称饮品中的维生素能够扮演某种"防御"角色，实际上就是在打医学的擦边球了——广告标准局还说广告主只是在"说明产品能够增强疾病抵抗力"。[15]

这只是场愚蠢又误导人的广告运动吗？广告主正向我们灌输这样一种观点：维生素对健康有好处。它早已被保健食品店和药店四处散布，在那些地方，我们很容易找到印有自信笑容的精美包装，里面是维生素和其他补剂。

维生素确实对我们有好处，不是吗？唉！不过是因为有成千上万种维生素产品在促销罢了，这不能说明它的正确性。

大量证据指出，膳食富含水果、蔬菜、谷物和豆类有利于延长寿命、提高生活质量。前方"代理指标"警告！它是这么说的：

水果和蔬菜有益健康，维生素蕴藏于水果和蔬菜中。因此，维生素有益健康，它们对我们大有裨益。

这里有悖谬之处。关于维生素补剂的研究已经为我们提供了足够多的信息，我们知道，在产前和孕前三个月服用维生素 B 族成员之一叶酸能够降低新生儿脊髓先天畸形风险。[16]同样有证据显示，维生素 A 和锌补剂能预防疾病，并有利于降低女性和儿童 HIV 感染者的死亡率。[17]但以上都是特殊人群，没怀孕也没有免疫缺陷的人群能获益吗？维生素真能让我们更健康吗？

可惜如我们所知，医学并不总是符合逻辑和理性的。从第一批相信放血疗法能祛除人体有害体液的医生开始，在一定时代背景下合情合理的事情与我们现在的认知相去甚远。蒙蔽双眼，只关注自己想关注的东西简直易如反掌。所以在中世纪的理发店里，[1]如果一个患者失血过多、奄奄一息，那他基本上没救了，他的死可跟地板上猩红色的血泊毫无干系。但如果他有好转，那绝对是放血疗法起作用了。还有另一种解释是只有最健康的人才能熬过这样的"治疗"，这一点很容易被忽视。

一些研究称，维生素缺乏可能导致癌症。的确，很多研究与抗氧化剂有关。抗氧化剂能清除"自由基"——身体细胞正常工作产生的不稳定分子——它们可能破坏健康细胞，增加癌症风险。抗氧化剂如维生素 E、C 和 β–胡萝卜素——维生素 A 的前驱物——将成为防范自由基积累和扼杀癌症的理想补品。

---

[1]　中世纪的放血治疗一般由理发店提供。——译者注

至少，那就是你在销售补剂的商店里能见识到的花言巧语。更好的问题来了：健康人群服用普通维生素有效吗？这会降低他们的癌症风险吗？不会的，答案依旧短小有力。这可不是害羞、扭捏、不确切的"不"，相反，是旗帜鲜明、有理有据的"不"。下面让我们看一下来自考克兰评价的结论，还记得吧，考克兰评价的一切结论均依托证据，而不是令人愉悦的商业宣传：

> 没有现存证据支持 α - 生育酚（维生素 E）、β - 胡萝卜素或视黄醇（维生素 A）在单独或复合服用时有预防肺癌的功效。药理学剂量的 β - 胡萝卜素及视黄醇还对肺癌高风险人群（吸烟和 / 或石棉职业暴露[1]）存在负面影响。[18]

可能需要一点时间来接受，因为它再次违背了我们的常识。肺癌风险偏高的人群服用抗氧化剂之后状况甚至更糟，他们的肺癌发病率将上升——尽管服用维生素的吸烟者与不服用的吸烟者相比，在全因死亡率上并无变化。

这不是我们想要的，而且令人恼火——我们本期待吸烟成瘾的人服用维生素片来预防癌症呢。

想要证明一个观点，人们通常会找来一些可供支持它的研究成果或其他能用到的东西。如果浏览专业的医学数据库 PubMed，你将得到数以百万计的论文。好的疗法之所以好，之

---

[1]　职业暴露指劳动者由于职业性质暴露于可能不利人体健康的危险因素中，石棉职业暴露可能造成石棉肺，甚至肺癌。——译者注

所以能够降低不确定性，很大程度上是因为你能复制你的研究。例如，仅仅发现顺势疗法对一小部分患者有效还不够好，你得确信自己能够可靠地重复研究发现，并在其他场合加以复制。援引一项为维生素大唱赞歌的研究，可能意味着你忽略了其他50项完全相反的发现，在评判是非之前充分检索证据才是最合理的做法。

这也意味着诉诸考克兰评价。2010 年，考克兰协作网对健康人群的维生素使用情况做了事无巨细的证据筛选和收集工作。研究人员发现，动物试验显示维生素改善了死亡率，那么维生素对人有益的理由或许同样充分。他们找出 67 项试验，合计被试者达到 232550 人，但最终没有任何证据显示抗氧化剂能改善健康人群的身体状况，抗氧化剂甚至也没能改善患者的状况。[19]

每条大街上都有博姿（Boots）的身影。超市惯常在收银台边上陈列诱人的糖果，博姿的收银台旁则摆着琳琅满目的药片，多是提供"买三免一"优惠的维生素补剂。博姿益生菌产品号称"能够维护免疫系统健康"，它还宣称"感受不同"系列女性复合维生素能"呵护女性身体"。而最大的玩笑是该系列的"瞬间活力"维生素 C 和益生菌产品。"瞬间活力"？这是在开玩笑吗？

在促销的诱惑面前，我们没有得到足够多的信息来辅助我们理性地考虑产品到底是好是坏。而那些维生素、人造黄油和酸奶的广告正像鱼钩一样等人上钩，鱼钩的另一头，则是煞费苦心地将健康人变成患者的保健巨头。

▶▷　怀孕预测

不孕不育令家庭倍感痛苦，同时也不易治疗。大部分家庭——大约 90%——能在一年内成功怀孕，还有一部分可能稍晚一些。[20]显然，大部分有正常性生活的夫妻不需要孕育辅助或治疗就能够正常怀孕。

所以，为什么会有一个产业会以刚刚开始备孕甚至还没开始的夫妇为目标呢？

Babystart 公司是一例，该公司的产品包括排卵试纸以及"面向男女双方的孕育筛查"。[21]后者包括一种检测女性卵泡刺激素（FSH，Follicle-stimulating Hormone）的家庭装产品，FSH 水平在月经周期内仅发生自然变化，只有在女性月经停止并进入更年期时持续上升至较高水平。面向男性的检查是精子浓度测试，如果测试者的精子浓度低于世界卫生组织的标准，产品将给予预警。产品包装上的蝇头小字写着该检查"并非生育能力的确切证明"，这话倒是讲得很对。

唯一能说明一个人生育能力的办法就是尝试生育，没有任何检查能够保证你能怀孕并生出宝宝来。不孕不育夫妻中"原因不明"的不少于 15%，这意味着夫妻双方接受的各种检查都反馈了"正常"结果。[22]很多男性的精液检查结果显示，他们可能存在生育力低下的问题，但后续又发现他们的生育能力并不低，常见病毒感染如感冒或流感就能短暂影响精子质量。可究竟什么才是关键？ 2001 年，《新英格兰医学杂志》发表的一项研究指出，曾被世界卫生组织定义为"正常"的精子指标如今已经改叫"推荐"指标了，因为正常与异常的分界线实在难以划定。研究人员对比了不育男士和正常男士的精液样本，发现检验结果存在重合。他们总结道：

> 还不存在任何手段可以单独或联合确诊不孕不育……我们的数据明确建议，解读任何精液质量检验结果的意义都必须格外小心谨慎。尽管较低的检验指标增加了男性不育的风险，但我们的研究当中，（不育男士和正常男士）检验结果的频率分布仍然出现了大量重合。[23]

因此，受孕所需的精子数量和类型不是你所想象的那样，能够体现为检验套装上直白而简单的数字。当男士测出了一个"低"读数之后，他们该怎么办呢？如果他们相信了促销广告里那一套，那他们大概为问题的及早发现感到庆幸。但万一他们实际上没问题呢？说不定很快就自然怀孕了呢？很遗憾，我发现很多夫妇在本该为未来感到兴奋的时候却备感紧张焦虑。这项小小的检查也许帮不了他们，反而把他们的快乐变成了痛苦和担忧。

生育市场正在蓬勃发展。一位名叫齐塔·韦斯特（Zita West）的中年妇女声称自己"在辅助生育困难的夫妇怀孕方面拥有无与伦比的经验"，并能为想要宝宝的夫妇带来"五星级的新生服务"。[24]

"想知道你的生育能力怎么样吗？"她问道。"通常认为较新的抗苗勒氏管激素（AMH，Anti-Mullerian Hormone）试验是女性卵巢功能最准确的预报器，如果女性想要了解自己的生育能力，该试验也是我们推荐的基本检查项目。"检验结果将以"理想""满意""不理想"或"糟糕／未查明"等级别呈现出来。事实上，她为"不确定自己的生育能力"并希望"早做打算"的女性、已经备孕过一段时间的女性和考虑做试管婴儿的女性准备的检查完全是同一套。[25]

　　然而，这些检查很难反映那些夫妇的真实境况。如果你想确保自己做好一切准备后再怀孕，它们无法提供这样的保证。你的检查结果可能是"理想"，但它们的评价对象是卵巢储备功能，不涉及输卵管、子宫或男性精子功能。检查结果也许振奋人心，但夫妇仍可能迟迟无法怀孕。同样地，即使检查结果不"理想"，接受检查的女性也可能很容易怀孕。如果一对夫妇没在备孕，AMH试验就没必要做，但别的试验也许有助于了解其他类型的雌激素水平，男性检查同理。皇家妇产科医师学院出版的《生殖衰老》（*Reproductive Ageing*）一书称AMH试验"在临床结果（怀孕及婴儿安全出生）预测上收效甚微或不明确"，这就是原因。[26] 人能不能怀孕，唯一靠谱的检验方法就是性生活，指望别人为你未来的幸福时光做出准确预言根本不现实。

　　事实上，AMH试验不是为了评价预期生育能力开发的，它的用途是帮助已有生育能力障碍的女性患者制订治疗计划。例如，一些针对癌症的治疗可能导致不育。有一些研究旨在找出哪些不孕症患者适合做试管婴儿，上述目标与它们的宗旨相符，但与仅仅想做个"检查"的初衷相去甚远。

而且，"理想"的检查结果实则有害。要是一位女士知道自己的卵巢"储备"十分充足，她可能将怀孕计划推迟几个月甚至几年。可是预测怀孕成功率的最佳指标不是 AMH，而是年龄。女性年龄越大，健康怀孕、安全生产的难度就越高。随着年龄的增长，不育症的治疗效果也会变差。

齐塔·韦斯特只是诸多"孕育体检"供应商之一。这些公司在各大城市广受欢迎，不少私人连锁医院也会举办专项检查活动。[27]"免费孕育检查"市场的竞争激发私营医院设定新目标。有新闻报道记述了一名 37 岁女性惊讶地获悉自己的生育能力正在下降，并被医生建议"快点行动"。实际上即使她不做任何（昂贵的）检查也能得到相同建议，人的生育能力本来就在 20 多岁时最高，35 岁左右将开始下滑。[28]

更严峻的问题在于，依靠医学试验寻求答案阻挠了我们对更复杂事实的关注。没人敢保证你能生育，生育力随年龄增长而下降，尝试怀孕是检验生育力最实实在在的方式。用满是问题的试验掩盖或无视这些事实不会有任何好处。

▶▷ 宫颈癌疫苗

"真难以置信！"在博姿的促销视频里，一位药剂师惊叫道。"这是一种令您免受 HPV 困扰的疫苗……如果您有意，只要亲临门店或打个电话就能得到。"以及："宫颈癌是一种高发癌症……我们还能帮助人们了解她们宫颈涂片的意义。"[29]

对此我只想说一连串"不"字。

当然，宫颈癌非常值得临床关注。但广告里的药剂师谈论的不是宫颈癌治疗，而是借助 HPV 疫苗预防宫颈癌——而且在范围上远远超出了 NHS 建议的 12、13 岁女孩这一人群。

多数宫颈癌因人乳头瘤病毒引起。大部分女性都可能感染 HPV，但不会罹患宫颈癌——她们自身的免疫力从宫颈细胞中清除了 HPV。[30]疫苗接种的逻辑是让年轻人在有性生活之前——也即在暴露于 HPV 之前——具备免疫力，从而有效预防感染。

可这奏效吗？生产商给出了肯定答案，他们表示疫苗对 16 和 18 两型 HPV 非常有效，它们正是 70% 宫颈癌的元凶。在推出疫苗的同时，他们援引了两项大型随机试验，试验均表明被试者接种 3 年后的宫颈细胞癌变或局部癌变率呈下降趋势。[31, 32]鉴于此，NHS 上马了疫苗项目。

疫苗足够安全——一直被密切监控——但它效果如何？我们不知道病毒会不会改变：要是 16 和 18 两种亚型被打败了，随着时间的推移，我们会见到其他变种的崛起吗？HPV 疫苗的应用会不会怂恿人们忽视其他预防方式？如避孕手段，毕竟它还能防御经由性接触传播的其他疾病。对 HPV 的免疫足够持久吗？疫苗应该重复接种吗？如果免疫随时间推移失效了，疫苗能像可重复接种的风疹疫苗那样再次注射并发挥作用吗？只要是性伴侣不超过 4 人的女性，就能成为"Future"试验[32]的被试者；而"Patricia"试验[31][1]则允许被试者最多拥有 6 个性伴侣。这会对结果有影响吗？

NHS 疫苗运动已经在这些问题得到回答之前全面铺开。如果因为尚未完全掌握就对医疗领域的一切新事物亮红灯，那是荒唐可笑的——但是，既然巨大的不确定性仍然存在，我们必须面对它们并确保它们得到解释说明。我们通常会在试验或检验中应用新的干预手段，以追踪后续情况并确保该手段安全有效。博姿利用疫苗的方式却有所不同。对于已有性经历或可能发生 HPV 暴露的人群，疫苗的效果并不好。一旦发生 HPV 暴露，你将无法获得疫苗在正常情况下形成的免疫力。只有在发生 HPV 暴露前——即有性生活以前——接种疫苗才有效。有一些研究关注了已有性生活的女性的接种情况，研究显示对于这类人群，疫苗在降低宫颈细胞癌变水平上的效果较差。[33]在把将近 300 镑的接种费交给博姿之前，女性得到过疫苗效果可能不佳的警告吗？很遗憾，该公司的网站上既没有关于这一事实的警告，也没有列举 NHS 的建议。

目前，在每一个干预健康人群的例子中，我们都发现了问题、疑难和利弊并存的情况。人们有着不同的偏好，并做出不一样的选择——但事关健康，基于虚假承诺和不当引诱做出的决策算不上公平选择。

巧了，"虚假承诺和不当引诱"正是一大堆广告的群像。广告的天性——短小、简洁、令人难忘——与制订妥善的医疗决策所

[1] "Future"即"Females United to Unilaterally Reduce Endo/Ectocervical Diseases"，意为"单纯减少女性内/外子宫颈疾病联合试验"；"Patricia"即"Papilloma Trial against Cancer in Young Adults"，意为"与青壮年群体癌症相关的人乳头瘤病毒试验"。——译者注

需要的信息南辕北辙。在本质上，高质量的信息需要更久的时间、足够的分析技能，并充分考虑个人偏好、背景和顾忌。

▶▷　包装过度的医疗、公共卫生与个人保健

面对锐意革新、积极扩张的医疗，医生和公众被摆在了什么位置？50 年前，筛查机构还不存在，也没人打健康人群的算盘。除非出现疾病症状，人们不会检查自己的血压、胆固醇、宫颈和肠道。有关你和你家人健康与否的判断，通常是在医生的诊室内做出的。如果你没病，你就是健康的，你基本上也能畅通无阻地得到做什么、吃什么有利于健康的资讯。公共卫生医师确保你有洁净的水喝，更晚些时候，他们还确保有足量疫苗供应给所有需要它们的人。除此之外，你不会听到许多关于医疗的事，人们可以对它敬而远之。

现在，患者和健康人之间的明确分界线已不复存在。公众被呼吁接受筛查试验以确认自己处于健康状态，并预测过早死亡或患上疾病的风险。由于不存在"无风险"这一说，我们绝不会得到完全健康的允诺。相应地，如果一项筛查试验显示我们风险较低，我们将不可避免地为如何保持"健康"操心，进而受到激励去预约下一次筛查。心血管风险评价或抑郁症筛查系统使我们更容易对患者过度诊疗，并实施他们难以获益的干预手段。正如我们所见，被贴上疾病或风险标签，被迫服用药物或接受干预却未能从中受益的人们正成为现代医学的新受害者。

　　有些人认为这是一桩公平合理且值得做的交易。的确，但正如他们有选择赌博冒险的自由，其他人也应当有拒绝赌博的自由。

　　谢天谢地，我们生存的社会并未把人变成只能听从指挥在规定时间、规定地点服药的羔羊。我们期望加入关于自己身体的决策过程，难道不是吗？

　　强制推销、包装过度的医疗无法为我们带来自主选择。因为我们得到的信息经过筛选，它的目的是引导我们，而非告知我们，它带来的不是公平合理的信息。与服务个体病患的全科医生不同，借助筛查、疾病风险管理等手段，这些信息取代了公共卫生医师的职责。由于某些东西可能对全民有利，家庭医生也被推动着将人群健康的原则应用到个人患者层面。

　　这是一个患者和全科医生双输的大败局。病患悖论正是由此产生，并制造了道德、伦理和科学上的困局。如我们将要见到的，医学将从这个起点开始逐步误入歧途。

第二部分

运作方式

又是钱，钱从哪里来是个重要议题。我们都见到了，制药公司用一点小礼物就成功地让医生改了药方，即使医生自己不这么认为。在受到干涉的时候，我们就不那么会讲话了，并可能轻易丧失对自己行为的认识。

这是个危险的领域，只有清楚的认识才能确保我们与既得利益保持相对的独立、敏锐和安全。

第七章 乔治·克鲁尼与医疗确定性幻觉

现在，你已经深陷广告陷阱不能自拔了——接下来呢？当你放下了健康人格变成患者，你会经历些什么？只要我们尝试筛查和检验，就面临着成为患者的风险。因此，我们有必要清楚这一切在背后究竟是如何运作的。

▶▷ 总有不确定性

我是看着热门剧集《急诊室的故事》（*ER*）长大的。戴着听诊器救死扶伤，总能迅速给出准确诊断意见的乔治·克鲁尼给我留下了持久而深刻的印象。

我经历了幻灭——不只因为他后来与雀巢（Nestlé）纠缠不清的关系。我曾想象，正如《急诊室的故事》所展现的，医疗意味着动态决策、明确结果和及时行动。我觉得我们该扪心自问是不是哪里出了错——采血、X光，解读结果与启动治疗。医学学位将赋予我同样的能力，就像克鲁尼一样，我能以缜密的医学知识应对信箱里的每一份病历。可这样的我是何其幼稚，又是何等错误。

作为实习医生的时候，我得每两周参加一次病理讨论会，讨论内容主要是"组织诊断"。我负责取来日志，将把它们按顺序排好，介绍临床病史（如"史密斯太太，现年 72 岁，退休教师，近年来肾功能持续恶化，两周前呈现肾病综合征"）并记录史密斯太太肾脏活检的研讨结论。出席会议的一般是外科和内科的医生，大权在握的则是病理科医生，他们负责放映组织样本幻灯片并讲解那些样本的含义。充满紫色和蓝色漩涡的幻灯片经投影仪放映在前方的白色幕布上，那里集中了所有人的目光。那么，病理科医生说了什么呢？

在告诉你答案之前，我想先讲点别的。活检在诊断中至关重要，它将给予决定性回答。如果你不知道某个肿块究竟是什么，或患者的肝脏、肾脏到底有什么问题，那你接下来要做的就是尽量取一小块疑似病变组织，准备样本并利用显微镜进行观察。

只是，病理科医生的词典里并不包含"明确""绝对"或"清楚"这样的词。我对这类会议最多的印象就是他们对内外科医师的质疑，后者想知道症状是何时来袭的、接下来发生了什么，以及其他检查结果如何。病理科医生挂在嘴上的措辞是"大概""我认为"和"很有可能"，他们时常会提出几种亟须探讨的新观点，并建议多种确诊手段。病理学在多个专科医学领域被称为诊断的"金标准"，[1] 即便如此也无法对每一件事做出准确回应。病理科医生需要更多信息——并时刻准备结合临床医生共享的新信息对诊断做出调整。

那些来之不易的组织切片的幻灯片不是什么神谕，"上帝"也并不存在。

证据一次又一次地表明，病理学诊断存在不确定性。在一些骨肉瘤病例的组织样本经过病理学分析并得到确诊之后，3 名病理科医生重新检视了它们。在 216 名患者中，他们只同意 66% 的诊断结果。在他们持异议的病例中，争议焦点集中于患者所罹患肿瘤的具体类型。但是，有 6% 的癌症诊断直接受到了挑战。[2] 在一项对 49 名卵巢肿瘤患者的研究中，在病理科医生仅关注组织样本，而不了解任何患者信息的情况下，他们仅能完全确信 75% 的诊断结果，其他患者是否患上了癌症则存在争议甚至面临质疑。[3] 再看另一项研究，这次的研究对象是病理专家对皮肤癌的诊断，他们被要求将组织切片样本归入恶性、良性或不明 3 个类别。至少两名专家持有异议的切片数量占据了 38%，他们无法就该组织样本是否为癌症达成一致。[4]

这传递了重要信息。随癌症诊断而来的可能是大手术、化疗和放疗，每一种都有并发症或致害风险，并给患者的工作、家庭、保险和财务状况带来无尽麻烦。如果诊断从一开始就是错误的，那可真是飞来横祸。

我知道这听起来像是异端。但它不是：在这里，我将为病理专家辩护。如果你曾见过染色的组织切片，你就会知道它像一层形状各异、五彩缤纷的网状物。识图是病理学的一部分，但病理学还关心细胞数量、位置和形状。像费尔岛提花套衫那样有规律地重复且易于识别的图案在医学上不存在，同样的图案——如炎症导致的细胞变化——可能由多种不同原因造成。而且病理专家又不傻，他们都接受过完整的 5 年医学训练，之后还有 5 年研究生训练与考核，这些训练都出名地苛刻。

对于以上问题，我或许可以提供两种解释：要么是病理专家没做好他们的本职工作，要么可能是因为诊断存在固有且不可能消除的不确定性。

例如，《美国医学会杂志》曾刊发过一篇介绍如何区分良性黑痣和恶性黑素瘤的文章。它列举了医生在逼近真相的过程中应当关注的细节（不规则颜色、发痒、出血、不对称），这些都能在组织活检中体现。研究人员总结说，活检就是答案。但有两名医生的反应令人不安又直言不讳：

> 讨论显示，他们完全意识到了临床检查的局限性。可他们却没能承认该项研究中的"金标准"——活检样本的显微镜检验——存在同样的局限性。生物学行为才是真正具备确定性的金标准，没有它，他们的一切推论都站不住脚。[5]

恐怕这才是对的：我们所有人，医生和患者都在摸着石头过河，而不确定性正是诊断的天然属性——与筛查一样。的确，我们可以设法提高一些胜算，可以收集更多资料以管控临床治疗的不稳定性，但最终的结果是相同的。我们可能无比相信自己是对的——可是之后，还是被证明犯了错。

一项加拿大的研究包含了约 3000 名淋巴瘤（一种免疫系统恶性肿瘤）患者，其中约有 15% 的诊断存在疑问，2/3 的患者出现了医源性伤害。[6]

我们假装自己得到了全部答案，或至少大部分答案。有的人认为只要医生足够善良、睿智、勤奋和创新，他们就能洞悉一切，这种想法很吸引人。还有人觉得，医生既愚蠢又不称职，自以为无所不知，事实上一窍不通，这种想法也很有市场。我认为，真相居于二者之间。即使是天使般完美无瑕的医生，也有可能把事情搞砸——因为永远做正确的事情是不可能的。

▶▷ 贝叶斯、均衡与人文

一位 18 世纪的牧师兼业余数学家与现代医学之间的联系或许不那么显而易见。然而，托马斯·贝叶斯（Thomas Bayes）神父对复杂决策和不确定性的理解是许多医学研究人员和临床工作者都不具备的。

问题的核心是：细微的信息也可能左右医疗决策的方向。让我们看看布朗先生的例子。

布朗先生感到透不过气来。据他说，症状不算严重，只是在上坡或长途行走时有一些喘不过气来。他 65 岁了，从未有过任何严重健康问题，并且 30 岁时就戒了烟。他刚刚从高级公务员的岗位上退休。

这是全科医学处理的典型问题：可能由一打潜在原因造成。让我们看看：布朗先生可能罹患肺癌、支气管炎、肺炎或肺纤维化（这将导致他的肺功能下降，无法将空气中富含的氧气搬运进血管）。他还可能患哮喘、贫血（功能下降的红细胞无法运输足够的氧气）——也可能仅仅是因为他太胖了。由于心肌或给心肌供血的血管发生病变（如心绞痛），又或是适时工作以避免血液流失的心瓣出现问题，他的心脏就无法正常泵血。他还可能心律失常，或肺部出现血凝块。呼吸不畅的原因也有可能是焦虑或无端恐慌。我还能列举更多，但你应该已经懂了，同一症状可能由多种因素引起。

为了区分它们，头等大事就是充分了解病史。要是布朗先生告诉我，他自打退休以来一直情绪低落，感到生活漫无目标、充满压抑，我会认真从他的话语中找到一切可能产生失落感和恐惧感的线索。在听故事的同时，我必须问他一些问题：他的睡眠如何？（睡眠经常受焦虑情绪的影响。）他有感到不值得活下去吗？他说正是如此，自己正饱受自杀念头的折磨。他会在电话铃声响起时感到害怕，因为他将不得不跟某个人交谈。他感到极度绝望，还告诉我，由于不知道呼吸不畅到底是什么原因引起的，他感到更加焦虑。昨夜他从梦中惊醒，感到一块石头压在胸膛上，让他活活憋醒。是的，接着疼痛来到了他的左臂……

……这让我立即拨了 999。这一点细节信息——因胸痛惊醒——比其他任何症状都要重要。不论他还说了什么——比如抑郁症和焦虑情绪，甚至因恢复吸烟患上支气管炎，或是由于他在樱花树边散步时症状加剧而怀疑他患了哮喘——都不重要。他的胸痛已经非常严重，痛感甚至将他从睡梦中唤醒。胸痛正符合心脏病的征兆，他可能幸运地逃过了冠心病发作，也可能正积累着并等待爆发。我不会轻率地断定他患了贫血或惊恐发作，这些都不是大问题。而冠心病诊断必须果断、毫不迟疑，如果我稍有疏忽，患者将面临急迫的生命危险。

布朗先生当然可能因为焦虑综合征感到胸痛。但夜间被胸痛唤醒并不寻常，我不能想当然地把它当成急性焦虑发作忽略掉——我必须排除凶险的心源性问题。

　　胸痛只是一条不那么显眼的信息，可它改变了诊断的走向。这就是贝叶斯定理的实例。

　　贝叶斯定理的内容是"一项假说为真的验前概率乘以新证据出现的概率，即为假说为真的验后概率。"[7] 这里的假说指你对患者境况的判断，证据则是某种症状或血液检查结果。[1]

　　怎样解释一项试验结果的意义，取决于你已经具备了什么知识。正如本书第一部分讨论过的，当我们查看血检结果上的数字时，我们的做事流程在许多方面都一样。如果患者极有可能患病，但检查结果为阴性，概率更大的情况是出现了假阴性。因此，如果我判断患者很有可能冠心病发作，我就不会给他做心电图一类的常规功能检查了，那会浪费我呼叫救护车的宝贵时间。在冠心病发作早期病例中，患者的心电图有时完全正常。不过在医学领域，有意义的信息极少孤立出现。

　　贝叶斯的天才之处在于，他意识到额外信息可能急剧改变行动方向。只要相关性够高，很少的信息就能把局面搅个天翻地覆。

　　下面的例子来自一篇我十分喜欢的论文，它刊登于《英国医学杂志》，标题叫"医生为什么是天生的贝叶斯派"（Why clinicians are natural Bayesians）。[7]

　　医生：您发烧几天了？

----

[1]　通俗地讲，事件 A 发生的概率为 P_0，现因新证据可能介入，事件 A 发生的概率将发生变化。考虑到新证据介入的可能性，现事件 A 发生的概率等于 P_0 与新证据为真的概率之积。——译者注

患者：有三天了。

（医生思考：**听起来像急性传染病，也许是感冒。**）

医生：您近期去过哪儿？

患者：利伯维尔，在加蓬。

（医生思考：**考虑到这点，他也许患了热带传染病，可能是疟疾、伤寒、肺结核、某种寄生虫……抑或感染了我们曾在医学院学到的某种罕见病毒。**）

医生：您在那儿做了些什么？

患者：我是慈善救援队的成员，在那儿为当地村民提供帮助，他们中有不少人因为牙龈出血、高热、咳嗽和皮疹饱受折磨。

（医生思考：**嗯，高度怀疑罕见病毒感染。**）

医生：您也有上述症状吗？

患者：是的，我一刷牙，牙龈就会出血。我皮肤上长了很疼的疹子，而且还咯血（患者咳嗽）。

（医生思考：**很可能是某种恶性罕见病毒，这位患者必须立即隔离，我得通知疾控中心和国土安全部。该不会已经发生埃博拉病毒暴露了吧？**）

文中患者的牙龈出血和皮疹症状并非埃博拉病毒感染特有——原因从口腔感染到维生素 C 缺乏，可达数百种——但根据患者提供的信息，他感染埃博拉病毒的风险很高，于是医生就不得不对他特殊照顾了。很显然，这些症状不大可能是牙龈疾病或痱子引起的，而是由某种致命的病毒引起。

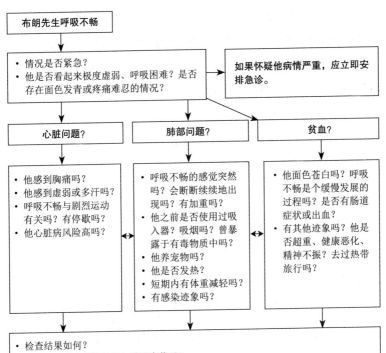

布朗先生呼吸不畅

- 情况是否紧急？
- 他是否看起来极度虚弱、呼吸困难？是否存在面色发青或疼痛难忍的情况？

如果怀疑他病情严重，应立即安排急诊。

心脏问题？

肺部问题？

贫血？

- 他感到胸痛吗？
- 他感到虚弱或多汗吗？
- 呼吸不畅与剧烈运动有关吗？有停歇吗？
- 他心脏病风险高吗？

- 呼吸不畅的感觉突然吗？会断断续续地出现吗？有加重吗？
- 他之前是否使用过吸入器？吸烟？曾暴露于有毒物质中吗？
- 他养宠物吗？
- 他是否发热？
- 短期内有体重减轻吗？
- 有感染迹象吗？

- 他面色苍白吗？呼吸不畅是个缓慢发展的过程吗？是否有肠道症状或出血？
- 有其他迹象吗？他是否超重、健康恶化、精神不振？去过热带旅行吗？

- 检查结果如何？
- 他的呼吸节奏是快是慢？嘴唇青紫吗？
- 他是否大汗淋漓或面色苍白？
- 他的脉搏节奏和频率如何？血压情况怎么样？
- 他的心脏和肺部听起来怎么样？腹部是否正常？
- 他咳嗽吗？是否有某种疾病的典型症状？呼吸的峰值流速（用于测量气流通过气道的速度）是多少？
- 他的踝关节肿胀吗？
- 是否有淋巴结肿大？
- 是否有体重减轻或发热迹象？

- 需要做进一步试验吗？立即需要吗？
- 应当送他去医院吗？应当在门诊做诊断试验吗？
- 需要做心电图、胸部X光、呼吸试验或跑步机心脏试验吗？
- 他的脉搏节奏和频率如何？血压情况怎么样？
- 是否需要检查血球数、感染指标，或送检痰液样本？
- 是否高度怀疑肺部问题？在胸部X光显示正常的情况下，是否需要考虑进一步检查？

诊断流程

　　按照医学生学到的病史问询流程，第一步是了解患者当前的主诉，主诉内容正是患者前来就医的原因。接着医生要询问患者健康问题的历史状况以及家族病史，然后询问患者的职业、居住地、是否吸烟、酒量如何、是否有亲属或其他看护人，以及如果相关，连患者家的马桶装在哪儿也得问。之后进行的是"系统问询"。呼吸系统：您呼吸困难吗？发生气喘了吗？咳嗽吗？泌尿系统：小便时疼痛或出血吗？尿频吗？还有其他的，如神经系统、消化系统、皮肤病、风湿病和循环系统的情况，直到症状汇总——一份全面准确的病史资料——被记录下来。

　　这需要时间。医生的经验越丰富，就越倾向于多问问题以排除或实现"个别诊断"——你的诊断本来是个概率事件，但经过这些步骤，它将被打磨成更加明确的意见。贝叶斯定理精准地描述了医疗的规律，诊断要建立在对新信息的及时回应、灵活调整和充分理解之上。

▶▷　二元医学

　　贝叶斯的思想是现代诊断方法——临床方案（protocol）——的远亲。临床方案与流程图有几分相似，上面印着只需回答是或否的问题，一个问题将把患者引向另一个问题，最终指导医生的行动。当我还是个学生的时候，临床方案并不多见。而现在，我在办公室里为笨重的临床方案开辟了专门的储物架。它们很像指南，后者一般不用于指导诊断，而用于指导治疗。从皇家医学院、卫生部到 NICE 的每一个人，以及按 NHS 规定设置的每一个地方服务机构都在发布指南。我有上百册花花绿绿的指南，盛放它们的架子都被压得向下弯曲了。

这些指南的目标是减少医疗保健过程中的变数，增进统一性。

人类在决策时，整合信息的能力十分有限。在某些情况下，这种有限性与丰富信息的错配令临床决策者的表现参差不齐、出错率高。临床实践出现差异，主要是因为医生未能遵从指南和推荐的治疗方法。决策支持工具的应用是对信息革命和不听意见这两大问题的回应。[8]

上述文字在 2000 年发表于美国主流医学刊物《医学年鉴》（*Annals of Medicine*）。更多的标准意味着更好的治疗，这种观点极具代表性。这样一来，医生就被描绘成任性地将患者的最佳治疗方案弃置一旁的不法之徒。指南成为优雅而体面的救世主，点明了正确路径和最有效的干预手段。2005 年，《美国医学会杂志》发表了一篇针对计算机端"临床决策支持系统"（CDSSs）——在线版临床方案——的系统评价，它总结说：

当前，将电子病历、医嘱录入系统和 CDSSs 引入医院和诊所已蔚为风潮。在其他商业、工业和科学共同体中，计算机无处不在，并在安全性、生产力和及时性方面取得了长足进步。有了这样的进展，医疗保健行业的计算机化理应带来巨大收益。然而实际效果一直不佳，软件开发、测试和应用的各个环节都面临多重挑战，CDSSs 的发展历程正是以上趋势的真实写照……这些评估也显示，不少 CDSSs 已经提振了医务人员的工作表现。[9]

到目前为止，我的确花费了不少篇幅来叙述医生是多么不善于紧扣证据思考问题，以及他们以个人观点而非证据作为行动指南的堪忧趋势。我有充分理由相信，脱离证据的行动极易给患者带来伤残甚至死亡的严重后果，哪怕你认为自己是为他们着想。

难道指南无法解决这个问题吗？别把指南奉为圭臬，一切要以优质证据为准。给苦恼又不那么与时俱进的医生颁授科学文凭，然后用合理治疗的知识把患者武装起来，这样做就够了吗？

我不否认有的指南发挥了一定作用。然而更值得关切的是，临床方案和指南正踢踏作响地大步迈进医学的核心领域，推翻医学实践长期以来的贝叶斯属性。

临床方案受到管理者和政客的力挺，因为它们易于执行。（注意：我还没对它们的精确性或灵活性做任何评价。）方案越是易于执行，它的使用者就越不需要扎实的训练。它看上去简单明了，浅显易懂。计算机程序就能给你提供不错的选择，按照它的指示行事再简单不过了：看，是非题又来了。然而，如果"您感到胸痛吗"这个问题的答案不是"是"或"否"，而是"也许吧""我不觉得有"或"事实上我上周感觉有点痛"，那麻烦就来了。确保每个人得到高标准的医疗保健服务是件好事，但给患者硬穿挤脚的鞋则没有任何益处。

实际上，医学实践中的多变性有时候是好事。如果你没有要求女患者预约乳腺筛查，而是给她们机会探讨自己的真实意愿，接下来会发生什么呢？接受乳腺筛查的人数可能下滑。有的人会争辩说这对患者不利，我倒认为唯有向患者提供充分的决策信息并尊重她们的选择，而非固执己见，才是合乎道德的做法。他汀处方呢？假如我的患者得到的他汀远远少于附近其他全科诊所的患者，最容易得出的结论就是我背离了临床方案，没有按照适合患者的指南行事。可或许我正在将可供患者自行决策的证据交给他们，而不是在高胆固醇数据每次映入眼帘的时候下意识地按下"处方"键。

不要下定论说多变性一定是坏的，更简单的观察表明，每个患者的情况都不同，想要的东西也不一样。有的人想尽一切办法避免手术，其他人不介意手术，但对服药嗤之以鼻。有的人能够轻易减下体重进而控制血压，其他人则不惜一切代价预防高血压及并发症，哪怕他们已经因为服下的药物遭受了严重的副作用。

第八章　滚雪球般的临床方案

临床方案对证据进行了提炼升华，因而易于遵从照搬，它们以此自傲。这一点在一些人看来，成为让只接受过最低限度训练的人上手的好理由。临床研究变成一幅恰到好处地贴在通知栏或书桌上的简易流程图，它将复杂研究缩略成快速决策。可是，"或许"这样的词在方案中毫无生存空间，它们也没有反映基础研究抛出的任何不确定性问题。

我们掌握的全部证据——也就是临床方案和指南的依据——蕴含着固有的不确定性。苏格兰校际指南网络（SIGN，The Scottish Intercollegiate Guidelines Network）按质量为证据评了级，根据内容的可靠性，它为自己发布的指南中的每一条独立意见做了标签。

例如，"高质量"标签意味着高水平的荟萃分析、系统评价和将误差控制在较低范围的随机对照试验，它们是最严谨意义上的科学。只有符合这些标准的证据编制出的建议才能在SIGN那里得到"A级"，也就是最高等级的背书。

接着我们发现"专家意见"位于证据等级列表暗无天日的底部，它只能被评为"D级"建议，这个评价令人满意。

我很欣赏SIGN的做事方式。因为它明确表示自己采纳的证据多少带有一些不确定性，采纳的原因可能是它们比其他证据更可信些。但是，使用指南的人会记得这点并据此调整他们的策略吗？

我们怎么知道呢？我们需要找到证据，以证明临床判断能够依据患者自述——他们的病情，以及他们偏好的治疗手段——做出调整。

对临床方案不假思索地采信，可能对患者百害而无一利。

▶▷　**全天候分诊**

1998 年，"NHS 直通车"开通，这是第一条为需要紧急救助的患者提供的大规模官方热线电话。至今，大部分非工作时间服务仍然由本地全科医生提供，他们一般以组为单位协作应答电话，为尚有行动能力的患者提供预约，为行动不便的患者上门服务。电话分诊——对每一位呼入患者的紧迫程度进行判断——是医生在潜移默化中习得的艺术。我所接受的全科医生培训有一个关键部分，就是在非工作时间接听电话，一位经验丰富的全科医生将全程旁听，如果我出错，他将随时接管。这项 6 小时的训练每周至少一次，并持续 1 年。并且要知道，这只是全科医生培训的一部分，在此之前还有 5 年医学院学习和 2 年住院培训。这类工作对于全科医生来说司空见惯，他们在电话接待、接诊到访患者和必要的上门服务之间自由切换。他们以自己的专业知识处理面临的一切问题，这些问题不是单独一册指南就足以解答的。

NHS 直通车刚开通时，原计划由平均接受过 4 周岗前培训的护士承担接待工作。[1]1998 年，谢菲尔德大学医疗研究部受卫生部委托，首次对 NHS 直通车的运转情况进行了分析。[2]然而，该研究并未仔细评估电话咨询的准确性和有效性，而是进行了"关键事件监测"。该研究首先收集了"所有本地媒体与 NHS 直通车有关的舆论"，接着是"与验尸官联络所得到的信息"，最后是"指定医疗情况（如脑膜炎、自杀及自杀企图、非偶然伤害）的门 / 急诊证明，同时它还需确认患者在就诊前曾拨打过电话。"

要收集负面证据，过度信赖本地新闻可不是个可靠的办法，我们需要设计合理、细节到位、全程可控的研究。事与愿违，对 NHS 直通车有效性的证据收集是事后的，也就是在决定开通它的政策出台之后才启动。指导实践的不是证据，而是政治。对直通车服务的分析最初聚焦于患者"满意度"，对医疗准确度有价值的关注则少得可怜。它真的足够好吗？

▶ ▷　临床方案和指南的意义

现实情况是，热线电话以临床方案为操作依据，而我们对这种热线的效果缺乏足够了解。可供参考的临床方案规格统一，它不可能放之四海而皆准，也无法结合证据和患者意愿调整治疗计划。如果患者遇到的医护人员技术过硬，在必要情况下有能力抛弃临床方案，那他可谓幸运——反之则很不幸。

以下是一个定式思维的典型案例。NHS 指南称 25 岁以上的女性应每 3 年做一次宫颈涂片检查，那么当一位女性因其他无关病征造访医生时，会发生些什么呢？好吧，"指南"说了，这位女士有宫颈癌风险。全科医生的收入部分取决于他们的责任名单里有多少适龄女性接受了宫颈涂片检查，于是下面发生的事也是一位全科医生，同时是全科医生培训官认为理所当然的事。以下段落节选自一本发行面很广的全科医生杂志，栏目名称叫"怎样做"。

布朗太太因咳嗽症状就医，你从她的就诊记录得知，她已经有 10 年没做过宫颈涂片检查了……

她为什么没做涂片检查？

她可能是漏网之鱼……可能觉得自己一切都好，因为她没感觉到任何不舒服。做一次涂片可能没什么效果，或者她觉得涂片只能检查癌症，意义不大。仅有婚内性关系或保持独身的女性常常误以为自己没有风险。

然而，她故意规避筛查可能是因为尴尬，因为她的症状让她暗自怀疑自己患了癌症或性病。她可能受到阴道干燥的困扰，或因为她对上一次涂片检查的体验不满（有时候仍有女性表示，检查缺少隐私保护或无监护人陪同，而且过程太过粗暴或痛苦）。恰到好处的问题或许能让她放下私密问题和专业知识缺乏造成的难为情，敞开心扉表达真实原因……

要是布朗太太仍然拒绝呢？

所有女性都应在适当场合得到关于宫颈癌、避孕及性传播疾病风险因素的咨询。该项工作可以作为健康促进工作的一部分，包含在女性健康服务中，也可视情况开展。有的人会由于反复追问而恼火，但因此惹恼布朗太太，或干脆把她从细胞学检验名单上移除都不符合伦理要求。

布朗太太应当被告知，她还有机会在经过深思熟虑或与亲戚朋友讨论之后改变主意，而且如果她能改变主意就太好了。她的保健记录应当显示出她既接受了涂片检查，也得到了相关建议。[4]

这些可都是真事。也许布朗太太心里热切希望做宫颈涂片检查，也盼着医生提示她正适合做。你会发现她不需要强迫，很自然地躺在治疗台上，腿脚搁在脚架上接受涂片检查——但也不完全是这样。然而，布朗太太不大可能——没有任何证据表明这一点——以成年人的完整智识充分权衡筛查的利弊并考虑：我不想接受涂片检查，谢谢。她不能做一个"选择不接受检查"或"婉言谢绝"的人，她能做的只是"抗拒的人"。在这里，语言的意义至关重要："谢绝"他人的决定，"抗拒"冒犯的言辞。尽管尊重患者意见、避免"惹恼"患者很容易做到，只要对她不愿接受筛查的想法点点头就行，可现实却事与愿违。[5]

普遍的医疗保健服务造成了一个直接后果，即涂片检查的合理替换方案的缺位。从一开始，就没有决定性分析表明人们愿意参与这项"计划"并把自己变成患者，也没有其他路径可供选择。一旦你上了船，想下去就难于上青天。正如上述讨论显示的，整个计划的中心思想是怎样让女性接受筛查，但从未把女性想不想接受筛查放在首位。

这项计划没有"快速出口"——只能一条路走到黑，你无法用贝叶斯的思想（贝叶斯式的医生会记录下这样的想法：这位女士已经来信告知我们，她不想做涂片检查，因为她觉得检查徒增痛苦，并清楚地表达了这个想法）打翻身仗并很快回归正轨。

▶▷ 金钱与临床方案

通向个性化医疗的壁垒不只是临床方案，NHS 自己也发现，不假思索地把人寄托给临床方案存在不少问题。这件事还关乎金钱。

正如上面的宫颈涂片故事所暗示的，医生通常能得到回报——或者也可能是惩罚——这取决于服务项目选框被勾了多少个。家庭医生不是直接受雇于 NHS，相反，他们与 NHS 签署服务协议。也有少数例外，如地方政府（通常是当地的初级保健信托）拥有并自行管理的医疗中心。这些中心一般自行聘请医生和护士，让他们在专门的办公室开展工作，但它们是例外。

作为 NHS 的合作方，全科医生的收入取决于具体活动。支付给他们的钱可分成几百个类型，如儿童医疗接种、"非常住居民"接诊人数、提供避孕措施，当然还有宫颈筛查。每一项"活动"在计算机系统中都有自己的专属代码，用于向卫生部门或初级保健信托提示工作已完成。一家全科诊所的收入由数不清的细分费用组成，它们都需要采取适当方式记录、说明并披露。

全科医疗获取收入的服务渠道可分为几种不同类型。核心服务是每一名医生必须掌握并提供的，由财政支付的人头费（Global Sum）负担，[5]这是政府向全科医疗分配的一般医疗服务费用。其他费用主要分为两类：一类是升级服务补助，主要用于负担小手术费用，以及监测抗凝血药物华法林钠服用者的状况等；另一类是绩效补助费（QOF, Quality and Outcomes Framework）项下支付。

绩效补助费是由居于工会地位的英国医学会（British Medical Association）和政府在 2004 年协商后的产物。例如，缓解膝关节或肩关节疼痛的注射是一种简单的手术操作，每次收费约 40 镑，流感疫苗接种费每次 6.8 镑。

绩效补助费与我们讨论的内容关系更加密切。由于它的存在，全科医生有动力达成一系列不同的"指标"。因此，如果心脏病患者被纳入药物治疗名单，同时胆固醇水平较低，医生就能得到分数。要是医生证明自己已经要求这些患者戒烟，患者的体重也控制在健康水平，医生就能得到更多分数，而分数意味着金钱。

显然，按这种方式向医生支付薪水会引发争议。争论之后的观点是：必须确保效果，有效的医疗服务才能收取费用。有证据表明，降低冠心病发作死亡率的措施包括戒烟、降低胆固醇和血压，以及服用阿司匹林。因此，向医生支付报酬的标准应当以他们提供循证医疗服务的能力和水平为基础。

这的确是真理，证据说了算。我们早就说过，仅仅因为你觉得什么方案是个好点子就去做，这算不得好的医疗。我们需要证据，而且应该依靠证据。

问题在于，每一份全科医生服务协议都是浓缩版的临床方案。要预防冠心病发作是吗？他汀、阿司匹林、血管紧张素转化酶抑制剂、β 受体阻滞剂、流感疫苗……这些才是协议真正关心的东西。作为一名患者，你只能被动接受。

慢性疾病与抑郁症之间存在一定联系。因此，最新版 QOF（它每年进行评估，并加入更多的选框）又新增了两个问题：在刚刚过去的一个月里，您经常为失落、抑郁或绝望情绪所困扰吗？以及：在刚刚过去的一个月里，您经常因缺乏做事的兴趣或愉悦感而困扰吗？

鼓吹加入这些小问题的人声称这是件好事。抑郁症很常见，他们说，在冠心病发作或中风患者中尤其普遍。因此，为了激励医生找出这些疾病，我们值得付费。

回答完这些问题之后，还有一整套随之而来的量表，分别询问你的心情、睡眠和焦虑水平。为了得到满分，全科医生必须在完成初始量表之后的一个月后再给患者做一遍同样的量表。

这项激励计划主要存在两大问题：场景和筛查。设计上面"两个问题"的目的不是确诊抑郁症，而是筛查抑郁症，它们不是诊断试验。

▶▷ 抑郁的量化

抑郁症实在是一场悲惨的灾难：我遇到过很多在不幸患上抑

郁症的同时，还因其他健康问题接受不算舒适的治疗的人。他们往往说，抑郁症才是更大的烦恼。以下内容无意夸大这种疾病。

筛查人员面临的麻烦是，并非一切情绪低落的表现都属于抑郁症。量表作为临床方案的体现，未能考虑到人们自我感知的具体情形。生活不是一个单向度的情绪箭头，我们情绪消沉可能是因为听到了坏消息，也可能是周遭发生了突如其来的变故，甚至仅仅是因为倒时差造成的睡眠障碍。正常人的心情会随着具体情况而变化，过往几千年里的数不清的文学、艺术和音乐作品都堪称通过共情去理解和表达生命意义的尝试。

按照临床方案设计的量表在评估患者精神状况时移除了所有背景信息。从头到尾，患者都没有机会表达自己情绪低落的原因是家里的狗死了或自己患上了流感。相反，量表大包大揽，抑郁指标较高的患者将被记录在案，接下来医生或护士将介入治疗。医生与患者的正常交流被置于笔头工作之后，依托量表的抑郁症筛查把医患交流过程中的人性化理解和认识统统除去了。

一些调查显示，超过 95% 的人面对上述问题时都坦诚自己会周期性地心情低落。[6] 而且我们也非常清楚，此类量表诊断出的"抑郁症"并不会对大多数人造成严重影响。实际上，真正的抑郁症少见得多。当第一种抗抑郁药物在 1959 年问世的时候，制造商甚至都没有动力向医生推介它，因为业界认为抑郁症是种不常见的疾病，这种药物都不大可能收回成本。[7]

一切都变了。2010 年，英国开出了超过 4000 万张抗抑郁药物处方——看清楚了，4000万张。[8] 现在问题变成了：抑郁症筛查量表的常规化使用能在多大程度上帮到患者？以及，它们会造成多大伤害？

事实上，在QOF激励出现以前，大家就对抑郁症筛查的效果心知肚明：它常常把生活琐事造成的情绪低落归为抑郁症，而且在发现新患者方面帮助不大。在一项研究中，科研人员发现量表得到高分的患者在随后的面谈中并未表现出沮丧低落的情绪。[9] 这种被误会的偏差问题持续存在，于是，研究焦虑水平的科研项目找出了一大批不开心的人，接着得出抑郁症漏诊率高的结论。在任何医学搜索引擎上搜"抑郁症"和"漏诊"，都能找出成百上千篇文章支持这一观点。

这可不算什么高见。调查得到的数据就像快照，是在单一时间点采集的，这与医患交流的通常模式相悖。例如，心脏病患者是全科诊所的常客，他们得定期回来量血压或者做血液检查，也很可能患有其他疾病。医学实践并不拘泥于"单一时间点"的纸上谈兵，它是一段长年累月的持续联系。

的确，也有其他研究显示，在这些"单一时间点"发现的真实抑郁症病例中，大多数都更容易在未来得到适宜的诊断和治疗。[10]

那么，抑郁症筛查量表的准确性到底怎么样？能排除假阳性或假阴性结果的理想量表压根不存在。患者健康量表（PHQ）是一种被广泛应用的调查量表，但它只有大约一半时候能合理评价患者的抑郁情况。最坏结果是这样的："敏感性出众，但特异性糟

糕。"[1] 只有 30%—60% 的情况下，阳性筛查结果才真正揭示了抑郁症。[11, 12]

即便如此，有一项研究却得出结论，称量表调查法可能是一种"对抑郁苦痛可靠且有效的度量方法"。考虑到它的作者刚刚才告诉我们，他们的工具在多数情况下都可能出错，这个思维可真够跳跃的。

而且，有证据表明在 QOF 资金的激励下，全科医生在临床上认可和采纳的不同量表之间难以比较——这意味着同一名患者即使症状没有变化，评估出的抑郁程度可能不同，原因仅仅是采用了不同的量表。[13]

关键问题来了。尽管眼前景象欣欣向荣，量表纸片纷飞，患者勾上一个个选框，医生把收集的信息录入计算机，但这一切恐怕都是徒劳的，医生不觉得它们有用。相反，他们倾听患者的叙述，询问患者的生活状况，尝试把一切置入患者的处境中去。要是量表真那么管用，或 NICE 编制的抑郁症治疗方案得到了逐字执行，恐怕被量表评为抑郁症的患者里有 3/4 得服用抗抑郁药物。但现实情况是，真正需要治疗的人数远远没有那么多。[14]

所以把抑郁症量化带来什么好处了吗？把全科医学拉回"循证"临床方案和量表的努力，与患者真正想要谈论的话题之间有什么实质不同吗？

---

[1] 敏感性，用于描述一项试验检出问题的概率大小，一项敏感的试验将从被试者中找到更多的目标疾病患者。特异性，指试验准确发现未罹患目标疾病的被试者的能力，具备高特异性的试验将识别出大量没有罹患目标疾病的被试者。

第九章　谁在指挥医生：
药企、政客还是患者？

现代医学本末倒置了。不加区别的筛查文化流行开来，把人变成了患者。它的自相矛盾之处在于，人们真正生病或需要医疗服务时却得不到它。医生的咨询室里，直截了当的医患交流不复存在，一系列外部因素直接对医患之间的私密会谈发生了影响。

医学院和随后的研究生训练教给我一件非常重要的东西：弄清楚患者来找你的原因。你得让患者开口说话，尽量不要打断。如果你想知道结论，那就倾听患者，因为他们正在讲述你想知道的一切。

有很多供年轻医生参考以提升交流技巧的"咨询模型"，但除非你明白患者来找你的原因，否则它们注定失败。

至少别在接诊的第一分钟（全科医生接诊一般持续 10 分钟）打断患者，这是我得到的最明智的建议之一。医生本就面临着压力，假如你又迟到了，他们就会迫切希望接管咨询，并找出问题所在——至少找出他们认为的问题所在。

医生被教导尽力将咨询主导权交给患者。如果患者想得到些关于背痛、头痛、膝盖酸痛或焦虑情绪的建议，这是他们的专属权利。医生之所以在那里，就是为了回应患者的抱怨。当然，要是医生认为有必为患者量血压，或考虑开出长疗程处方，适时提出也算合情合理——但切记，患者应当先得到说话的机会。

我在 20 世纪 90 年代中期取得执业资格，从那以后，我感到我们一直在偏离患者至上的观念。现在的接诊走偏了方向，背离了患者或医生本来想讨论的内容。

全科医生服务协议是方向偏离的集中体现。当我请患者移步诊室并坐下，我的电脑屏幕会蹦出一个黄色方框，提示我询问患者是否吸烟，以及我能否帮助他们戒烟。只要有任何一个选框被落下，类似的"履约提示"就会弹出，提醒医生引起重视，趁患者还在诊室的时候勾选完整。

我们当然知道吸烟有害健康，[1] 医生可以"促进"人们戒烟[2]，而戒烟意味着生活品质的提升。[3] 可我们却没有以同样认真的态度研究一下，当医生依协议行事的动机取代了患者原本想讲的话，会给接诊造成何种影响。

毫无疑问会有伤害发生。有一名女患者——就叫她伊冯娜吧——体重严重超标，她缺乏自信并经历了艰辛的童年。她迫切希望医生帮她改善偏头痛问题，此外，隔几年就发作的抑郁症也令她憔悴不堪。6 年前有一位护士告诉她，按照全科医生协议要求的一项"新病患常规检查"，她的体重超标已十分危险。几周后，当她向医生寻求偏头痛的建议时，医生张口提的第一件事却是她的体重。她倍感耻辱，从此再也没找过那名医生。

我无法确定这种临床方案到底制造了多少伤害，因为我们没有专门寻找它们。我们仅仅因为方案是依据证据编制的，并且出于善良意愿，就假定它们是有效的。

仅仅有善良意愿还不够。而且，推动医生如此行事的外部因素也不只是全科医生服务协议。

▶▷　药企、医生与患者

下一次你在医生的诊室里坐下的时候，可以观察观察四周。医生在用哪种笔写字？压舌板是不是装在闪亮的包装盒里？墙上的挂历下方是不是有"……赠"字样？挂钟呢？表盘中央有没有大红色的制药公司名字？玩具箱里的玩具是不是制药公司捐赠的？

如果以上问题的答案是"是"，也不必然表示你的医生已经滑向了阴暗面。过去10年来我一直在批评医药代表，并拒绝他们的任何造访，然而我还是难以找到一支没有印药企商标的笔。很不幸，药企总有办法渗透进来。

2004年，议会健康委员会调研了英国制药业的运营情况。结论称：

> 制药业的影响力主宰了临床，达到取代独立和富有建设性的临床反馈的地步……看来，密集的市场营销成功说服了太多专业人士，让他们以为能乱开处方而免于处罚。

此外，委员会——

> 震惊地发现，没有任何利益登记机制去记录处方开具者接受过的礼物、招待或酬金。[4]

事实上，免费的笔可以说是最不起眼的问题了。医药代表通常都是朝气蓬勃的年轻男女，制药公司派他们来"教育"医生和护士，并宣传自己的产品。产品大都是价格昂贵的新药，医药代表会拿着除去商标的耀眼统计图表讲解他们的新药是何其不可思议。这个过程冗长乏味，而我则正襟危坐，始终保持举止得体。有一次，因为发问统计图表的轴线究竟代表了什么，衣着光鲜的女代表脸色就不好看了。她说我是唯一关心这个问题的医生，而她早就与一些高端人士谈过了。有的全科医生"获赠"了印有商标的听诊器，少数同意代表定期造访的医生还能得到激光笔、内存卡、成捆的纸巾和其他五花八门的垃圾。有的人甚至会带着巧克力乘虚而入，一边向你讲解制药领域的最新突破，一边拿巧克力跟你套近乎。

对于欢迎医药代表的医生，下一步就是药企赞助的会议了。我每个月（仍然）能收到一两封会议邀请函，与会者通常能下榻五星级酒店，如果我愿意留下来与药企的人会面，还能享用自助餐和红酒。这些邀请函往往由一名本地"专家"发出，这位"专家"的专长领域则恰好是药企希望能"教育"你的。药企会细心地留下与会者的姓名，接下来的一两个星期里，你就将接到电话，被问及开了多少之前推荐的处方。

"专家"当然是要收费的，通常有小几百镑。听众也可能得到一些费用：我曾受邀参加一次这样的"教学"会议，参会可以得到200镑。"专家"一旦被领进药企的围栏，整个世界对他来说都唾手可得。如果他能一直提供制药公司想要的东西，进一步的任务会源源不断地到来。全国性会议，接着是国际会议，大概还有经费花不完的科研项目。到处都阳光明媚、星光闪耀，专家生活的一切更容易了。

这种事可能就发生在你家后花园，但它们不是小作坊式的产业。在美国，医药代表和医生的比例是1:6。每年的医药营销开支多达570亿美元，几乎是药物研发费用的两倍。[5]制药公司甚至能买到拥有独立处方权的医生名录，接着精准定位到在他们看来需要"提升"处方水平的医生。

这一幕不只在美国上演，艾美仕市场研究公司（IMS Health）在英国也开发了一套类似体系，该公司声称可提供"端到端解决方案"。艾美仕表示：

"品牌甫一发布就必须有强劲的表现，而且要持续保持。艾美仕能帮助客户优化商业资源，提振全球计划与行动"，因为"我们是唯一一家追踪全球药物销售市场70%以上份额的公司……我们还抓取了来自全球2.6亿匿名患者的诊断与治疗数据"。艾美仕诚挚欢迎"需要更清晰的市场动态以深度理解和拥抱机遇的客户"。[6]

这都是些商业辞令，我们并不清楚上述匿名处方数据的来源是否合法。接下来，它们将被卖给制药公司，以便后者"有针对性地"向医生推介自己的产品。

让我们先不管究竟是谁为这些大宗数据、报告、小册子和市场分析服务付了钱（在英国，扮演这一角色的是 NHS，它从制药公司采购产品并支付费用），首先审视一下上述情况的伦理问题。医生和患者应当共同做出是否使用，以及何时使用处方药的决策，把这些信息交给第三方——尽管移除了一些细节——用于市场目的合适吗？[7]

一些公司可能会购买这些数据，以锁定对他们来说有利可图的医生。形象亮丽、衣着光鲜的医药代表将接触那些医生，只占用他们几分钟时间，然后送他们"日历、便签本、钢笔、手表、运动包、帽子、雨伞、T恤衫、背包、计算器、回形针、磁钉"……[8]也可能是几本笔记本或一些汽车用的除冰器。

这些东西才值多少钱！可它奏效，不少医生以为自己不会被这点蝇头小利收买。他们觉得一箱纸巾和几本便签纸不会对他们的所思所想、所作所为产生任何影响，他们真诚地相信随着处方单上的签名而来的这些小东西不过是对他们辛劳的歌颂和体恤，绝不会左右他们的处方。事实上，有研究显示医护人员"相信与医药代表的互动增进了对患者的照护水平，而且医护人员有能力准确评估和筛选摆在面前的信息"。[9]一位供职于制药业的医生辩护说：

（批评者）……担心医生软弱不堪又缺乏独立性，担心他们为了区区一袋 M&M 豆、一点三明治和甜甜圈"出卖灵魂"……临床医生不该仅仅因为少数人无端的担忧就拒绝接触医药代表，抗拒接受来自他们的有用信息。[10]

事实上，医生能够轻易地被那些稀里糊涂的小礼物收买（我们就真以为拥有强大公关部门和犀利眼光的企业没有意识到这一点？）。频繁接触销售代表的医生更容易开出价格昂贵的药品。[11]有学者总结了超过 500 项医生与销售代表关系的研究，断言"当前不断扩张的医生与产业界的互动，对他们的处方和职业表现造成了影响"。[12]此外，医生"相信代表们提供了准确的药品信息"。不少医生会说他们会对药企宣称的事情保持怀疑，可实际上他们在开具处方时还是会受到影响。也许我们自以为能排除干预，独立行动，但数以吨计的圆珠笔和多篇科研论文传达了截然相反的看法。不管医生对此怎么看，他们确实在与产业界的接触中受到了影响，这意味着诊室中的过度干预。于是，渴求证据、不愿被广告裹挟的患者再次面临一个新问题。我得重复一遍，善良意愿还远远不够。

▶ ▷ 信你所闻

面对不值得信任的指控，大部分制药公司都表示强烈反对，它们将为自己做一些在我听起来十分刺耳的辩护。在议会质询的余波中，英国制药业协会主席文森特·劳顿（Vincent Lawton）认定，必须针对该年度药物销售的滑坡采取行动。

（他）猛烈抨击了全科医生对调整使用新型药物的抗拒，哪怕 NHS 都已批准了这些药。"有时候，英国医生的保守已经近乎卢德主义"，[1]劳顿说道。他又补充说，应当以立法推动医生尽可能早地采用新药。"全科医生有责任在新药获批后使用它们，医生的奖金应当与处方记录挂钩。"13

约翰·拉马蒂纳（John L LaMattina）在《药物真相：揭开药品研发的神话》（*Drug Truths: Dispelling the Myths about Pharma R&D*）一书中，以自己担任辉瑞（Pfizer）全球研发中心负责人的经验向我们展示了这个行业是多么神奇。他援引了一位同事的话："在辉瑞，我们常记着一句话，'患者在等待'。"他总结说，"现在，人们应该认识到制药业对社会的贡献，并在追求更高水平医疗保健的道路上支持制药业的发展"。14

到底是怎样的更高水平呢？当制药公司指导我们（或医生）如何用药，我们能欣然走进对它们全然信任的安乐乡吗？

当然不能。接下来，我说说为什么我不信任——而你也不该信任——药品营销。

▶▷　思瑞康的麻烦

一份医学杂志上的广告（如果你身在美国，你还能在报刊和

---

[1]　卢德主义（Luddism），指工业革命初期的手工业者和工人将机器当作剥夺他们的工作并剥削他们的元凶加以捣毁的运动，此处讽刺医生抗拒技术、反对潮流。——译者注

网络搜索引擎上看到这种药的广告）描绘了一位蜷曲成胎儿姿态的女士，她身着灰色衣物，画面背景是灰色的，连投射到房间里的光也是灰色的，真是一幅悲戚惨淡、饱受煎熬的图景。画面右侧的闪光文字则表示喹硫平是治疗抑郁症或精神分裂症的辅助药物，这些名为"思瑞康"的药物将重现画中女士的幸福生活。

　　如我们所见，低落情绪是普遍的，但抑郁症不那么普遍。如今，被称为双相障碍[1]的躁郁症同样少见：与情绪低落不同，双相障碍患者易受低落和亢奋情绪的两极影响。躁狂发作（亢奋）的危险性与情绪低落没什么不同，患者可能相信自己有特殊能力或暗自认为自己极具财富和权力，并照此行事。

　　思瑞康的广告不仅宣称对相对罕见的双相障碍和精神分裂症有效，还表示自己能够作为抑郁症治疗的"辅助"药品。照理说，它不是抗抑郁药物，而是我们认知中的安定类药物。迄今，双相障碍患者不仅使用抗抑郁药物治疗，还使用其他情绪稳定剂如锂盐。这种老牌药品疗效不错，但必须小心地加以监控管理，其他情绪稳定剂如卡马西平还可用于控制癫痫发作。但是，思瑞康的情况不同：这是在用安定类药物治疗抑郁症。

　　在过去几十年里，"双相"的定义变宽泛了不少。一种新疾病"双相Ⅱ型障碍"出现了，与Ⅰ型相比，它的躁狂表现不甚典型。患有双相Ⅱ型障碍的人没有标准的躁狂发作，也没有诸如特殊能力之类不切实际的幻想。

---

[1]　这种情绪障碍的正式名称是躁郁症，患者的心情时而亢奋，时而低落。在美国，按照亢奋情绪的严重程度，它又被进一步划分为Ⅰ型障碍和Ⅱ型障碍。

　　精神科新增的确诊病例有一大批是双相Ⅱ型障碍。一项美国的研究发现，青少年心理医生——他们主要接诊不超过19周岁的患者——在来访患者中诊出双相障碍的比例从1994年5月的每10000人中25人增加到2002年3月的1003人。这一数据在同期的成年人中也有增加：从每10万人中905人增加到1679人。[15]

　　我们可以拿诊断精确度和识别能力的进步来解释这个现象，也可以认为双相障碍患者人数确实增加了。当然还有可能是因为一种新药诞生并投入市场，听取药企建议的医生们为了多开新药，人为制造了更多双相Ⅱ型患者。倘若真是这样，我们可能会找到不少禁不住深究的"双相障碍"诊断，这正是那项美国研究发现的问题。在研究中，工作人员观察了700名"双相障碍"患者的情况。通过患者访谈和自填式量表，他们发现真正达到该病标准的患者不到一半。另外的多一半人被过度诊断了，这意味着治疗给他们带来的可能仅仅是副作用，没有一点好处。[16]

　　到20世纪90年代末，阿斯利康有1/7的营业收入来自思瑞康，全球市场价值超过310亿美元，它成为名副其实的业界"巨头"。然而2010年2月，阿斯利康（英国）的前董事约翰·布伦金索普（John Blenkinsopp）表示，自己曾得到数据证实思瑞康可能导致体重增加，并为自己曾否认这一事实感到压力巨大。[17]该公司的广告称思瑞康"对体重没有不良影响"（其他安定类药物可能发生体重增加等不良反应）。2009年，阿斯利康同意向美国费城检察院支付5.2亿美元以终结关于思瑞康销售及非法营销的调查。[18]2010年8月，阿斯利康向17500名因服药导致体重增加和糖尿病的患者支付了 1.98 亿美元的人身损害赔偿金。[19]

　　一点小挫折？一次意外或霉运？并非如此。阿斯利康的内部邮件显示，它存在隐瞒行为。1999 年，当一位宣传官员意识到临床试验数据可能在某个时候被公之于众，他在一封邮件里这样写道："更重大的问题是，当外部世界开始批评我们隐瞒数据时，我们该如何应对。"公司的一份内部评价发现，服用思瑞康的患者约有 1/5 的人数出现体重增加，且幅度超过 7%。另一封内部邮件说："我们目前已经排除了第 15、31 和 56 号试验数据，正在考虑实施 COSTAR（这是另一项对比思瑞康和一种已上市安定类药物的试验）。"[20] 不符合阿斯利康预期的试验结果就此销声匿迹，没能在任何刊物上面世，也不向领域内的其他任何研究人员公开。这些邮件直到它们作为证据被呈送给美国法院之后才浮出水面。

　　此外，很明显，制药公司在齐心协力地就双相Ⅱ型障碍"教育"医生，让他们为这种病开出更多处方。与美国政府的诉讼花费了阿斯利康巨额资金，联邦政府认定思瑞康对焦虑、失眠、轻度抑郁和创伤性应激障碍等其他健康问题的营销行为超出了许可范围。更糟糕的是，它们的营销对象不是经常接诊严重精神病患的精神专科医生，而是一般不会把这类药物作为首选的初级保健医生和儿科医生。[18]

　　简单地说，这种药物的适应症是双相Ⅱ型障碍——一种被很多人在复查中排除掉的疾病。思瑞康的广告宣称它不会对体重造成影响，可阿斯利康却清楚地知道影响的存在，并隐瞒了事实。最后，药品广告叙述的适用范围超出许可，还刻意向一般不接诊严重精神病患者的医生营销。

制药业的砝码游刃有余地游走于医生和患者的天平之间，我们真的相信它们能"教"医生更好地开具处方吗？

▶▷ 万络与信任

关节炎可能发展成为影响活动、疼痛剧烈的慢性病，患者往往需要止痛药维持生活质量。然而有效又抗炎的止痛药如阿司匹林和布洛芬（非甾体类抗炎药）又会对胃产生刺激，它们可能造成胃部不适、胃壁损伤，少数情况下还将导致胃出血和胃溃疡。所以，如果有一种能够有效抗炎、对胃更温和且能预防胃出血的药物，它将引人关注。

万络允诺自己正是抗炎与降低胃部不适风险的结合体，它是一种被称为环氧合酶-2抑制剂的非甾体类抗炎药。在理论上，环氧合酶-2抑制剂能在减轻胃部并发症的同时，取得与其他非甾体类抗炎药一样好的镇痛效果。2000年，一项名为"万络胃肠反应研究（VIGOR）"的大型随机对照试验在《新英格兰医学杂志》刊发了成果，称万络的确比其他非甾体类抗炎药更加安全。[21]

接下来，它成为医生的宠儿。到20世纪90年代末，全球有超过8000万人得到过万络处方。[22]事实上，美国食药监局在1999年就批准了万络，这比VIGOR结果发布还早了18个月。然而，《新英格兰医学杂志》发表VIGOR的成果之后，杂志工作人员发现研究关于心血管影响的结论与美国食药监局公布的数据不一致。[23]

由于这一问题，他们与美国食药监局进行了持续 6 个月的沟通。《新英格兰医学杂志》认为试验组的冠心病发作病例比预想中更多，有必要深入调查这个问题以确认这是否应归咎于万络。与此同时，万络还在持续研发。它的制造商默沙东[1]组织医生召开研讨会以"批判"对心血管副作用的忧虑，它对美国市场消费广告的年度直接投入也达到 1 亿美元。公司通过媒体投放保持产品竞争力，一则报道的题目为"默沙东重申万络心血管安全性良好"。[24]

《新英格兰医学杂志》的调查最后总结说，有一些相关数据缺失了。然而，也有可能是这些数据来得太迟，导致它们没能纳入 VIGOR 论文。同时，医生还在继续开万络处方。但是在 2005 年，万络诉讼的传唤信息显示至少有两名 VIGOR 论文的作者意识到了冠心病问题，却没有将其列入文中。《新英格兰医学杂志》总结：

> 通过电脑硬盘，我们确信一部分（关于心血管安全性的）数据在 VIGOR 论文于 2000 年 5 月 18 日刊发之前两天被从文章底稿里删除了。[24]

可见，关于心血管安全性的担忧早在 2000 年就存在，然而被粉饰掉了。另一项名为"万络预防腺瘤性息肉"（APPROVE）的研究又花了 5 年时间，论文同样刊登于《新英格兰医学杂志》。该

---

[1] 默沙东公司是一家总部位于美国的制药公司，在美国及加拿大市场称为默克（Merck），在全球其他市场称为"默沙东"（Merck Sharp & Dohme）。

研究的关注重点不是心血管安全性，而是万络对大肠息肉的预防作用。研究认为，万络具有预防作用——但也增加了冠心病发作和中风风险。由于突然发现的心血管风险，研究被迫提前终止。[25] 铁证面前，默沙东于 2004 年 9 月 30 日在全球范围内召回万络。[26]

祸不单行，2004 年《柳叶刀》上发表了一篇关于万络心血管安全性的荟萃分析，分析涵盖了之前的一切可得证据。它的总结基本给事情定了性，"罗非昔布的退市本应再早几年"。[27] 试验证据早已表明，万络会导致心血管风险升高，只要有任何相关人员稍加注意就能发现这一点，可他们却什么都没做。《柳叶刀》的编辑在评论中写道："万络、默沙东和美国食药监局的行为冷酷无情、鼠目寸光、自私自利。"[28]

现在，你还相信那些对医生的处方指手画脚的药企吗？

▶▷　自杀与帕罗西汀

抑郁症最可怕的后果，同时也是精神科医生最想阻止的事，就是自杀。医生治疗抑郁症时总有件怪事：患者最令人担忧的时候不是症状最严重的时候，而是他们正在好转的时候。因为低谷中的患者精神痛苦，难以周详计划并实施自杀。而在好转之际——患者的健康状况足以制订并实施计划，却仍受困于抑郁并产生自杀念头——这意味着前几周的治疗可能导致"成功的"自杀。

可见，抑郁症药物治疗可能造成意想不到的结果。关键问题在于，我们得确定抗抑郁药物实质上降低而非增加了自杀行为。

2004 年，纽约州总检察长艾略特·施皮策（Eliot Spitzer）对制药巨头葛兰素史克提起诉讼，控诉其隐瞒儿童及青少年服用抗抑郁药物帕罗西汀的临床试验结果的欺诈行为。那时，销售代表正争相拜访医生，告诉他们"帕罗西汀在青少年抑郁症治疗领域拥有超凡的效果和安全性"，事实上这些代表没有任何数据支持这一观点。[29]葛兰素史克同意在线公开它对青少年和儿童的药物研究，一篇新的评述在整体分析中用到了这些数据。2005 年，该评述称"数据有力说明 5-羟色胺重摄取抑制剂（SSRIs）的使用与逐年上升的自杀尝试相关"。[30]2007 年，美国食药监局规定，所有抗抑郁药物应当针对青少年和年轻成人"自杀念头和行为增加的风险发出警告"。[31]

到 2009 年，葛兰素史克已经在帕罗西汀诉讼上花费了 10 亿美元。然而美国发生的一切似乎对英国没什么影响，现实又一次被忽视了。在提振医生处方效果的考虑面前，研究在哪里开展就不那么重要了。在英国，帕罗西汀也应用于儿童。"葛兰素史克隐瞒了帕罗西汀极其重要的科研数据，导致医生难以帮助患者做出合理的处方决策，并可能危害他们的健康和安全"，施皮策说。[32]

隐瞒试验数据在英国不算违法行为。这意味着作为患者，你能自主决定是否参与临床试验，经过治疗或服用安慰剂，你可能好转得很快，也可能不是。你可能遭遇治疗的副作用，它们可能异常严重——甚至造成死亡。然而，撕毁那些试验结果并不违法。

2004 年，卫生服务学者、詹姆斯·林德图书馆[1]编辑伊恩·查默斯（Iain Chalmers）向《英国医学杂志》的投稿清楚反映了这一问题："临床试验带有偏见的漏报不但浪费钱财，还将害死患者。"[33]

当我写下这段文字时，事情已经过去 10 年之久，可是情况仍然没有什么变化。少数公司许诺公开全部试验结果，但患者还是缺少法律保护。

对于我这样对新老药物持有合理怀疑的医生，制药公司继续不加理睬，它们称我们"卢德分子"。

▶▷　赫赛汀、促销广告与心力衰竭[2]

制药公司在医患之间促进销售的手法极具欺骗性。医生可能既不承认这种影响的存在，也没有意识到自己对药品的了解不够完备，因为数据被粉饰了。

英国没有直接的药物消费广告，但制药公司有其他办法干涉患者的治疗决策。芭芭拉·克拉克（Barbara Clark）是一名英国护士，2006 年 3 月确诊乳腺癌。她在《历练人生》（The Fight of My Life）一书中谈及自己在报刊上找到的赫赛汀报道。

---

[1]　免费的在线图书馆，主要收集可信度高的治疗试验资料，网址为 www.jameslindlibrary.org。詹姆斯·林德（James Lind）是一位英国医生，1747 年经试验发现食用橙子和柠檬是在当时的医疗条件下治疗坏血症的最佳方式。
[2]　赫赛汀（Herceptin），是曲妥珠单抗的商品名。这是一种单克隆抗体药物，用于 HER-2 阳性乳腺癌的治疗。在 HER-2 阳性乳腺癌中，癌细胞将表达 HER-2 蛋白。这种药物作为 HER-2 蛋白抗体，能够阻止癌细胞生长。

由于 NICE 没有批准赫赛汀，因而你无法通过 NHS 得到它。"你得设法搞到它"，他（她的肿瘤科大夫）强调，"这种药能将预期寿命提高几个百分点"。几个百分点？报纸上说赫赛汀能将生存率提高 50% 以上啊。很显然，哈桑医生现在不在——他还在迈阿密的罗氏（Roche）实验室听取报告。新闻已经刊登出来了，可他还没飞回家，5 月底前他都无法出诊——离现在还有 4 周时间。我告诉他的秘书："我看到试验结果了，我想要这种药，不论花费多少代价都要。我一定要得到它，为此去一趟美国也行……"哈桑医生一回国就给我打了电话，他说，"你绝对是正确的，试验结果令人震惊，这是种奇迹般的药。但我必须告诫你它异常昂贵，而且在短期内无法通过 NHS 获得，但无疑试验结果是令人喜出望外的"。[34]

克拉克获得了上万镑的公众捐款以支付治疗费用。她在书中记述了分发募捐传单的经历，以及被"不了解你正在努力自救"的人冷眼相待的痛苦。实际上，宽幅纸媒也加入了这场喧哗，《观察者报》（Observer）的一篇评论将赫赛汀称为"即刻见效的灵丹妙药"，并呼吁它不该按常规程序通过 NICE 的漫长审核，应该立即面市。[35]

这种用于早期乳腺癌治疗的药物头一次进入公众视野就受到交口称赞——这在学术会议上显得不同寻常。"当爱德华·罗曼德（Edward Romand）在美国临床肿瘤学会年会上展示赫赛汀的时候，

我见证了可能是职业生涯里唯——次经久不衰的全场欢呼"，一位
与会者这样说。[36] 美国《国家癌症研究所杂志》以"曲妥珠单抗
风头出尽"的大字头条做了报道，该文援用一位高级药物研究员
的说法："在我25年的乳腺癌研究经历中，从未见过任何像这样
的药。"[37]

这些掌声的原因是什么？试验数据对两组患者做了对比，第
一组是接受常规治疗的乳腺癌患者，第二组患者同时接受常规治
疗与赫赛汀治疗，此外她们的HER-2蛋白表达为阳性。试验的中
位随访时间[1]为2年，主试验的"终点"是无病生存。试验结束时，
两组"无病生存期"的差异为9%。如果患者不使用赫赛汀，生存
率为77%，服用赫赛汀的患者生存率则是86%。[38]

现在我们可以确认差异确实存在，而且可能还不小，但它
值得这样大书特书吗？很显然，赫赛汀不是"即刻见效的灵丹妙
药"——不论是否使用该药，患者的生存率都很可观。芭芭拉·克
拉克从报纸上读到的生存率上升50%的说法禁不住推敲。

更不必说，赫赛汀与其他药物一样，也是有副作用的。对
它的喝彩经全球媒体广泛传播，而对这种药物心脏副作用的关
注就没那么广泛了。事实上，使用赫赛汀的患者的三年生存率
是94.3%，不使用的则是91.7%。[39]尽管差异很小，同期《新英
格兰医学杂志》的一篇评论还是真切地表达了媒体对学术界惊人
发现的感触："结果令人震惊……在这些结论的基础上，我们对

---

[1] 中位随访时间，即试验对各受访者追踪访问时间的中位数。——译者注

HER-2 阳性乳腺癌患者的照护必将深刻改变。"[40] 注意事项只有寥寥数行："第三阶段试验意外发现，有 2%—16% 接受曲妥珠及化疗的患者发生了充血性心力衰竭。""由于 HER-2 阳性乳腺癌的复发风险和死亡率都很高，只要用药患者的充血性心力衰竭发病率不超过不用药患者的 4%，就在可接受范围之内。"

　　有意思的事情来了。不容忽视的副作用——心力衰竭——已经被发现，并且发病率还不那么确切。权衡曲妥珠单抗带来的好处之后，医生得考虑还有百分之几的患者能够"接受"它诱发的心力衰竭。我们不该如此天真——权衡在我们签署每张处方、每次吃药或做手术的时候都会发生。问题在于，此处的风险被假定值得一试。在推动赫赛汀通过药物审批程序的力量面前，一种不确定性被忽视了。那么，患者被误导了吗？为了介绍赫赛汀的优点，罗氏集团旗下的基因泰克（Genentech）公司运营的赫赛汀官网以大字标注了相对风险而非绝对风险，而我们在前文已经了解到相对风险的误导性。[41] 克拉克在书中曾谈及，"每 200 人中有 1 人可能发生严重心脏问题"。然而 2006 年的一篇分析发现，用药超过 3 年的患者发生心脏副作用的比例有 28%，且大部分似乎一停药就有所好转。[42] 关于使用曲妥珠单抗的超长期副作用问题，仍然缺乏有效信息。

　　所以，促销广告就是学术界的责任了，基本上没有制药公司的事，是这样吗？

　　让我们回顾并反思一下，赫赛汀的狂欢在多大程度上是公正无偏的。赫赛汀辅助治疗（HERA）试验本身就是罗氏赞助的，在论文上署名的 32 位作者有 18 位披露自己收取过来自制药公司的咨询费、授课费或其他补助，其中 4 位还是罗氏雇员。[43] 霍托巴吉（Hortobagyi）博士，就是在《新英格兰医学杂志》评论称试验结果"令人震惊"、标志着乳腺癌"或许能被治愈"的那位，是Breastcancer.org 网站的顾问。该网站曾从基因泰克收取过一笔超过 10 万美元的捐赠，并得到了"远景级"的受助人评级。[44]

在多数情况下，这显得稀松平常——有实力资助大型试验的制药巨头没有几家。但这的确意味着关联关系的存在，它可能给人戴上有色眼镜。科研人员自然期望得到有利的试验结果，他们不仅期盼自己测试的药品取得成功，而且需要它成功。一位科研人员曾告诉我："把经费带进大学就是你的工作。如果你得不到赞助，下场基本就是被炒鱿鱼。"为了活下去，他们必须与资助者维持良好的工作关系。但是，科研人员与药企之间的关系——咨询费、授课费和补助——会不会造成对新药的盲目狂热，继而将这种狂热传播到公共领域？[45]

如果患者希望理解药物试验数据，并据此做好治疗决策，现状对他们来说意味着什么？芭芭拉·克拉克投身于一场为自己和他人争取药物的运动，并参与了一场规模巨大的媒体圣战。乳腺癌患者十多岁的女儿们给媒体写信，向议员隔空喊话："我们想要妈妈陪我们长大。"[46]

作为一名乳腺癌患者，简·凯丹（Jane Keidan）也听到了媒体在 2005 年对赫赛汀的集体呼唤。"我有 HER-2 阳性"，她说，"这意味着赫赛汀将使我获益"。凯丹自己也是医生，她给能想到的每

个人写信，恳请他们提供药品。"我很幸运，因为接下来我也开始
与其他肿瘤科医生讨论这种药，这是个巨大的优势。最后基本明
了的是，我的个例并没得到一个确定答案。"她告诉我：

> 一些同事说，全面考虑以后他们会用赫赛汀。其他人则
> 表示不会——但一致意见是他们都说自己也不确定。最后我
> 跟自己的肿瘤医生谈了话，他让我按自己的意愿决定。经过
> 深思熟虑，且由于试验数据不够完整，又有证据显示了赫赛
> 汀的副作用，我的决定最终倒向了不使用它，我的医生支持
> 了我。[47]

但你可能还会问，制药公司为推广赫赛汀做了些什么？它们
难道不该因过分鼓吹产品、制造舆论影响而受到批评和谴责吗？
它们不必，有科研人员挡在前面，更何况还有健康慈善组织。

第十章　慈善组织和它们的关切

在学生时代及其后的实习阶段，我对健康慈善组织的看法都很无知。有些组织想要与我们沟通，或者将"它们的"疾病或痛苦的信息发给我们。作为实习医生，我们在某种程度上与媒体绝缘：忙碌使我没空阅读报纸，那个时候上网也不那么容易。直到全科医生培训的时候我才开始意识到，想要左右我开处方的不只是制药公司。

健康慈善组织不只是为咖啡早餐和慰问活动做募捐的善意人士。它们对我擅长什么、不擅长什么，了解什么、不了解什么，还有应该怎么说、怎么做、怎么开处方有着自己的坚定看法。经过5年的医学院学习和若干年医院工作经历，忽然收到一条信息说我迫切需要提升业务素质，这让我既困惑又不悦。我开始意识到，这些东西是专门为我定制的。

> 中风协会今日发布的一项新调查显示，英国对于中风的关注和意识的疏漏已经到了值得警惕的地步，社会大众和部分医护人员都是如此。（2004年）[1]
>
> 慈善组织说，全科医生认知不够也是该问题的一部分。（患者协会，2006年）[2]

我们时常发现全科医生对 HIV 的认识不足。(特伦斯·希金斯慈善信托，2010 年)[3]

女性和医护人员对卵巢癌症状的认识不足可能延误诊断……("目标卵巢癌"组织，2011 年)[4]

尽管心律失常十分高发，公众、患者和医护人员对它的关注和理解却相对缺乏。(心律失常联盟向议会递交的书面证据，2010 年)[5]

希望指导医生如何管理患者的健康慈善组织排起了长队，其中一些想通过组织运动挑战并引领科研和政策的方向，并在实质上引导诊室中的医患谈话。

媒体言辞恳切地表达着它们对医生的看法，读者可能轻易认定我们是短视且健忘的生物，有必要听从引导、增强意识，尽一切可能接受起码的教育。因此，当纳税人应当为哪些药品买单成为类似"乳腺癌运动"等慈善运动的议题，我们也不该感到惊讶。"乳腺癌运动"团队在一次公共关系颁奖典礼上荣膺"最佳内部团队"称号，在"赫赛汀事务"中，它是一支"在相对较短时间内发展起来，并持续掌握全国概貌的高效、完备且务实的标杆团队"。2006 年的授奖评委给予它这样的评价。[6]

乳腺癌慈善组织能针对赫赛汀提供公平公正、值得信赖的信息吗？简·凯丹听说赫赛汀后，曾浏览过"关爱乳腺癌"组织的网站。在网上，她报名加入了推动向全体 HER-2 阳性女性提供赫赛汀的运动。"从网站和媒体列出的数据来看，我真想不通为何拒绝女性使用如此有效的治疗方法"，她写道。[7]确实，英国的大型乳腺癌慈善组织都对赫赛汀持欢迎态度。"乳腺癌运动"没有引起公众对副作用或疗效的关注，却以这样的评价自我满足：

> 我们必须明确的是，赫赛汀要进入 NHS 还有另一个关键步骤要走，那就是 NICE 和苏格兰医学联合会（Scottish Medicines Consortium）的批准流程。我们希望两家机构尽快批准赫赛汀上市，并且提供资源确保这种能惠及 1/4 英国乳腺癌患者的疗法能够不分地域地覆盖全体有需求的患者。[8]

让我们客观看待这个问题，1/4 的乳腺癌患者为 HER-2 阳性，并且适宜用赫赛汀治疗。我们知道在 3 年后，HER-2 阳性女性中将有额外 2.6% 因赫赛汀得以存活。因此，对于每 200 名确诊乳腺癌的女性，赫赛汀总共能够延长其中 1 人的寿命。1 人也很关键——但与这种药物面世伊始掀起的狂热浪潮大相径庭。

这波浪潮有增无减。一些吸睛小报联系简·凯丹索要授权后，她几乎成了封面女郎。其他为药物奔走呼号的女性也身着粉色服饰，欣然同意拍摄。乳腺癌慈善组织活跃在新闻报道中，质问 NICE 到底什么时候才能批准赫赛汀，赫赛汀什么时候才能获得广泛使用。另一个叫作"癌症支援"的慈善组织如今是迈米伦癌症支援组织的一个分支，它发现"一系列延迟"阻挠了该药更快进入 NHS 保障范围。在国际上，还有更多令人振奋的事。澳大利亚乳腺癌行动组织将一位乳腺癌复发的年轻母亲包装为"赫赛汀运动的代表人物",并一直在召集"利益相关人群"开会以推动药物早日面市。[9]

2005 年 11 月,《柳叶刀》的一篇评论曾呼吁人们注意风险,但几乎没人在意。"兴奋背后暗藏危机",它说:

> 当前公布的研究数据反映了短期疗效分析结果。维克托·蒙托里(Victor Montori)和他的同事在上周的《美国医学会杂志》上提示,这些分析可能"反映空前的疗效",但他们建议"临床医师抱着怀疑态度看待这些试验结果"。《新英格兰医学杂志》上的两篇试验报告中试验药物的剂量不同,对比和推断结果的难度也更高。梳理试验结果尤其困难,因为一篇文章引用了两项基因泰克赞助的试验……关于赫赛汀对早期乳腺癌的疗效和安全性,最准确的说法是现有证据无法做出可靠评判。声称或变相声称已发表数据可能标志着乳腺癌能够被治愈,是具有严重误导性的。[10]

也就是说,试验数据带有不确定性、致害性并引人担忧。乳腺癌慈善组织有没有为在疾病中挣扎、迫切需要治疗建议的女性考虑,并把相关内容转译成足够清晰、公正、易懂的信息呢?在此我要做一个切题的提醒,在英国,"突破乳腺癌"组织、"乳腺癌运动"组织和"关爱乳腺癌"组织这些为曲妥珠单抗摇旗呐喊的机构全都在接受制药公司的资助。

据我所知,这个世界上唯一一家热切呼吁改善科学研究而非仅仅是热切期盼新处方的慈善组织，是新西兰的奥克兰女性健康委员会。该组织称：

> 我们一直倡导以循证路径看待赫赛汀的使用问题，该问题应建立在充分收集药物试验数据并公开的基础之上。制药商和乳腺癌慈善组织围绕药物获得和最佳治疗方案展开的论争让事实越来越模糊，并将问题焦点局限于患者的用药开支和随之而来的公共募资需求。[11]

对了，奥克兰女性健康委员会没有接受来自制药业的资助。

▶ ▷ 患者团体与灰色利益

又是钱，钱从哪里来是个重要议题。我们都见到了，制药公司用一点小礼物就成功地让医生改了药方，即使医生自己不这么认为。在受到干涉的时候，我们就不那么会讲话了，并可能轻易丧失对自己行为的认识。

这是个危险的领域，只有清楚的认识才能确保我们与既得利益保持相对的独立、敏锐和安全。

我们能说出哪些健康慈善组织从制药公司拿了钱吗？有时候我们真可以。英国皮肤病基金会得到了多家制药公司的支持，其中包括 Dermal Laboratories Ltd 和 Typharm。[12] 薇婷（Veet）和 Dr. Nick Lowe 等商业皮肤护理品牌也加入其中，后者向市场推出了多款产品，如"黑眼圈修护霜"和"提拉超级精华"。[13] 自称"胆固醇慈善组织"的"心脏英国"组织接受了阿斯利康、勃林格殷格翰（Boehringer-Ingelheim）和赛诺菲·安万特（Sanofi-Aventis）等药企的资助，它的资助方还包括 Flora 人造黄油和家乐氏（Kellogg's）麦片的制造商，后者"特别加入燕麦麸以帮助用户降低胆固醇"。[14] "肠易激综合征网络"作为"肠易激综合征患者背后的慈善机构"，拥有诺金（Norgine）、达能和养乐多（Yakult）等"合作伙伴"，第一家是制药公司，后两家是酸奶制造商。[15] "突破乳腺癌"组织致力于与玛莎百货（M&S）等公司达成所谓的"市场伙伴关系"，声称这样做能够达成：

> ……销售的上升、新市场的进入、正面公关、品牌情感的赋予、创造体验并履行公司社会责任。如何做到这一切？（合作伙伴）只需生产一种粉色的新产品，或推出某种既有产品的粉色款，向"突破乳腺癌"组织捐一笔钱，再向员工和顾客讲讲关注乳腺健康的重要性。还有，举办一次粉色基金募捐日，或募捐周、募捐月以筹措善款。[16]

"突破乳腺癌"的账目披露了来源于辉瑞、罗氏和诺华（Novartis）等制药公司的资金，[17] 这些资助包括将员工送到美国参加会议的费用。只有亲手翻阅"帕金森英国"的年度报告，你才会发现勃林格殷格翰、Genus、葛兰素史克、奥利安（Orion）以及诺金等赞助方赫然在列。[18] "哮喘英国"与葛兰素史克合作，后者为哮喘病护士和学术会议提供资金，还向该组织负责人支付酬金。[19] 该组织称，它通过授予阿斯利康（英国）、葛兰素史克和NAPP 制药"金牌公司"资格，营造了"公平的市场竞争环境"。[20]

更有意思的关系出现在"糖尿病英国"组织，它每年为医护人员举办年会，并承认年会经费源于制药业。"学术会议允许你的医药代表支付费用……只要你们收到参会确认函，他们就能通过信用卡在线支付或邮寄支票的方式为你们部分或全额支付注册费，我们也可向代表寄送收据。"[21] 葛兰素史克的付款单显示，公司在2010 年期间为赞助青年糖尿病学者论坛、支付"糖尿病英国"大会注册费支出了 4 万镑。2009 年，它为一次会议"发言人"的酬金、聚会场地和饮食服务支付了 4000 镑。[22] 这里说明一下，"酬金"是"费用"的另一种说法。

要体现慈善组织、公关机构和制药业的作用，没有什么比仿制药的自发崛起更有说服力了。卫生部已经提议，应当允许药剂师将处方中的原研药（更为昂贵）换成更廉价的仿制药。一般来说，药品专利有效期为 7 年，也就是说曾经的原研药过了这段时间即可由另一家公司以其他商品名生产。新药的包装通常更加朴素，NHS 也能节约经费。在听证期间，一封题为"患者福利因仿制药面临风险"的信出现在 2010 年的一期《泰晤士报》上。[23] 这封信经过一批患者团体的联署，其中包括英国肝脏信托基金、"治愈帕金森"信托基金和英国心脏病患者协会，它们呼吁卫生部"尊重处方者的判断"。但是人们事后才知道，这封无数使用仿制药或原研药治病的患者读到的信是博雅公共关系公司

（Burson-Marsteller）一手炮制的。据说这家公司专门从医学媒介上搜集医生对仿制药的质疑，接着资助这些医生开了一次会，与会者还有公司请来的慈善组织代表和一些记者——它为此花费重金——各方协调之后签署了见报的信函。谁在为公关公司的服务买单？答案是诺金，一家制药公司。诺金的首席运营官并未在信上签名，他向我解释道："制药公司在信上出现将影响它的公信力。"[24]

当与制药公司发生联系，患者团体和慈善组织会像医生那样处于偏倚的危险中吗？一支研究团队考察了69个患者团体，试图寻找可能存在的制药业资助细节。结果经费来路明白的团体只占1/3，规定了广告及利益冲突政策的团体更是只有4个。[25]阿姆斯特丹的研究人员发现每20个患者团体中只有1个拒绝制药业的赞助。[26]英国研究人员发现，在回答了他们问题的126个团体中，只有26%公开承认接受过制药业资金或支持。[27]

至少我们还能自己判断该相信谁提供的信息。如果我们连信息受到了何种影响都不知道，那我们自主判断也难了。还有，信息自身的传递载体是什么？在购买内衣或T恤时，我们真想直面癌症的"情感化"吗？我们愿意让旨在履行"企业社会责任"的品牌支配我们所能获取的癌症、胆固醇或帕金森病信息吗？

▶▷ "认知"的觉醒

健康慈善组织把自身定义为患者及其家庭利益的促进者。它们不仅是政治运动的急先锋，还是"认知"领域的先导者。

这能有什么危害？怎么可能有人主张忽视"认知"呢？很不幸，唤醒认知的动机和行动直接带来的是泛滥的倡议和天花乱坠的广告，医疗的过度包装正在认知的土壤里扎根。

人们假定有认知就是好的，这是最大的麻烦之一。为了促进自己的事业，几乎所有健康慈善组织都努力维护这一假定的正确性。只有极少数——即便如此，通常也只是一带而过——会稍稍反省一下这股经久不衰的推动力有什么潜在危害。

作为全科医生，我知道这些危害真实存在。在担心自己（正常）发育中的胸部患有癌症而彻夜难眠的小姑娘那里，在为自己的睾丸肿块感到尴尬而"等了好久"才来看病的先生那里，我看到了这些危害。很难意识到这些问题——焦虑、假消息、紧张——全都是"认知"在不经意间带来的。你需要冷静客观、不偏不倚地分析认知运动的利与弊。很遗憾，表面上显示出极大善意的运动带来的副作用被低估了，这是个集体性的巨大盲点。

谈到认知，怎么多说也不为过。慈善组织"CoppaFeel！"以"唤醒每个家庭对年轻女性接受乳腺检查的重要性的认知"为目标，它将"以无处不在的'CoppaFeel！'贴纸'劫持'每个人和每件事，促进英国人对乳房健康的意识"。这些贴纸以巨大的胸部图片博取路人眼球，只要女性发现自己的身体有任何不对劲，就会得到造访全科医生并"要求（医生）采取行动"的建议。[28] 男性癌症认知运动称："我们并不做科研，因为我们相信教育才是抗击男性癌症的关键……这些年来，我们一直在呼唤对疾病的认知。"它的目标包括："普及早期癌症征兆的发现途径"，倡议"对男性癌症早期警报信号的教育"进入"公立学校课堂"。[29] 在行动上，运动启用了名为"睾丸先生"的视觉形象，还组织"近乎全裸的男性"打着唤醒认知的旗号前往议会大厦，与至少一名议员合了影。[30] 以"抗击男性癌症"为纲领的慈善组织"兰花"呼唤"了解你的睾丸……做到明明白白"，并且警告称"很多男性对睾丸癌毫无认识或置之不理，只有少数人有检查意识"。[31]

迈米伦癌症支援组织告知男性"从青春期开始定期检查睾丸（每月一次）是否存在肿胀或包块等异常十分重要"。[32] 电视节目也请来医生介绍阴囊自检的"正确"方式。不管公民大众喜不喜欢这些节目以及雪崩一样的"癌症认知"贴纸、T恤衫、泡泡浴、传单、网站和媒体报道，它们都传达了一个意思，这样的认知提升还是逃脱为好。

▶▷　提升认知就有用吗？

我们早就知道，医学并不永远遵循合乎情理和逻辑的推论。到底让宝宝以什么姿势睡觉，或头部受伤该用什么药，你可能有着自己情有独钟的理论。但除非你证据确凿——拿得出像样的证据——你就不知道自己造成的伤害是不是比益处还要多。

经过仔细推敲，这件事就显得不妙了。许多受鼓动发起健康慈善组织并为"更多人"奔走呼号的人，都或多或少地沉溺于他们想要唤起关注的议题中。有时候这可以理解，这样做甚至有益于他们的事业。但我们不能天真地以为这就万事大吉了，我们需要证据。当慈善组织说"每月检查一次睾丸"或"触摸、感知、检查"的时候，我们得确认这真的是个好主意——即便乍一听是的。

▶▷ 认知的谬误

经过 30 年的粉色十字军运动，有人可能觉得我们对乳腺癌的了解至少能加深一点。唉，可惜事与愿违。可以说尽管——甚至是由于——相关宣传大行其道，我们不但没有加深认识，反而面临更大的恐惧。

让我们看一则题为"每 8 名女性中将有一位罹患乳腺癌"的头条报道。该数字由英国癌症研究所提供，与乳腺癌慈善组织给出的一致，还被网站和公开宣传材料广为引用。在慈善组织和医疗机构的共同作用下，过去的 10 年里，罹患乳腺癌的"终身风险"在公交车、出租车和巨幅广告牌上大书特书。统计数据短小精悍、浅显易懂，看到的人能够立即理解，但它也极具误导性和模糊性。"1/8"是终身风险的尺度，"终身"假定女性能活到 85 岁，但英国的大部分女性活不到这个岁数。显然，这个风险被高估了。

我们还知道作为乳腺筛查的结果，更多患有乳腺癌但不会因此受伤或丧命的患者被找了出来（见第一部分）。我们之所以能确诊更多乳腺癌，不过是因为乳腺 X 光摄影更敏锐地识别了它们，但我们并不认为这些发现有实际效果。我们是确诊了更多癌症，但它们不会致残或致命。

关于英国乳腺癌发病率的最新估计称，乳腺癌风险已经从 1/9 上升到 1/8。这在百分比上是个不小的变化，从 11.1% 上升到 12.5%。然而由于英国癌症研究所将风险数据取整了，过去几年里的风险变化就显得小了许多，也慢了许多。2004 年，乳腺癌终生患病率是 12.09%。相比之下，2008 年的乳腺癌终生患病率——这是目前掌握的最新数字——是 12.51%。没错，患病率的确上升了：但只是在 4 年里上升了 0.42%。[33]

"终身风险"是个经过包装的数字，它无法让我们清楚地认识自身风险到底多大。实际上，《新英格兰医学杂志》的一篇文章就曾批评过使用终身风险评分处理数据的做法：

> 尽管乳腺癌是过早死亡的主要原因，但它的发病率与肺癌（这是在多数情况下可以预防的疾病）大致相当，更比心血管病发病率低得多……公众对这些事实的理解还不足……媒体在乳腺癌风险信息传播中居于中心地位，特别是对散播"1/9"数据发挥了作用。对该数字的关注，特别是当它与罹患晚期乳腺癌的年轻女士形象发生联系的时候，将严重扭曲公众对该病风险的认知。[34]

女性确实高估了乳腺癌风险。尽管大部分女性都对乳腺癌略知一二，但她们中的80%会高估自己的乳腺癌风险，[35]只有1%能够根据自己的年龄正确评估风险。[36]这在我看来不像是叙述，更像是警告。

睾丸先生那边呢？有他在，男士就能收获所需的知识了吗？证据鸿沟依旧存在。我们不知道男性是否得到了关于睾丸癌及其风险的有效信息，我们知道的是，成打的男性健康慈善组织在增进睾丸健康认知。而对于男性健康的更大威胁，如吸烟、酗酒或道路交通事故，却没有人发起如此多的运动。一些研究显示，男性对睾丸自检的"重要性"缺乏认识[37,38]，并以此作为发起更多运动的依据。可是尽管如此，睾丸癌往往非常罕见，而且大部分患者不会因此失去生命。2008年，英国有2138人确诊睾丸癌，这已经是可以找到的最大数字，而死亡人数则是70人。[39]

只要睾丸认知的费用是纳税人出的，我们就有权要求其预期效果经过了可靠的研究论证，这样一来我们才知道是不是应该推荐它。我们将储备足够知识，以确保自己没有浪费时间和精力——更重要的是，我们没有造成伤害。研究应当经过恰当检验，证据的可靠性也要在研究中经受讨论和争辩。

确实有一部分健康慈善组织领取政府经费，但很多还是依赖公众捐款。不过，如果你得到它们的警告并因为高估某种疾病的普遍性和发病率而备感恐惧，如果你因此准备向它们捐款，那它们就没有动力反省自己的偏见，甚至也不会反思自己强大的力量究竟来自何方。

▶▷　螺旋、象限与故弄玄虚

约 1993 年于阿伯丁：为了适当地检查，可将乳房划分为不同象限。作为毕业年级的医学生，我被要求以这种方法检查乳腺，且必须双手进行。此外，我被要求告知女性做定期检查。

约 2001 年于阿伯丁：现在我们要以螺旋形轨迹检查乳房，从乳头开始画圈。该方法不仅适用于发现乳房肿块并前来就诊的女性。是的，它还适用于完全健康的女性，只要她们的医生认为这样的检查是个好主意。例如，医生会说她们正在服用避孕药，这将增加乳腺癌的风险。而且不论如何，这是个教会女性乳房自检的好机会。趁患者腰部以上完全暴露的时候，医生能够确保患者了解这一流程。这样一来，她们今后每月都能自检了。严格地讲，我认为这种机会属于预防性医疗，我会尽职尽责地检查、指导并解释原因。

惴惴不安的感觉延绵不断。我在以正确的方式做事吗？为了回答自己，我查阅了所有能找到的教女性如何做乳房自检的传单，它们来自英国癌症研究中心、"突破乳腺癌"组织等。我找到的粉色示意图五花八门，其中有的女性双手叉腰，有的将手置于脑后，还有的躺下或站立，然后戳弄、按压、翻转和拍打自己的身体。到底哪一种才是正确的？

答案逐渐明朗，所谓的"正确方式"根本不存在。之所以有这么多种乳房自检的意见，是因为没人验证过它们。我们正在混沌的泥淖中艰难前行，其中充满了冲动和偏见，就是没有证据。这样一来，女性得到截然不同的指导就不奇怪了。医生对乳房自检尚无清楚认识，却被要求鼓励女性这样做，他们自己都不知道这是否是件好事。

医学总认为自己是一股有益于人的有效而强大的力量，但你必须清楚地了解自己是否真正"受益"。做事比无为更容易，管住手比开处方更难。医学的权威体现在指导和行动上，要质疑它们则困难得多。

美国国家癌症研究所在中国做过一项调查，它主要研究对女性乳房自检知识的教学是否有利于预防乳腺癌。之后，它充满勇气地向这一经过医生、乳腺癌慈善组织和护士信誓旦旦地向全世界推广的"真相"发出了挑战。

该研究涵盖了超过 25 万名中国妇女，研究人员将她们分为两个组别。工作人员向其中一组传授了乳房自检知识，并提醒她们每月自检，该组的自检情况每 6 个月还会接受一次医学评估。另一组则作为对照组，被试者没有获得乳房自检知识，也没人提示她们这样做。研究结束时，两个组别确诊及死于乳腺癌的人数相仿。那么先前的理论就大错特错了：向女性传授乳房自检知识并鼓励她们自检无法预防致命的乳腺癌。事实上，做了自检的女性往往能发现良性的非癌症包块，她们的结局是为这些包块做活检。由此可见，自检弊大于利。该研究于 2002 年公布："我们应当告知选择做乳房自检的女性，这一方法的有效性未经验证，还可能增加她们为良性肿瘤做活检的风险。"[40]

睾丸检查又如何呢？有多场意志坚决的运动一口咬定，男性应当每月检查睾丸。有在线视频教人们如何感知和挤压阴囊，它们坚称自己介绍的就是正确的方法，是事关全体男性健康的常规检查项目。

睾丸癌死亡病例相对罕见。2008 年，英国有 70 人死于睾丸癌，也即每 10 万人中有 0.2 人因睾丸癌死亡。[41]20 世纪 70 年代以来，睾丸癌死亡率显著下降。15—44 岁男性接近十万分之十八的自杀率与睾丸癌死亡率相比，差不多是后者的 100 倍，自杀作为男性的死亡原因比睾丸癌普遍得多。[42] 在全球范围内，年轻人的头号杀手是交通事故。[43]

我们本该对可能伤害到我们的东西有所察觉，可现在这种察觉却被流行和时髦的东西曲解并取代了。没有几个慈善组织致力于增进公众对自杀的"认知"，或努力降低年轻男性在车祸中不成比例的高死亡率。

这是有关认知的最大问题之一——我们能认知到什么，取决于认知对象有多畅销。流行歌星蕾切尔·史蒂文斯（Rachel Stevens）出镜了一部"全新的公益广告，旨在唤醒男士对睾丸癌的正视和关注……蕾切尔充满诱惑地请男士好好动手关怀一下自己的生殖健康，她详细说明了男士应当着力寻找的问题，以及自检的最佳方式。"广告中，她在床上搔首弄姿，逗弄着一对梅子并告诉媒体"以这种方式唤醒认知富有情趣"。[44]给精神疾患的建议也能这样呈现吗？我表示怀疑。

它对健康风险认知毫无助益。男性癌症认知组织说我们不需要研究，只要有认知就好了。当定期体检有益健康成为根深蒂固的教条，我们当然不会感到惊讶，但这根本不符合事实。真相本就不易察觉，现在更被置之不理。如果睾丸部位长了肿块，男性一般都能发现，正如女性会对她们乳房的异样有所认识。我们在洗澡、穿衣或审视自己身体的时候，也能发觉腿、胳膊、皮肤、鼻子或膝盖部位的变化。只要有毛病，人们总能感觉到。问题在于，即使人们发现了异样，往往很久之后才会寻求建议。这一情况在过去 10 年倒是有所进步。1987 年，意识到自己长了睾丸肿块的男性耽误 6 个月才去看医生是很平常的事。[45] 一项研究发现在英国约克郡，男性从发现肿块到就医的时间缩短了，从 1985 年的 14 周变成 2002 年的仅 2 周。[46]

　　然而，时间的缩短不是因为定期睾丸自检的建议得到了采纳。大多数男性不做自检，但也都听说过睾丸癌。[47] 这与我的从医经验相符：我还从没见过任何一位向我诉说睾丸症状的男士不害怕癌症的呢。可是，癌症慈善组织在勤恳地推广睾丸自检的同时，对睾丸癌知识的传播却不那么上心。毕竟，睾丸癌是一种多数情况下可以治疗的癌症，而且是可治愈的，并不需要惊慌失措。与其指责人们"完全漠视"疾病，[48] 不如提醒他们发现任何肿块都该及时就医，这才是更尊重证据、切合实际的做法。在生搬硬套的流行语和铺天盖地的噱头中，男性不知道睾丸癌很少致死，它能被治愈，而且罹患恶性肿瘤的概率远远没有良性肿瘤高。《心理肿瘤学》（*Psycho-oncology*）杂志曾发表过一项规模很小但细节翔实的研究，研究发现了一名认真做定期自检并发现肿块的罕见患者。发现肿块后，患者在 6 个月内都没有就医：对癌症和手术的恐惧影响了就医时间选择。[49] 我们不能一厢情愿地认为凭"认知"就能有效改变行为习惯。

这是认知崇拜最糟糕的一个方面。它不是旨在传授知识、增进理解的教育，而是危言耸听、吸引眼球，其后果往往是恐慌和负面数据的蔓延。

按照上文中国乳房自检研究的结论，教女性做自检总体上有害无益，大部分乳腺癌慈善组织试图承认这一发现。它们做得足够吗？它们并未诉诸试验来找出最有利于女性的建议，大多数只是提倡所谓的"摸、看、查"，这看起来更像是装模作样。"突破乳腺癌"称乳房自检不存在唯一的推荐方法，并建议"检查乳腺一定要彻底……只有定期检查，你才能了解一个月不同时间里乳房的外观和感觉"。[50] 我们本该努力收集信息以确定哪条建议对女性最有利，可实际上却纠结于一个信条，以为认知和自检就是最佳建议。

▶▷　走近前列腺

前列腺癌协会宣布其主办的"认知月"活动将在 3 月持续一整月。它表示："全体男性只要愿意，都有权通过 NHS 做检查。"[51] 国家筛查委员会于 2010 年审阅了 PSA 试验相关证据，并认定该项目可能不那么有效。此后，前列腺癌协会的负责人登报称：

委员会的狭隘评价极富争议……筛查委员会的公告严重忽视了问题的另一面，对于一些患有侵入性癌症却暂无症状的男性，升高的 PSA 可能是还来得及治愈癌症的时候唯一可依据的早期指征。PSA 试验是双刃剑，它有利有弊。但在更先进的试验开发出来之前，它就是最好的……现在再看看丑陋的现实，政府通过前列腺癌风险管理项目发声称，每一位 50 岁以上且无前列腺癌症状的男性都可以要求全科医生提供 PSA 试验。可是有 70% 的男性甚至都不知道有这种检查，更别说要求做检查的权利了——人们的选择权被完全剥夺了。[52]

前列腺筛查信托宣称：

有问题切勿拖延，做个 PSA 血检吧。请医生给你做个简单的血液检查，只消 10 分钟……我们的目标是告诉世人，常规的血液检查能够借助 PSA 指标发现潜在癌变。[53]

对于期望得到高质量信息的人来说，这样的说法合适吗？事情的走向关乎权利，拒绝人们接受一种也许能救命的干预手段可能是最坏的情况。果真如此吗？因为永远不会危及性命的前列腺癌接受侵入性手术，或面对术后 88% 的阳痿风险和 66% 的失禁风险就公平合理了吗？[54]

前列腺癌联盟是由若干关注前列腺癌的慈善组织联合发起的。不出意料，在国家筛查委员会拒绝推荐 PSA 筛查后，它认定自己必须"游说政府拿出替代性方案"以实现"普遍的知情选择权",如例行化的"男性健康"体检。[34]

当你得到更好、更合理的信息之后,会发生什么呢?致力于解释风险的科学家发现了一个趋势,当人们得到了更为详尽的前列腺癌筛查信息,筛查人数却没有增加。更详尽的信息反而导致愿意接受筛查的人更少了。

一项系统评价研究了"决策辅助"对男性选择的影响。"决策辅助"是 PSA 试验的正式书面或在线信息,患者可自行查阅参考,也可拿给医护人员共同商议。评价发现的情况与领域内既有研究相似,"决策辅助"增进了男性对疾病的认知,令他们在决策过程中更加自信。但是,人们因此不愿选择 PSA 筛查,转而"谨慎观望"——以避免手术或侵入性治疗——而倘若他们做了 PSA 筛查,手术治疗风险在所难免。[55] 美国的一项研究将 PSA 筛查作为标准医学检查之一,旨在审视前列腺筛查与信息的关系。起初,几乎所有男性——比例是 97%——想要接受 PSA 筛查。但看过一部介绍筛查利弊的视频并开展了一番讨论后,只有一半人坚持了先前的想法。[56]

唉!要是即将赴约接受宫颈或乳腺筛查的女性能得到同样翔实的信息就好了,但类似研究还没开展过。事实说明,把更详尽的医学检查信息分享给人们之后,筛查会更少,而不是更多。

如果一个慈善组织的信条是筛查越多越好,人们就不大可能从它那里收到对筛查的质疑和其他有效信息,也就不会抗拒筛查。

很多慈善组织的用意根本不是确保人们得到医学干预的高质量信息。相反，它们奔走呼号是为了博取注意。"前列腺癌运动"（在阿斯利康的支持下）发出的传单一点都没有提到假阳性、非必要治疗，也没有质疑 PSA 试验的作用。传单甚至都不是针对男性发的，它的受众是女性。它建议，为了把男性送到医生那里"讨论前列腺健康问题"，家庭中的女性要"牵动男性心弦"："这么做是为了我／我们／我们的家，它意义非凡"或"以朋友的经验为例证，告诉他访问一次医生带来的是安心或积极的结果"。[57] 它的内容片面且充满偏见，我们理应获得更高水准的信息。

认知，本应把重心放在研究和循证上，实际却充斥着油嘴滑舌的口号和公关信息，堪称医疗过度包装的生动例证。

第十一章　公关的麻烦

2006年，《卫报》最后一版刊登了这样一则招聘广告：

> "跟上潮流了吗？"它说。"名流联络人岗位——提供有竞争力的工资和奖金……你知道名流世界谁炙手可热、谁无人问津吗？……与我们的名人支持者经理一同工作，出色的候选人将帮助我们维系大批支持慈善事业的高品质明星……你将有机会深入经纪人和名流的工作生活第一线，影响他们，说服他们，在'闲谈'中劝导他们。一切光鲜的场合都将有你的踪影，而你的沟通、热情和努力终将得到回报。"[1]

实际上，在近期的另一则广告里，同一家慈善组织——英国心脏基金会——也没有寻找拥有科学背景的人担纲热线电话接线员，它需要的素质是"社交媒体业务扎实、人脉广泛"。[2]

社会名流参与慈善活动完全可能出于善意的动机。但很明显，有的名人另有所图——比如为自己的书或电影造势，还有些人可能是被"名流联络人"哄骗过来的。

问题在于，要是慈善组织想把高质量的健康信息带给我们，那么它们必须能赢得我们的信赖。作为信息消费者，如果我们发现这些信息尽是无用闲谈而非事实，我们就有权质疑它的真实性。

2011 年，英国心脏基金会发起了"修补破碎的心"运动，计划为斑马鱼心血管系统研究筹资 5000 万镑。基金会称研究"能在短短 10 年内开始'修补破碎的心'……我们振奋人心的消息今天已成为多家全国性报刊、广播和电视台的头条新闻，也已经传遍互联网。"社会名流更为基金会在媒体上的自信与自豪感增添了筹码。[3] 新闻说"能让受损心脏自我修复的药物在 7 年内即可面世"，[4] 这一说法来自基金会自己的宣传，然而该报道还是称"英国科学家开发出修复受损心脏的神奇药片"。[5] 事实上，英国心脏基金会的医学主任还说过这样的话："我们的确能让冠心病发作患者的康复就像接上骨折的腿那样容易。"[6]

然而，在"这不是科幻"的头条下，还有一段意料之中的说明："我们期望 5 年内启动临床试验，争取 10 年内启动完整试验。在下一个 10 年内，心力衰竭患者将拥有一个更光明的未来。"[7]

一点简单的算术就能揭示出与欢欣鼓舞的头条截然相反的真相：这种药物彻底完成研究、试验并面世，可能还需 20 年之久。注意不是 5 年，不是 7 年，而是 20 年。

看来英国心脏基金会交给媒体的任务并不是向公众介绍自己的研究项目，而是制造营销噱头：它为缓慢、冗长的医学研究加上了过分乐观的注脚。

该研究在药物的面世时间和疗效方面对支持它的人们许诺了相当高的期待，但人们完全没机会见到它的可行性评价。于是，一种效果神奇但现阶段只是天方夜谭的疗法就这样被报纸以讹传讹地制造出来了。面对含糊其辞的报道，患者的期望早已脱离了现实。

▶▷ 做前列腺筛查的达斯·维德

前面的章节介绍过，慈善组织的影响缺乏证据支撑，"乔基金"推动政府推出宫颈癌筛查项目就是一例。许多乳腺癌慈善组织发起的认知运动似乎反过来造成了公众的进一步误解。

慈善组织之间也有竞争。成功的标杆不是精确的资讯、不确定性相关知识或不含偏见的信息，而是它们抢占的媒体版面大小。如果你可以的话，最好请来在《星球大战》(Star Wars)中达斯·维德(Darth Vader)的扮演者，他一向对前列腺癌慈善组织支持有加。你可以请他在《星球大战》粉丝见面会上说两句："让我问问，在座的先生们有没有做过前列腺癌筛查……如果你们没有举起手来，我想非常委婉地说，请赶紧行动起来去做检查……我得解释一下，其实我也是一时兴起才去查的，正是这一时兴起救了我的命。"[8] 自然，此处不会提到证据、假阳性或不必要的手术带来的潜在危害。

如果医生提供了错误信息，他们将立即受到同行的挑战。有必要的话，英国医学总会也将作为监管机构出面。但是，没人会去检查社会名流的言论。雅诗兰黛(Estée Lauder)乳腺癌运动的"代言模特"伊丽莎白·赫尔利(Elizabeth Hurley)称"我们要把掌握的信息告诉每一名女性——我们的母亲、祖母、姐妹、女

儿或女朋友——乳房检查非常重要，如果超过 40 岁，她们每年
都应拍摄一次乳腺 X 光。别再耽搁一年了，只要你每年定期做检
查，你的癌症到确诊时至多也就发展了 364 天，这还是最坏的情
况。"[9] 颇特女士（Net-a-Porter）创始人娜塔莉·马斯奈（Natalie
Massenet）告诉她的听众"每 4 名女性中就有一人患乳腺癌"。[10]
这个领域已经失控。

即使是出于善意，以广告传播健康的结局也不会美好。相反，
广告与公共关系、舞台粉饰和严重扭曲的健康信息总是相伴相生。

▶▷　当慈善组织颁发认证

不愿受到操纵的观众往往对影院或肥皂剧里的植入广告嗤之
以鼻。可是，如果出现在荧屏上的不是连锁酒店或电脑制造商，
而是保健产品呢？

"心脏英国"组织致力于"以热忱的工作预防高胆固醇和心血
管疾病造成的过早死亡"，它的合作产品包括 Flora 的 pro-activ、
家乐氏的 Optivita、雀巢小麦碎、威氏（Welch's）紫葡萄汁以及
霍维斯（Hovis）燕麦。在"心脏英国"的账目上，"产品认证许
可费"是每年的一项重要收入。[11]"心脏英国"允许经认证的商业
公司在产品包装上使用它的标志：

　　　　以确认并提醒公众，该食品或食用产品可以对胆固醇过
　　高等心血管病诱因发挥积极的抑制作用，向公众提供有帮助

的信息……消费者可借此确认产品的特性和有益健康的证据经过了"心脏英国"产品认证工作组的检验……"心脏英国"对初次评估工作收取 1000 镑的产品认证申请费，该费用一经收取不予退还。还可能有额外费用，这取决于产品评估的复杂程度。[12]

此外，消费者大概很乐意获悉"'心脏英国'正与具有广泛代表性的多家机构携手合作，以促进自身奋斗目标的达成"。正如我们已提到的，这家慈善组织正与商业公司合作，它们的产品包括人造黄油和他汀类药物。

我一点都不觉得这是一种"服务"。为什么我们会觉得名牌小麦碎一定比廉价的自主品牌强呢？有充分证据支持普普通通的苹果和香蕉对健康有益，它们背后没有任何可以申请认证的品牌或厂商，自然也没有认证标志，这难道说明它们不好吗？长此以往，顾客见到的岂不只有那些付得起认证费、在公关方面足够狡猾并一心做表面文章的品牌了？如果我们想在公关公司的"帮助"下健康生活，大概只会误入歧途。

▶▷ 公共关系与科学家

一旦进入媒体视野，有一件乐事是收到来自公关行业的长篇信函。公关专家可不只是名流和红人的保姆，在大学、NHS 科研单位、制药公司以及为数众多的健康慈善组织中，公关部门是一个独立部分。也许它最初有着良好的用意：公关业诞生伊始，人们期望它协助记者搜集公开或将要公开的事实和讨论，在健康传播领域帮助科学家拿出更有价值的见解。

　　不少有识之士在全国各地的公关和媒体行业就职，但他们并不总能让报纸文章变得更好。与之相反，媒体想要控制你交谈的对象，主导他们的公共言论，发表的内容往往顾此失彼。它们关心的是文章有没有传达作者渴望你知道的信息，而不是你应该知道的信息。

　　以上文提到过的 WOSCOPS 研究媒体报道为例。1995 年，该报道引起了全球媒体的一致关注。新闻排出的大字标题是：

　　　　里程碑研究成果：普伐他汀将大幅降低冠心病发作风险，拯救暂无冠心病发作病史但胆固醇较高的人群。

　　WOSCOPS 是最早一批他汀类药物初级预防研究之一，正是这些研究形成了当下大部分中年人群血管风险管控的格局。这则标题对吗？是的，但它也有夸大成果的嫌疑。报道进一步说：

　　　　通过服用一种常见处方药普伐他汀钠，高胆固醇人群冠心病初次发作的风险大幅降低了 31%，死亡率降低了 22%。这一结论来自美国心脏协会年会今天刚公布的一项标杆性研究。研究结果……发现普伐他汀能够降低患者的冠心病初次发作及死亡风险……WOSCOPS 进一步充实了证据，说明在及早使用普伐他汀的情况下，胆固醇升高但尚无相关病史的人群的心血管病和死亡风险将出现持续且显著的下降。

报道以一则统计表和一段引文结尾。

表 11-1

事 件	风险降低	统计显著性[1]
非致命冠心病发作或心脏病致死	31%	P=0.0001
冠心病发作	31%	P=0.0005
血运重建手术	37%	P=0.009
心血管原因致死	32%	P=0.033
全因致死	22%	P=0.051*

* 按基线风险因素调整后，风险降低值为 24%（p=0.039）。

"我从未见过冠心病发作死亡率和全因死亡率出现过令人如此震撼的下降"，谢菲尔德（Shepherd）教授说道。"我们的发现有力支持了当前的治疗指南，并为医生对冠心病发作高危人群施以积极治疗带来了无可辩驳的激励"，他补充道。[13]

看上去很厉害吧？冠心病发作风险下降了 31%，死亡率下降了 32%，难怪谢菲尔德教授（试验负责人）称之为自己见过的"最

---

[1] 显著性有两个主要类型，即统计显著性和临床显著性。P 值小于或等于 0.05 意味着统计显著性。但这不能说明试验结果具有临床显著性，或在临床上有效。例如，一项试验显示某药品降低血压作用的 P 值为 0.01，但是如果患者血压实际只降低了 0.5mmHg，这种药品对患者就没有什么效果，因此就不具有临床显著性。

令人震撼的数据"。的确挺令人震撼的，除了这些数字全都是相对风险，而非绝对风险。我们已经知道，相对风险具有误导性。如果你能把一种疾病的风险从百万分之二降至百万分之一，你完全能说自己把风险砍掉了一半——但这是相对风险。可如果以绝对风险表示，你只能说自己将百万分之二的风险降到了百万分之一。唯有如此，你才清楚地解释了人们将如何从你的治疗中获益。绝对风险的数字不那么好看，但更有帮助。透过它你能即刻得知治疗方案的优劣，以及普伐他汀究竟在何种程度上避免了冠心病发作或死亡的发生。

说到绝对风险，普伐他汀就不那么令人印象深刻了。试验持续了 5 年多时间，在安慰剂组的 3293 名男性中，全因死亡人数为 135 人。普伐他汀组的 3302 名男性中，这一数字为 106 人。这意味着，两组全因死亡率分别为 4.09% 和 3.21%。如果你使用普伐他汀，从绝对风险的角度解释，你的死亡率不过从 4.09% 降到了 3.21%。[14]

没错，风险的确降低了。你能看到，同样的事实既能让人们就此开始服药，也能让他们免于服药。WOSCOPS 在《新英格兰医学杂志》发表后，一些广告开始鼓励医生向冠心病发作和中风风险较低的患者开出普伐他汀。一位心理学家投给《英国医学杂志》的文章介绍了解释普伐他汀已知事实的另一种路径：

> 医学不是一门精确科学。因此，没有任何心脏病史的 200 名男性得在 5 年里吞下 357700 片药，而这一切只是为了预防

其中一人死于冠心病。这是因为，我们无法确切得知这 200 人里谁将会是因治疗获益的幸运儿。[15]

作为医生，我如何才能确信自己给患者的服药建议毫无偏见呢？有的医生会说，我们对低风险人群使用他汀或其他预防性药物的强度有些不够。例如，一个研究团队在 2003 年开发了一种"复方药"（polypill）——他们期望这种药物对大多数人群有效，不论他们的个体风险高低。[16] 当时的《英国医学杂志》编辑理查德·史密斯（Richard Smith）为这个以论文（而非患者）为基础的理论性计划起了这样的标题："《英国医学杂志》近 50 年来最重要的一篇文章？"[17]

通过预防性用药，患者得到的可能只是一点宏观上的好处，可这点好处一下子被推进了公众视野的中心，仿佛神迹就要降临。如果你是 WOSCOPS 试验中那区区 0.88% 因服用他汀得以延长寿命的人，这可能还算好，甚至非常好。但那些因难以忍受副作用而被迫停药，并因为无法服药担惊受怕的人怎么办？

当医生对数以百万计的人实施预防性措施，另一个问题发生了：罕见且难以处置的副作用接踵而至。我们已经讨论过糖尿病风险的问题，一项专门收集他汀服用者数据的大型研究于 2010 年报告称，患者出现肝功能障碍、肾衰竭、轻度或严重肌病（肌肉炎症）以及白内障的风险小幅上升。[18] 如果患者想充分了解药品，副作用当然也在他们应当知悉的范围之内。

像 WOSCOPS 试验公告这样的报道在我看来更像广告，而不是公正无偏的信息。这样做符合医患双方的需要吗？很可悲，大部分时间里我的收件箱都充斥着令我担忧的信息，医学杂志刊载的新发现试图吸引一切形式的注意。

接着，"要闻速递！"一则这样的消息飞入我收件箱的重要信件栏："鼠尾草有可能成为新的超级食品吗？"

如果忽略掉"超级食品"这样不科学的称谓和典型的公关废话（毕竟我们需要配比科学、营养平衡的膳食，没有任何东西能取代多样性），这的确很诱人。让我们集中精力看看这则消息来自哪里吧：是种植鼠尾草的大庄园主？还是打算为鼠尾草相关商品留出整片货架的超市？都不是。它来自出版商爱思唯尔（Elsevier），享誉盛名的医学期刊《柳叶刀》正属它的旗下。

消息内容是这样的：爱思唯尔旗下《植物疗法》（*Fitoterapia*）杂志刊载的一项新研究评估了（从鼠尾草）萃取所得的水醇的抗溃疡作用。但研究并未针对人类开展，而是在老鼠身上做的，鼠尾草似乎缓解了一些人为制造的溃疡症状。

于是，基于一项证明鼠尾草能够缓解老鼠胃溃疡的研究，爱思唯尔发布的消息设问，鼠尾草能否成为新的超级食品。而且，问题不只在于该项研究规模太小，并且仅以动物试验和实验室工作为基础，而且试验中的鼠尾草甚至都不是以饮食方式摄入的。[19]

错不在于这项研究，它在科学上足够严谨，错在愚蠢的外推。那么，大标题是谁写的？"我们的公关机构研读并撰写了提要"，新闻团队回复说。"接着，爱思唯尔新闻办公室接收了提要，并经过了出版编辑和作者的批准，然后它才能登上（'要闻速递！'的）某一版面。"

也就是说，出版商的新闻办公室把提纲撰写工作外包给公关机构，好让故事更容易贩卖出去。（当然，爱思唯尔称"鼠尾草能成为新的超级食品吗？"这个标题仅仅是为了"增强编辑趣味性"而单独抛出的。）[20] 认真做研究的科学家着实被转述他们的故事的人贬损了。科研人员当然要坚持报道的客观公正，当杂志要求公关公司首先制造热度而非透明度，科研人员就会被迫拿出精心包装、有误导性的成果，这将导致利益冲突。

可见，健康慈善组织、医学期刊和公关机构提供的信息可能受到市场宣传或制药业需求的左右，当然也可能是客观的。因此，它们有可能站在适当证据之上，也有可能站不住脚。

于是，追根溯源以更可靠地揭示真相听起来诱惑十足。

事实如此。当你浏览不少学术期刊的网站时，你大多数点击进入的都不是文章，而是文章前面的付费墙。这些刊物大部分都得付费订阅，这就存在一个固有伦理问题：人们参与科研项目，自然而然地期待项目成果广泛传播。例如，如果一项研究显示某种药品不但没什么药效，还存在严重副作用，那么让尽可能多的人了解它就非常重要，这将避免科学家用同样的药做更多试验。付费墙的存在意味着这一想法未必能实现，不少医学期刊编辑也意识到了这个问题，许多出版商也开始提供阅读期刊的免费通道——至少允许免费阅读部分内容。有一种方式是将出版费用列入初期计划，成果分发成为研究条款的一部分。尽管这一做法可资参考，但实践中相对罕见，因为大部分研究的受众都已拥有个人或学术机构的订阅权限。阅读一篇文章的费用通常在40—50美元，摘要——论文内容的梳理——一般可供免费阅读，但无法作为研究的可靠信息源。举个例子，有一支团队研究了不具"统计显著性"的科研论文——这意味着论文结论难以令人信服地排除因果关系上的偶然性。该团队总结说，"成果的报告和解读频繁地与结论呈现不一致性"。[21] 另一篇文章指出，试验摘要仅在少数情况下反映了研究的数据统计工作，报告了干预的副作用或致害性的摘要更是只占一半。[22]

"传媒"总是被批评为差劲的科学使者。没错，媒体充斥着糟糕的头条标题，几乎无法将研究发现准确地传达给读者。2000年，议会科学与技术委员会发现，"很多科学家都确信，传媒给科学带来了负面影响"。[23]

可这究竟是谁之过？那些亢奋的新闻报道可都是来自学术刊物、高校和科研院所，这不容忽视。说不定夸大其词的不是媒体，而是科研人员自己呢？

《内科学年鉴》的一份报告研究了200条医学新闻，它们有的源于高水平机构，也有来自一般机构的：74%的动物研究声明了研究与人类健康的关联，23%没有提及研究规模，34%没有以量化方式表述研究结论。[24] 报告称："医学研究机构发布的新闻经常拿不确切的临床价值提振结论，却对关键的注意事项或局限性不予强调。"

同样，以相对风险偷换绝对风险的概念是如何扭曲人们对治疗有效性的认识的，我们也已经见识过了。关于某种新疗法或干预的新闻报道并不总能告诉你谁可能在即将横空出世的研究中享有既得利益。[25] 很不幸，不当新闻发布行为在很大程度上应归咎于学术界，可这一现象在英国基本不被重视。

谴责媒体制造了糟糕的科学故事并未切中问题的核心。事实正好相反，或许恰恰是科学家抱着投机心态单独或集体讲述了他们的故事。在向公众传播科学新发现和潜在疗法方面，新闻传媒真是一种好方式吗？

尽管有诸般不是，NHS 起码在努力地评估治疗和干预的证据，并提供以证据为基础的医疗服务。卫生保健在该体系下受到监督，医生的处方习惯完全公开并可供查验。抛开 NHS，余下的卫生保健市场就变得不可信任——完全是一片充斥着矛盾言论的雷区。公关公司和广告统治了信息，对于每一名潜在的患者，这都是个坏消息。

▶▷ 纯粹的公关

喜欢夜生活吗？有一场活动，将为女士提供"时尚及潮流建议""一堂富于启发的美容课程"以及重拾"性爱生活中的火花"的机会。"找到你的自我定位"活动的发起人解释："我们发起了全国性的巡回活动以帮助女性短暂逃离节奏过快的生活方式，享受高品质的自我时光。"[26]

通过遍布全英国的系列晚间活动，女性可以在诸多时尚工作坊里选择感兴趣的事，其中包括"什么是潮流，什么不是——买新鞋的一万个理由"和"性感女人的自信课程"。

活动由公关公司 Incredibull 负责推广，该公司受拜耳医药保健（Bayer Healthcare）资助。该项目已成为公司的分析案例：

> "找到你的自我定位"多渠道运动以三四十岁上下、生活忙碌的女性为客群，旨在唤醒她们对避孕选择的意识。运动集合了媒体关系、编辑合作、13个城市的巡回活动、数字科普内容及名人支持，期望鼓励女性找到一些"自我"时光，着力思考怎样重新点亮她们的性生活。效果如何？全国性媒体、消费媒体和区域性媒体的报道铺天盖地，参与巡回活动的女性有86%表示自己加深了对避孕选择的认知。[27]

实际上，拜耳医药保健自己就生产避孕药具，这解释了活动为何还提供"避孕诊所"。

> 在支配着你繁忙日常生活的一系列琐事中，避孕可能是你想到的最后一件事。可如果它能改变你生活方式的方方面面，你是不是就值得花时间考虑一下呢？关于避孕，女性拥有相当多种选择，你知道它们都是什么吗？你知道有的避孕方式能够令你连续数月甚至数年高枕无忧吗？周到而温馨的小隔间令到访者安心与女性健康专家交流，后者将帮助她们了解易于获得的避孕选项。活动取得了巨大成功，有86%的

女性认为自己在咨询之后更加自信，并对避孕选择有了更深入的了解。特别是在经过避孕咨询后，88%的女性表示自己将寻求全科医生或本地家庭计划生育协会诊所的帮助。[26]

拓宽避孕选择固然是好事，女性应该得到完善而客观的信息。可是，一场由避孕药具生产商举办的活动是最佳信息来源吗？而且，这一点在任何媒体报道中都没有明示。谁会是为女性提供建议的最佳人选？是某一位供职于避孕药具生产商的人？还是一位拥有医学背景，充分掌握避孕药具使用状况、问题和其他健康因素的独立人士？

▶ ▷ 披着信息外衣的公关

"好睡眠，好生活"是一家网站的名字，灵北（Lundbeck）运营着这家以提供"医疗服务"为宗旨的网站。灵北是一家制药公司，尽管你很难在事先不了解的情况下从名字上看出来。[28]它表示"每个人都离不开优质睡眠"，并通过网站提供"关于睡眠的事实"和一项"睡眠质量测试"。在一份可下载的宣传页中，褪黑素被解释为一种对睡眠至关重要的物质："随着年龄增长，我们分泌褪黑素的能力将自然减退。随着时间推移发生的衰退可能导致睡眠问题和失眠症，年长者尤其易受影响。"[29]它传达的信息是睡眠障碍非常普遍，但能够治疗——用意十分明显。如果你难以入睡，去找全科医生就能得到治疗失眠的药物。

受雇搭建和维护这家网站的公关公司对这一目标相当清楚。"睡眠障碍变得越来越普遍，它们带来的严重影响值得与其他疾病一样得到医护人员的重视、诊断和治疗。灵北制药公司开发的褪黑素缓释剂能模拟身体睡眠的自然机制，Incredibull 则受雇开发了'好睡眠，好生活'网站以向公众和医护人员提供信息和建议。其中包括一项交互式睡眠测验，它能帮助失眠者监测自己的睡眠状况并方便地将这些信息传达给全科医生……越来越多的全科医生开始利用这项功能，公众对失眠的认知也得到提升。"[30]

作为一名全科医生，我极度厌恶这种东西。患者会煞有介事地拿着显示他们睡眠质量不佳的打印件，带着自己有"病"的"认知"找到我，要求我动用某种新疗法，比如褪黑素治疗。他们会向我施压以得到我的妥协，我陷入防御状态，不得不向他们解释这种疗法的缺陷、危害和不确定性。制药业可能觉得我是个如假包换的卢德分子，我生怕自己的患者接触任何最新疗法，或担心预算、过度保守，既没有倾听患者也不关怀患者。

事实上，以上没有一件事真实发生过——我只是想要证据。不论治疗对人们有没有帮助，我都希望他们首先对治疗充分了解。我更乐意积极主动地辅助他们，而不是辜负他们。制药商热切鼓吹的大多数干预手段都有类似问题。如果它们效果拔群，自然会获得 NICE 和 SIGN 等组织的认证。医生将毫不迟疑地使用它们，甚至会受到督促以确保它们得到使用。但如果没有证据、效果不明确或利弊兼有，营销人员可不想知道这些。在他们的世界里，如果你能令患者对一种疗法深信不疑，并鼓动他们找到医生要求使用这种疗法，还有什么事比这更好吗？

褪黑素有助于改善成年人睡眠问题的证据既没有得到普遍承认，也远远不够明确。让我们看看有关该问题的荟萃分析，前文提到过，这是一种通盘考虑全部证据而不仅仅是有利证据的研究方法。2005年刊发于《内科学杂志》的一篇论文称："有证据表明，短期（4周或更短）使用褪黑素治疗大多数原发性睡眠障碍的效果并不好；但是在得出确切结论之前，我们还要进一步开展大规模的随机对照试验。也有一些证据显示，短期使用褪黑素对睡眠相位后移综合征有效。"[31]2006年，《英国医学杂志》刊载的另一篇荟萃分析总结道："没有证据表明褪黑素对继发性睡眠障碍或伴随睡眠限制的睡眠障碍有效，后者可包括飞行时差反应和倒班睡眠障碍。"[32]

"好睡眠，好生活"网站的目标受众是一切入睡困难的成年人。按照公关公司的描述，该网站的宗旨仅仅是增进"认知"并倡导受众访问全科医生。但事实是，褪黑素在解决睡眠问题上没有那么神奇。即使有人从中受益，我们也需要设计更完善的研究来证实最有可能受益的是哪些人。作为医生，我的职责是妥善地向患者解释和建议治疗方案。难道，向患者提供准确信息的最佳途径是一家在制药公司驱使下的网站吗？

▶▷ 是衣原体[1] 感染吗？

多亏一浪高过一浪的公关运动，通过性接触途径传播的衣原体病已经跻身于现代人的话语当中。按照哞哞营销（Moo Moo Marketing）运营总监的说法："很多人仍然不知道衣原体筛查是多么简单，并且没有痛苦。在合作推广人员的努力下，我们将推动衣原体筛查褪去神秘面纱，成为寻常之事。"[33]

性传播疾病令人不适、痛苦、精神紧张，万一感染的是 HIV 或乙肝、丙肝，甚至可能危及生命。在宣传中，对衣原体感染置之不理被认为在长远时间里对生殖健康有害。常态化筛查可能存在危害，特别是人们总有一种印象，即性传播是一种"正常"风险，这可能导致高危性行为增加。事实上，为完全没有症状的年轻人做衣原体筛查的依据一直争议不断，尽管公众获悉的信息并不是这样。

2003 年，卫生部启动了全国衣原体病筛查项目，并投入了超过 1.5 亿英镑的资金。2009 年，国家审计署（NAO，National Audit Office）发现该项目受到了"首席医疗官[2]任命的一个专家团队的推荐；项目启动时，反映英国年轻人口衣原体感染情况并受到普遍认同的可信数据还不足。"[34] 没有这些信息，我们就难

---

[1]　衣原体，是一种比病毒大、比细菌小的原核微生物，通常寄生于动物细胞内，可分为沙眼衣原体、肺炎衣原体、鹦鹉热衣原体和家畜衣原体。——译者注

[2]　英国首席医疗官（Chief Medical Officer）是英国卫生系统中承担医疗顾问职责的高级官员。——译者注

以了解筛查项目的有效性。我们绝不能仅仅因为有能力做到，就贸然着手启动新的筛查项目。我们必须得到证据，必须检验我们的猜想。2009 年，《国际流行病学杂志》（*International Journal of Epidemiology*）刊发的一篇系统评价总结道：

> 面向 25 岁以下人群实施机会性衣原体病筛查得到了最广泛的推荐，但它没有足够的证据支持。[35]

成功的衣原体病筛查应该考虑到性行为风险——如重复感染，或未经治疗的患者传染给已经治愈的患者。吸引年轻人"来尿一壶"甚至"留尿样赢 Wii"[1] 这样的奇思妙想不大可能受到责难——公关公司 MPad 首创了这些活动，它想拿游戏机的诱惑吸引人们"关注"衣原体病尿检。公司负责人说，他们期望"推动常规尿检成为健康生活方式的一部分"。[36] 胆固醇被当作心血管风险的单一因素，人们一门心思降低它的指标，却不怎么关注饮食和锻炼；衣原体病也是如此，在容易筛查和治疗的想法背后，是性保健和性教育的不足。国家审计署发现，接受衣原体病筛查的年轻人有40% 没有得到关于避孕或安全性行为的辅助信息。[34] 衣原体病或许能够快速检出，但筛查项目的销售没能与全面适当的照护相配套。这样的销售究竟是为了钱——还是优质的服务呢？

而且，我们能确定衣原体感染的长期影响真如尿检提供者所

---

[1] Wii 是任天堂公司推出的一款家用游戏机。——译者注

说的那么严重吗？进一步讲，我们知道有多少不孕不育是衣原体感染造成的吗？国家审计署说了："关于衣原体病的科学证据尚存不明确性，卫生部不清楚感染在多大程度上会导致严重健康问题，为该项目投入大量资金的收效也不明朗。"其实，就在 NHS 已经为衣原体筛查花掉数百万镑并专注于衣原体感染造成的健康威胁之时，它也改变了推动无症状人群接受筛查的看法。我所在地区的性保健诊所于 2010 年发布的官方指南写道："衣原体病的致害风险不像我们先前设想的那么高……没有临床必要性的机会性筛查应该全面停止。"[37]此外，英国生育协会在 2010 年编订的指南发现，几乎没有证据（用协会的原话说，叫作"有力证据匮乏"）表明曾患衣原体感染的男性和女性在生育能力上出现后遗症，这与筛查项目和公关公司的说法大相径庭。[38]

我们知道，筛查存在局限性并面临窘境。我们也知道，衣原体筛查的证据不像公关运动宣称的那样清楚明白。那么，为什么NHS 会如此热切地把有限的资金投给公关公司呢？

部分是因为地方初级保健信托（或苏格兰卫生局）的工作目标就是这样，它们与 NHS 签订的协议要求它们完成规定的筛查任务，这些目标是初级保健信托的考评指标。这样一来，我们得到了什么？我们得到的是像 90TEN 这样的公关公司，受托向英格兰某一区域内的青年人推广衣原体筛查，并组织诸如此类的活动：

　　……在支持外推团队面向年轻人有效营造认知氛围的

同时，新意十足、目标导向、互动性强的"要愉悦不要风险"运动将衣原体筛查直截了当地带进大中院校。筛查的大规模应用令沃尔瑟姆福利斯特[1]的 NHS 成为全国表现第三强、外伦敦东北部唯一达成国家衣原体筛查目标的初级保健信托。[39]

这一切真有用吗？国家审计署持怀疑态度，医学证据也参差不齐。作为全科医生，我还想知道：是否存在无意造成的伤害？衣原体筛查花掉的钱本来能花在更有意义的地方，而我还想说的是，它会不会增加不安全性行为并导致其他性传播疾病的流行？我们不知道——毕竟我们也没有证据。快速又简易的筛查在营销业绩上表现得过分火爆，这让它在深层次上的不确定性难以显现：赢得一部 Wii 远远无法弥补意外伤害带来的痛苦。

---

[1]　沃尔瑟姆福利斯特（Waltham Forest），伦敦东北部的自治市。——译者注

第十二章　花钱买服务

66 您希望在医美手术、抗衰老和皮肤护理方面得到些小窍门、专家指导和意见吗？我们拥有英国最负盛名的整形外科医师之一……他的技艺久经磨炼，时常被同僚和客户称赞为'真正的艺术家'，因而一号难求。"[1]

上面的新闻稿属于简·施塔内克（Jan Stanek）先生，他在哈利街做外科医生。像这样博眼球的文章非常普遍。

不久前，一位身材苗条的女孩告诉我，她正在为大腿吸脂手术攒钱。她说自己的大腿太胖了，每天看着自己的腿都十分难受。她说，自己已经预约了手术日期，还向我展示自己的腿具体"胖"在哪里，也就是手术部位。那个时候我肯定表现得满腹狐疑，在我看来，她的腿绝对既健康又纤细。

这位年轻的女士已经见过她的整形外科医师，后者表示她的腿可以通过外科手术瘦下来。谁知道她是受了什么潮流、T台、杂志或朋友的影响呢。一项研究显示，在电视真人秀上看到整形手术理想效果的年轻人更倾向于修饰自己的外形。[2]另一项美国的研究利用文本对人们寻求整形手术的原因进行了分析，发现"体型、被嘲笑的经历和自尊心是患者寻求整形手术的主要动因"。[3]

手术有风险，术后效果不一定有你预期的那么好，术中程序可能出错，麻醉也存在额外风险。不是所有整形手术都在 NHS 范围内，于是患者更多在私人诊所接受服务。在那里，他们被看作顾客，有权花钱买到任何想买的手术。

竞争性卫生保健市场催生的结局就是患者变成了顾客，英国和欧洲其他地区有大量诊所提供所谓"以顾客为中心的"服务。在实践中，这通常意味着医生会顺从患者的想法，提供他们想要的任何东西，而不管他们是否真正需要。这样做真的好吗？

人们一旦开口要求手术，就意味着他们不大可能由此获益——或者很容易因手术受害。《身体形象》（*Body Image*）杂志发表了一篇针对大学生的研究，研究探讨了一种叫作"外形抗拒敏感度"（appearance-based rejection sensitivity）现象。"外形抗拒敏感度"是一个人排斥自己外观形象的量度。尽管这听上去像某种临床诊断，但人们或多或少都有这种倾向，只是有的人程度更深。也就是说，许多精神和心理状态不错的人仍可能存在这种深层恐慌。研究发现，更关心自己外表的学生有更高风险患上"体象障碍"（BDD, Body Dysmorphic Disorder），并因此更有可能在未来萌生做整形手术的想法，这才是真正的问题所在。[4]

体象障碍可能以温和形式出现。即所谓的"丑陋想象"，人们相信自己长相难看，哪怕其他人并不这么认为。在更严重的情况下，一些人由此陷入极度抑郁，沉溺于自己的看法，甚至自杀。

已经有一些研究，试图揭示整形外科诊所的患者中有多大比例存在体象障碍。研究发现，这一比例介于5%—15%。要是以总人口为基数，比例约为 0.7%。体象障碍的风险因素主要是害羞的性格、童年逆境，如遭受嘲弄或孤立，以及紧张焦虑。[5]治疗体象障碍的手段不是整形手术，而是认知心理学。可是，前往整形外科诊所的患者有几个接受过心理评估？实际上，由于这些诊所不属于 NHS，它们无法自动调取患者在 NHS 的医疗记录，这意味着它们的顾客提供的"问题"可能不全面也不完善，但它们无法核实。

一家整形诊所这样描述阴道整形手术：

> 阴道整形手术在英国女性中越来越风靡，她们出于各种原因接受手术。主要原因是她们对自己的生殖器外观不满意，或期望提升性生活质量。
>
> 选择阴道整形手术有利于提升自信心和自尊心，往往还能让女性感到自己更有魅力，帮助她们重新觅得兴奋点，让她们的两性生活重焕生机。[6]

这种整形手术与女性健康规律背道而驰。在我们对人们寻求整形手术的原因分析中，医生成了某些紧俏服务的供应商，这合适吗？他们不应该站在患者一边，坦率地承认整形手术未必最符合患者的利益吗？

大部分研究整形手术流程的项目都没有对照组。[7]例如，某研究报告称[8]隆胸手术能"提升女性对自我魅力的感知，并因此增强她们的自信"，研究人员没能将接受手术的女性与同一时点想做手术却没做的女性进行对照。一度考虑做手术的人随后也可能变得更加自信，即使她并没有做手术。在尚存其他路径的情况下，有的医生过于迫切地将手术包装成了美好生活的敲门砖。有的诊所渴望给患者做手术。下面是《MORE》杂志"问题专栏"的一则读者来信：

> 我阴道口一侧一直有块突出的皮肤，它倒没给我带来什么健康问题，但着实令我感到困窘，因此我正考虑切除它。这样的手术安全吗？（葆拉，25岁，来自曼彻斯特）

整形外科医生亚历克斯·卡里迪斯（Alex Karidis）先生说：

> 阴唇整形术，即小阴唇部位多余皮肤或组织的切除非常普遍。尽管多余的组织不会造成任何症状或痛苦，但它有时候会与衣物摩擦，或在穿着紧身衣物如紧身裤时可能有突起，这将造成不适或尴尬。从外科手术的角度看，切除它简单易行，而且可以在局部麻醉下实施，一般只需2—3天即可恢复。[9]

这令我非常惊奇。女性的阴唇本来就是不对称的，这就是自然外观，我们在根本不存在尴尬的地方人为制造了尴尬。事实上，整形手术可能恰恰改变了这种自然状态。

在自己的诊所，卡里迪斯当然会对这类手术持谨慎态度，但井喷式的传媒报道和不容置疑的公关背书，令这类手术得到广泛认同。专家与希望找到美容题材大书特书的记者被撮合到一起，还有一些经营私人诊所的医生乐于见到手术需求的增加。在以需求为导向的私人诊所里，可不保证还有专家会发出谨慎手术的呼吁，或提出心理学路径能让患者免于手术。甚至还有些出版物，如《北美面部整形外科临床杂志》(*Facial Plastic Surgery Clinics of North America*)，还专门刊登了致力于"借助媒体传播力实现购买力最大化"的文章……"本文提供了最高效的建议，收集汇总了业内专家和其他专业信息源正在应用的资料，将助您策划一场计划周密、组织精心的传播运动，并取得满意的成效。"[10]受到推介的产品——即整形手术——得到了医生及其公关团队悉心的包装策划，吸引力十足。究竟是谁从这些服务中获益最多？是医生——还是顾客？

外科手术并不是医治自我认知的最佳方式。对打算付费的顾客最为善意的服务是鼓励他们放下手中的信用卡，再好好考虑一下。医生不能成为推销员——他们有职业伦理，以及谋求患者利益最大化的责任。他们不可以像处理商业交易那样提供医疗照护。难道能允许他们这么做吗？

▶▷ **全科医生协议**

英国的大部分卫生保健服务都属于初级保健，它也是大多数人与 NHS 的第一次接触。在初级保健中，人们将从医生、护士、理疗师、药剂师或健康顾问那里得到全方位的医疗照护、小型手术或精神疾患诊疗。他们还可能求助于二级保健，也就是专科医生。二级保健一般提供专科门诊或手术治疗，当然它针对的是不那么普遍的健康问题。有的时候人们还需要三级保健，它处理非常复杂、罕见且高度细分领域的问题。

我手头最古老的全科医生诊疗记录还是那种 A5 大小、厚纸板质地的"劳合·乔治"（Lloyd George）信封，[1] 有时我还能看到年长患者的就诊记录后面夹着这种信封。那个时候的医生不喜欢长篇大论，有时你只能找到他们用钢笔写下的如同象形文字般的缩略语。有的医生只会写下正在实施的治疗方案，而制订治疗方案的依据是患者求助的问题。NHS 建立后，全科医生陷入"两难境地"。全科医生不完全是 NHS 的雇员，所以 NHS 按协议项目向他们逐项付费，"红皮书"列举了这些费用。它们主要用于支付儿童免疫和小型手术一类的工作，同时也与接诊量挂钩。20 世纪 90 年代中期，全科诊所也可申请加入"个人医疗服务"（PMS，Personal Medical Services）。按照 PMS 协议，他们的收入将取决于上年度工作的完成情况，该笔收入由地方主管机关而非中央政府支付。

2004 年，政府和英国医学会推动的变革获得了全国范围内的同意。这次变革取消了老版本的协议，改为根据具体起付点或目标达成情况向医生付酬。一些费用继续以标准化形式支付，如当

---

[1] "劳合·乔治"信封脱胎于英国前首相大卫·劳合·乔治在 20 世纪初推动的医疗改革，在 1911 年首次投入使用，主要记载患者的姓名、出生日期、居住地址、搬迁情况、职业等基本信息。——译者注

年度就诊名单上的每一位患者能给医生带来 56.2 镑的收入，[11] 不过其他项目收入就取决于"成效"了。心血管分类下的项目足可超过一打，包括成功控制血压的患者人数、有冠心病发作或中风病史的患者人数以及已接受标准预防手段的患者人数。[12] 对于糖尿病患者，医生要记录他们的身体质量指数（BMI），实施高血糖、高血压和高胆固醇治疗，此外年度流感疫苗接种也是"目标"之一。

还有一些"协议指标"面向未患心脏病或糖尿病的健康人群。如"肥胖症指标"，想得到该项收入，医生需要编制一份被界定为临床肥胖的患者名单。还有一个付费项叫"附加服务"，如宫颈筛查和一些免疫接种。其他付费项目还有记录患者的吸烟情况，并劝导吸烟者戒烟，以及接受"心血管风险评估"的患者人数等。对于新就诊的患者，全科医生还要询问他们的族裔。完成以上任意一个项目都将得到分数，而分数接下来将换算成医生的收入。

至少对于我来说，这同样令人不安。当女患者来找我诉说自己的抑郁症状，我却从计算机系统得到温馨的提示，说她还没做过涂片检查，吸烟情况也未经记录。事实上，在我从电脑调取患者的就诊记录时，首先映入眼帘的就是患者名下尚未完成的协议指标。

协议在提示我提供完整全面的服务，这倒是个合理解释。但是在我看来，我只有 10 分钟时间了解患者的情绪、职业、家庭、居住环境、酒精和药物成瘾情况、诊疗史、治疗偏好和后续计划，还要确保她知道在病情恶化的时候自己该怎么做。我经常向患者提供书面或其他形式的说明材料。此外，我得确保她伤害自己的风险远离警戒水平，如果她的自伤风险很高，我必须采取相应措施。就算我的时间从 10 分钟增加到 20 分钟，我都不确定是否够用。人们之所以来找我，一定是有事想要讨论，而且这件事需要我的关注。现在，政府的协议计划跑到患者前面来了。

另一种充满同理心的解释是，协议正帮助我们把循证医学推向医护前沿领域。我早就介绍过循证医学，至于全科医生协议是否属于这个范畴，这很重要吗？脱离了证据，我们的确无法妥善地照护患者。但循证医学带来的是知识，它可没告诉我们这些知识该怎么用。

"心血管风险评估"要求医生帮助患者的血压下降至"可接受程度"，只有这样医生才能获得协议报酬。可是，全科医生协议上没有任何一个条款要求我们向患者提供与治疗方案的潜在风险与收益相关的信息。如果有这样的规定，或许受副作用影响，在悲惨生活中挣扎的患者会少很多。他们将有机会在充分掌握信息的基础上妥善决策，谋求自己利益的最大化。

而且，协议的有些规定根本就没有什么证据支持。不论患者有没有要求，收集他们的 BMI 都将为我带来收入，可我着实不明白这些数据有什么用。没有证据显示这种指数能让患者更健康，或帮助更多患者成功减重。协议倒是在一小块区域印上了"全英国肥胖人口正在逐年增长"这样老生常谈的话，作为该项规定的基础证据。[13] 然而，协议对如何应用收集到的信息只字未提（除非把这些信息提供给政府也算一种"应用"）。在协议分数的诱惑和计算机扫描的便捷面前，强制体重测量的潜在危害早就被抛诸九霄云外了。多少潜在重症患者因为惧怕站在体重秤上之后得知自己过于肥胖而耽误了就诊？我不知道确切数字，但我知道一定有很多，数不胜数。因为有许多患者告诉我了。

全科医生协议从根本上改变了医生的执业行为。或许政府的初衷是信任并资助医生尽己所能帮助面前的患者，可医生却在协议的激励下将达成目标放在了首位。这份工会与政府之间的协议已成为医生每一次接诊的一部分。

让我们再拿上面的抑郁症患者举个例子。我能提供完备周到的服务——倾听、诊断、讨论可能的行动、确保患者安全——但就是没能完成协议上的任务。协议只想让我指导患者填写一份抑郁症评估量表，量表会把病情反馈为轻度、中度或重度三个等级。

有人觉得只是填份问卷，这没什么大不了的。事实不是这样。如果我要求患者填写它，或者我们在咨询中一起完成它，那么它一定会挤占我做其他事的时间。我们的时间没有留给患者讲述自己的痛苦，而是消耗在填表这样的政治命令上了。

正如我们看到的，有充分证据显示全科医生协议引入的PHQ-9量表[1]——先多说一句，它由辉瑞（几种抗抑郁药物的制造商）开发并免费开放使用[14]——不适宜抑郁症及其严重程度的诊断。[15]协议规定医生应指导患者每三个月重新填写量表并评估一次，尽管也没有迹象说明这样做对患者或医生有帮助。这些量

---

[1] PHQ-9是一种国际通用的抑郁筛查量表，PHQ即"患者健康问卷"（Patient Health Questionnaire），该量表的知识产权由辉瑞持有。——译者注

表的使用是否有助于更好地医治患者是存疑的。

以协议为基础的医疗转向影响巨大。它意味着，医生不仅仅在以专业知识和判断力与患者打交道。医生的收入取决于他们能在多大程度上达成协议要求，于是他们就有动力按协议行事，哪怕这可能没有效果甚至适得其反。金钱激励改变了初级保健：1994 年全科医生协议出台后，英格兰境内的宫颈筛查数量呈稳步上升趋势。[16]

对于医生的职业精神来说，这意味着什么？

第十三章　患者的政治化

▶▷　逆向照顾法则

目前为止，我所聚焦的问题在于健康人群因为筛查试验、问卷量表、胆固醇或血压测试成为患者，我也解释了医生将个人既得利益抛诸一旁以更好地服务患者的重要意义。

但是，如果我们真的病了怎么办？当我们感到疼痛、发现一处肿块或深陷抑郁的时候，我们该做什么？

让我们从一位焦虑不安的年轻人说起。他本来是一家公司的外勤司机，6个月前他失业了，我们就叫他杰克吧。失业以来，他一直睡懒觉并使用大麻帮助自己入睡。他无力支付租金，也没有任何邻近的亲属。近几个月来，他越发感到焦虑和压抑，食欲严重下降并疯狂酗酒。最终，他拨打了求助热线。在电话中，他连清晰讲述自己的情况都十分艰难。他的财务状况、心理健康、社会联系和药物滥用问题共同造成了当下的悲惨境况。

杰克被建议自行前往当地的精神卫生诊所就诊。他不确定诊所在哪儿，也不知道怎么去，好在他最终找到了诊所并开始候诊。可经过1小时的等待后，他变得焦躁不安，于是离开了那里。没过几周，他又去碰了一次运气，结果诊所太繁忙，要他先打电话预约。但预约专线只在特定时间开放，他总是记不住，要么就是好不容易拨通了电话，却难以清楚表达自己的问题。最终，他总算成功约到了几周后的医生。那时，为了缓解焦虑，他对酒精和大麻的依赖更严重了，这导致他又一次睡过了头并错过了预约时间。

怎样才能帮到他？作为全科医生，我将从拆分他的问题入手，向他提供改善境况的建议。有一点非常明确，他大麻成瘾，但他沮丧的情绪意味着他不打算戒掉大麻——他可能会告诉我，这是自己应对抑郁的唯一途径。

我知道他将从酒精及药物依赖专科护士那里获益，后者对帮助患者减轻或戒除依赖非常在行。他将在这一过程中得到心理辅导、情绪监测以及其他支持。

可他如何才能得到这样的帮助？传统的途径是他请我开具一封函件，并发给我认为他应该去见的人。现在，自荐转诊（self-referral）系统颠覆了这一路径，它已被引入初级精神卫生服务、理疗、足病和成瘾护理。通常，患者需要在特定时间拨打电话，预约与医生的会面时间。第一次会面往往只是为了分诊患者，第二次会面才会评估患者状况并给予可能的治疗。这意味着患者需要一定水平的协调能力和意志力才能得到治疗，但如果疾病削弱了这些能力怎么办？

自荐系统对尚未失能、症状相对较轻、表达清晰的患者来说就是另一回事了。对于能认识到自己需要某种服务，知道如何获得服务并有能力最终实现的患者，自荐系统可能有帮助。但对境况更糟、需求不甚迫切和"权利"意识没那么强的人来说，自荐转诊系统制造了更大的困难。

　　这不是什么新鲜事。早在 1971 年，威尔士的全科医生朱利安·图德·哈特（Julian Tudor Hart）就率先在《柳叶刀》上提出了"逆向照顾法则"（inverse care law）。他写道：

　　　　高品质医疗服务出现一种与需求倒置的趋势。逆向照顾法则在市场力量支配医疗服务的地方更为明显，当市场力量不那么强大时，逆向照顾法则的影响也相对较弱。[1]

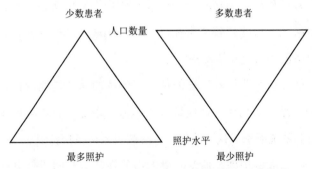

图 13-1　逆向照顾法则示意
（如图，占总人数较少数的患者却得到了最多的医疗资源；
而大多数患者则只能分享少数资源。这是逆向照顾法则的作用。）

　　对于 NHS 来说，自荐转诊系统还是个相对新的事物，它被赞誉为帮助患者绕开那些碍手碍脚的医生的利器。"NHS 优选"网站称，当人们"不愿意与他们的全科医生交流"时，自荐系统将帮他们获得其他途径的咨询服务。[2] 理疗自荐系统则在"增进患者对疾病的自我管理能力方面"提供了帮助。[3]

抛开词义解释（从定义上看，自我管理可不会给患者请来理疗师），还有件事没讲明白，那就是自荐对于最需要治疗的群体到底有没有帮助。显然，对这一问题的大部分研究都没有注意到潜在伤害。2010 年发表在《英国全科医学杂志》（*British Journal of General Practice*）上的一篇评论可能是一个例外。[4]文章称赞了"心理治疗促进项目"，它由卫生部发起，旨在减少心理治疗等候时间。作者表示，自荐转诊系统不仅吸引"疑病症患者"（worried well），也能服务真正需要治疗的重度抑郁患者。他们认为，"自荐可以开拓通向医护服务的新捷径，使得患者不必先咨询全科医生就能直达他们想要的服务。"他们用以支持这一观点的材料之一正是自荐转诊系统的可行性研究，该研究在英格兰完成，原载于 2009 年的《行为研究与治疗》（*Behaviour Research and Therapy*）。[5]

可行性研究没有以随机试验的方式开展，它是一项观察研究，设计初衷也未将潜在伤害考虑在内。谁将因自荐转诊系统的存在而失去得到医疗服务的机会？也许是因为病痛或抑郁难以拨打电话的患者？从事可行性研究的人员总结说，经对比患者的抑郁症量表表现——如 PHQ——他们发现这项服务效果拔群，"启动这样一项服务大有裨益"。他们甚至还夸赞了该系统"着实令人印象深刻的接诊人数"。接诊量确实好看，但对于正在寻求帮助的最虚弱的病患群体来说，它足够有效吗？作者发现，自荐转诊和全科医生转诊的患者呈现出相似的焦虑水平。然而我们已经看到，很多人都会抱怨精神压力大，但他们不一定有精神疾患。量表无法将疾病的背景原因考虑在内，而无法自己约到医生的患者更是连填量表的机会都没有。

　　全科医生常常被描述为"二级保健的看门人"。可能这实际上意味着配给制服务，大部分问题将在初级保健阶段得到处理，并且不再继续推荐，像整形手术这样不在 NHS 范围内的项目将被拒绝。但这也是个分诊的过程，轻重缓急将得到分类处置。患者还将得到初步诊治，医生还要确认符合患者需要的最佳治疗方案。初步对精神疾病分类也对治疗有意义，全科医生将有机会提供一些能够即刻实施的建议。更重要的是，患者将自此得到跟进。如果患者本应接受进一步治疗却没有继续下去，全科医生将注意到这一点，并及时询问患者的情况是否恶化。

▶▷　接诊量与高水平照护

　　在一个为统计登入和登出人数倾注颇多心血的系统中，对"接诊量"的强调一点也不奇怪。那么，医疗服务本身的意义和效果怎么样？"心理治疗促进项目"政府报告用上了这项全新"技能"：系统的操作者不必拥有医疗工作经历，背景各不相同，只需通过短期培训就能开始工作。这些新情况将改变其他拥有心理专科医师和精神科护士的诊所，从深层次看，这意味着不"严重"的精神疾病将只能由专业水准较低的人来治疗。这是件好事吗？一名精神科护士针对造成这种分化的问题这样写道：

　　英国的社区精神科护士反复被要求把精力集中在患有严

重慢性精神疾病的患者身上，从初级保健阶段的"疑病症患者"那儿抽身出来。考虑到这样的压力，查明社区精神科护士对非精神病患者的照护在护理中的地位至关重要……总体来看，这些患者遭遇的不是轻度、可自愈的精神疾患。他们一般要接受 5 年之久的精神科治疗，精神疾病严重影响了他们的职业发展、社会联系和个人生活。他们的疾病也产生了沉重的护理负担，并经常导致自杀。[6]

有的人可能同意把轻度精神焦虑归为"紧张"或"忧虑"情绪，而非精神健康意义上的疾病。一些不知道该用什么医学术语形容自己焦虑情绪的人可能喜欢这个说法，同样的说法也会用于即将"恢复正常"的患者。无疑，这与当代社会正在上演的一幕相符——书店里设置了专区，专门陈列教你应对自尊心不足、工作压力或焦虑情绪的书刊。但是，对于问题较为严重或生活受到负面影响的人来说，这种低调的处理方式难以派上用场。"心理治疗促进项目"可行性研究的第 205 页说，"服务没有向患者提供正式的诊断"。当患者不再需要一般性精神健康建议，转而寻求更专门的治疗时，专科诊断对制订更完善的个性化治疗方案具有重大意义。而且，还没有研究项目追踪过对患者干预程度过低的长期影响，这也说明我们还不了解现在的做法对相对健康的人群有何远期影响。自荐转诊系统的真实作用甚至可能与初衷相反，一些因生活琐事或社会事件诱发的轻度健康问题本来可以自愈，如今却被自荐转诊系统的干预医疗化了。

那么，重度精神病患者遭受的伤害应归咎于自荐转诊系统及其处理轻度精神障碍的内在偏倚吗？下面一段话摘自《皇家精神科医师学院学报》（*Royal College of Psychiatrist's Bulletin*）：

> 现况已导致精神科医生脱离评估、诊断和制订治疗方案的一线，可是非医学背景的工作人员却无法接手，因为他们没有得到足够的训练。因此，患者将无法通过这样的服务获得精神评估和治疗。

这听起来有点耸人听闻——作为精神卫生服务人员，竟做不出精神科诊断？同一篇文章还表示：

> 提升精神病患者心理社会照护的努力把焦点都放在非心理支持上了。本来，精神科医生会为医治某种具体的精神疾病制订合理化的诊断评估和治疗方案，如今也成为上述努力的牺牲品……精神病学的价值正逐渐减退，并被夸大其词地描述为狭隘、纯粹生物学及简化论的产物，只会导致患者焦虑、受歧视和污名化。[7]

作者进一步描述了全科医生询问过精神科的意见后，一位承担联络员职责的精神科社工是如何为一名"瘦削、内向、枯槁"的女患者做评估的，这名社工打算把患者转到进食障碍专科诊所。实际上，在全科医生要求提供进一步意见后，这位女士被确诊为精神病性抑郁症，她需要住院接受电休克治疗（ECT）。经过治疗，她完全康复了。其实我们没有必要为这样半真半假的错误争吵不休，但这的确说明，尽管聘用新手降低了精神卫生系统的运营成本，但我们无法期待这些未经良好训练的人员具备与经验丰富的医学毕业生同等的知识或技能。

按照"社区照护"政策要求，精神病医院的床位数从20世纪90年代开始下降，很显然，近几十年来许多人都莫名其妙地受到了影响。由护士或社工组成的"危机团队"将登门访问患者，而不是把他们送往医院，这又在一定程度上助长了视精神疾病为"耻辱"的想法。然而，全天候的住院护理对于一些患者来说依旧是最好的选择。

为了撰写一篇报纸文章，我曾采访过马克。就像许多人一样，他也认为住院治疗严重疾病可能是个非常艰辛的过程。"我知道病重的信号"，他说。"警报越来越近，于是我请求回到医院，可他们却没答应。最后，我服药过量，被送进了急救室——医院连床位都没有。"

事实上，现在的精神科床位数量才略高于19世纪50年代的水平。[8] 皇家精神科医师学院指出，有独立调查发现科室床位使用率在100%—140%。[9] 这意味着不是每一名患者都能在专科病房得到照护，要么精神科病房人满为患，要么就得把患者送到普通病房去。此外，随着2004年《精神科医师的新角色》（*New Roles for Psychiatrists*）报告由NHS现代化办公室和英国医学会联合发布，[10] 精神科医师离一线照护越来越远。报告为未来设计了两种模型：

234

　　护理主管将与一个类似私人助理的团队直接参与全体患者的照护计划制订，该团队将负责收集信息、划分患者类型，并承担其他跑腿工作。

　　顾问医师将与另一个团队协同打造良好的工作环境，并编写必要的指南或规程。但只有当该团队承担较多临床决策工作，且有必要请顾问医师参与时，顾问医师才会介入。[10]

照护患者的传统模式建立在"小团队"的基础上，医生、护士、心理医师和职业治疗师将携手照护患者，精神科顾问医师则是团队的总负责人。老式团队能在提供门诊服务的同时照顾病房里的住院患者，或许还能接管日间患者。现代精神卫生护理责任的柔性更强。2007 年，政府发布的《精神卫生工作的新路径》（*New Ways of Working in Mental Health*）报告强调："许多轻症患者可以交由非专科工作人员照护，他们只要依规处置，或经过一定的专科技能训练就能胜任。"可是，只有在对疾病病程或治疗的回顾中，我们才知道它是否属于"轻症"。报告进一步指出，精神科医生"需要细致入微，充分理解团队的驱动力并服从临床管理安排，只有这样他们才能规避额外风险，全心全意地投入恰当的领域。"正因为如此，患者越来越难见到精神科医生了。

英国全科医生面对的棘手问题不只自荐转诊系统一个，他们向精神卫生团队的转诊也是一例。全科医生开具转诊单的依据是患者的心理测评和个人偏好，同时也要综合考虑患者的病史和社会关系。假如患者的问题是强迫症，全科医生将建议患者向精神科医生寻求用药或诊断方面的建议，或前往认知治疗师那里接受专科治疗。但是，这些要求很可能被跨学科会诊推翻。

这么做有时候很有帮助：全科医生可能不了解更适合患者的其他专科服务。然而，自荐转诊系统更常用的一个功能是降低转诊级别。有的患者由于抑郁症和童年经历感到羞怯或尴尬，但他们可能乐于向我交心，解释自己为什么更愿意与精神科医生一对一会面，而非在有他人在场的情况下会面。但这样的交心会被社工团队忽略，因为他们从未见过这位患者，也不必给他直接答复。而且，对一名患者的照护现在将由几支不同的团队经手：新发作精神病团队、危机团队或社区成年人精神卫生团队。一个身陷疾病的人本来就极度恐惧、焦虑、抑郁、神经质甚至癫狂，他恐怕更希望有一位了解自己的医生主导照护工作，而不是一个又一个的陌生人。

像我这样的初级护理医生一直在努力为患者寻找能够提供最优建议的地方，如果请求建议被拒绝，我们还将找出问题的症结所在。而直接责任的完全打破将令我们陷入尴尬境地，患者的处境甚至更加困难。

我在早些时候介绍过，依赖临床方案作出诊断的成本很低，但存在危害。当人们拨打 NHS 直通车或苏格兰的"NHS24"热线，他们将被问及一长串问题，以便工作人员安排最合适的医疗服务。热线电话原本由护士和经过严格训练的社工接听，但卫生部却表示，只要给每 25 名接受过 60 小时基础训练的社工配备 1 名接受过医学训练的护士就能胜任这一工作。[11] 如果你仅仅需要一些简单指导或症状较轻，你大概率能得到既妥当又快速的服务。但如果你面临一系列复杂医疗情况，你很可能被迫在线排队等待与护士通话，而护士接下来又得排队向她的上级或医生报告你的情况。

我们很清楚，相当多的人在生病时根本不会向任何人打电话求助，更别提 NHS 了。胃部不适、头痛、消化不良、轻微背部疼痛或手指被割伤的人能在没有任何人帮助的情况下自己解决问题，这样的事每天都在发生。有些人会去药房寻求建议，其他人则联系全科医生，或拨打 NHS 热线电话。

直至今日，我们一直都指望患者自己决定去哪儿寻求帮助。药剂师把症状严重的患者引向全科医生，全科医生为患者作初步诊断、安排治疗，并告知他们病情恶化时该怎么做。

"自我照护运动"开始于 2010 年，它将自己的"白皮书"命名为《自我照护：迫在眉睫》（*Self Care: An Ethical Imperative*）。[12] 它声称全科医生有 1/5 的工作量都是轻微病症，这"说明那些都是 NHS 的要求，而非真正的需求"。该运动还表示它的"核心目标是终结人们对 NHS 的小病依赖文化"。

这就很吊诡了，不是吗？在你健康的时候，NHS 鼓动你到处去做筛查。但如果你真的病了，你可能被搁置一旁，自行确定自己的症状是否属于"轻微"范畴，接着再靠自己解决问题。

"自我照护运动"列举了一长串"轻微"症状，包括痤疮、偏头痛和咳嗽等。考虑到抗生素治疗痤疮往往更有效，偏头痛需要确认原因并予以针对性治疗，而咳嗽可能代表着从哮喘、病毒感染到肺炎乃至癌症等一系列问题，很难说你全然不必为这些症状去麻烦医生。[12]

该运动还得到了多所皇家医学院的支持，并由大不列颠非处方药协会（PAGB，Proprietary Association of Great Britain）推广宣传。[13] 该协会的背后，是非处方药（OTC）制造商和食品供应商。协会网站显示，英国非处方药当前的市场规模是23亿英镑。2010年，英国患者合计买走了9.73亿盒药品，这是最新的数据。从成员名单上看，几乎每一家跨国制药公司都赫然在列。[12]

皇家护理医学院和全科医生为何如此热衷与这个组织合作？又为何聚焦于只能助长既得利益的事呢？这两个问题非常明智，但让我们暂且放在一边。

2009年8月，大不列颠非处方药协会发布了一份报告"以声援轻微病症的自我照护"。它宣称"收费不菲的医生正在诊治的，都是人们完全能够自己处理的小病，而且人们已经在这样做。这样的过度诊治导致NHS难以负担花在轻微病症上的20亿镑开支"。尽管报告称自我照护将"节约巨额资金"，但很显然它节约的是NHS的处方支出，患者还是得出钱购买非处方药。它对"未来图景"充满期待："自信的消费者将自主选择非处方药，症状持续时，药剂师将成为咨询第一站。"[14]

有朝一日，我可能会自己开一间"循证"药房，它恐怕有很多空货架。它将只出售非处方用途的扑热息痛、阿司匹林、布洛芬，或许还有双氯芬酸药品。也许它会为孕妇和备孕女性储备些叶酸，为月经量大的女性留点止血环酸。我还打算备些膏剂，比如温和的类固醇乳膏和抗组胺药膏。还有一些小物件需要留着以

备不时之需，例如刮除虫卵用的金属密齿梳。但这些仅能在充分
考虑利弊之后出售给消费者，其他货架则空空荡荡。

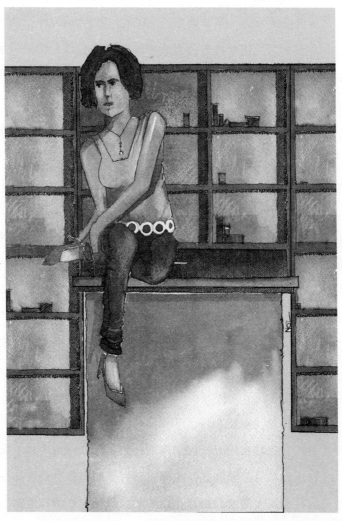

图 13-2　有朝一日，我可能会自己开一间"循证"药房

大多数药房里出售的东西比上面想象中的多得多，它们提供的止咳药都能细分成干咳型、湿咳型和喉咙痒导致的咳嗽等。它们提供多种驰名品牌的抗炎药，有的还含有可待因[1]成分，价格比更大众的品牌贵出一截。它们的货架充斥着维生素和饮食补剂、肌肉喷雾和前几章提到的多种筛查套装，你还能找到无糖饮料、"排毒"保健品、顺势治疗药品、按摩药膏以及流感和HPV疫苗。我的"循证"药房出售的药品价格都非常低廉，因为它们的专利保护已经过期，能够在免于授权的情况下大规模生产。一般药房货架上层层叠叠的商品我这儿大都没有，因为证据告诉我不必准备它们。事实上，如果我们再把大不列颠非处方药协会的报告细读一遍，就会发现它在谈论自我照护时一点都没提及精确诊断或治疗证据。相反，它完全是一副把人从全科诊所撺向药房的腔调。

这样的转变对患者有好处吗？大概对制药业有吧？

▶▷　这边走

全科诊所的一个替代方案是戈登·布朗（Gordon Brown）内阁的卫生部长阿拉·达尔齐（Ara Darzi）构想的达尔齐中心（Darzi Centres）。全科医生通常等候患者预约造访，达尔齐中心则不然，它们允许患者随时来访而不必预约。它们每天很早就敞开大门，

[1]　可待因（Codeine），罂粟中含有的一种生物碱，有止咳、镇痛作用。由于可待因具有成瘾性，且存在严重不良反应风险，我国、美国及欧盟均有对特定人群限用或禁用含可待因成分药物的规定。——译者注

很晚才结束工作。一些诊所把它们当作传统全科诊所的新竞争者。每一个地方性初级保健信托辖区都将建设一个达尔齐中心，[15] 它们有不少是由私有企业运营的，提供的服务也与传统全科诊所大相径庭。大多数全科诊所的团队由不同层级的医生组成，他们一般有各自擅长的领域。全科医生是团队的主力，他们与护理人员协同实施对哮喘或糖尿病等慢性病患者的例行照护。达尔齐中心的做法不同，那里的全科医生与护士人数之比为 1:1.2，少数中心由"护士主导"，每 10 名护士配备 3 名医生。此外，这些诊所聘请的医生有不少才刚开始执业。[16] 他们曾抱怨由于缺乏资源，像理疗和静脉切开术这样的项目已经被他们的诊所取消。现在这些项目将在达尔齐中心重现，重启它们的经费总计达 2.5 亿镑。[17]

病患悖论又来了。最适合来达尔齐中心就诊的人似乎是那些相对健康的患者，资源又一次没能直接配置到健康状况最糟的人群身上。

我更想引述一段能够体现达尔齐中心病患照护效果的研究报告，可实际上这样的内容并不存在：鲜有人去研究事关公共卫生服务的政策变化有何危害。于是，我只好援引下面这段话，它来自一位全科医生在《英国医学杂志》上对这种变化的回应：

> 经验告诉我们，即使造访全科医生的路径畅通，许多患者仍会前往随到随诊中心（WIC, Walk in Centre）。我们是一家中等规模的诊所，并且是我们所在区域预约便利度评级最高的机构之一（同时也高于英国平均水平），患者能在 48

小时内见到全科医生。我们会在急症患者就诊当日接诊，对于特别严重的患者则立即施救。对于儿童患者，我们坚持"零迟疑"政策，不论孩子情况如何，均在当日完成接诊。可即便如此，我们这里每天都有几名患者前往随到随诊中心，不少都是儿童，而我们的急诊室每天都有空位。我对最近前来就诊的患者做了个评估，发现他们去随到随诊中心主要是想为症状轻微、容易自愈的疾病寻求即刻能获得的帮助。而对本周就诊患者的评估显示，感冒、轻微皮肤问题、间歇性肠胃不适、轻度肌肉拉伤和复诊是主要的就诊原因。来就医的患者甚至连一小会儿都不愿意等——他们想要的是立即见到医生，就像突然闯进路边商店买一品托牛奶那样……我们迎合的是"想要"（want）而不是"需要"（need）。事实上，有的东西人们未必真心想要，只是因为它就在那里，而人们不了解它的代价，结果他们好像以为自己真的需要似的。

随到随诊中心模式不仅浪费资源，还从根基处伤害了我们所提供的服务——因为那里的工作人员不了解我们的患者，他们难以提供持续性或综合性照护。在个别情况下，这给患者造成了巨大的健康风险，导致他们错过治疗良机。[18]

达尔齐中心相当花钱。根据 NHS 对 2009 年收到的一则信息公开申请的回应，选择在达尔齐中心注册的患者每人每年支付的费用可达 560 镑，远远超过一般全科诊所的收费。[19]随着达尔齐中心的高花费和低效率渐趋明朗，它们的建设于 2011 年被联合政府叫停。只有经营它们的私营企业和一些企图从该项目中牟利的全科医生联合体冒出来质疑政府，它们说"政府原本想支持患者自主选择，可现在完全是打了自己的脸。"[18]

选择，就是把资源浪费在最不需要的地方的正当借口。NHS的钱似乎又一次花在了健康或基本健康的人身上，真正的患者则继续居于第二位。

▶▷　转诊管理中心

当你就医疗问题咨询全科医生时，理想状态是你们共同找出问题并确定治疗方案。你们可能觉得你身上的一颗痣看起来不太正常，认为应该把它切掉，因此你决定预约皮肤专科诊所。你还可能受到反复发作的腹痛困扰，经过你和全科医生的共同决策，你将前往消化科就诊。

这样谨慎的决策过程在全科医学领域是家常便饭。医生表达他们的关注重点和诊断的适用范围，患者则表达自己忧虑的问题、主要症状以及倾向接受的检查或治疗方案。

这样的接诊过程可能气氛微妙、难以推进。对于患者，我可能有自己的担忧和关切，但我不愿意拿自己的担忧去警示患者。同样地，我既不想夸大其词，也不想瞒报谎报。一个人想要做某项检查或惧怕做另一项检查可能有他自己的理由，接诊的工作是查明患者的症状、家族病史、工作状况、居住环境和家庭情况，接着制订出与上述所有因素相适应的治疗方案。在某种程度上，方案的制定将以我对患者的了解及患者本人、工作伙伴或他们子女的病史为重要依据。这一过程还将受到我们的居住地情况和所能得到的医疗服务的影响。当然，我在本科、研究生和继续教育阶段学习的知识也将发挥作用。

然而，小心翼翼的共同决策恐怕要被一个远离患者的寻踪游戏[1]取代了。20 世纪 90 年代中期，转诊管理中心被建立起来，以"监测、指导并控制初级保健阶段的转诊。有的中心还主动为患者确定最适宜的治疗方案，它们可能将患者再转诊至其他卫生服务机构（如其他专科医生、有专业技能的全科医生或护理专家），也可能将全科医生的转诊退回，并由原医生继续处理。"[20]

这样做有时候相当奏效。举个例子，假如我不知道有一位专科护士能为需要长期插导尿管的患者安装导管，我就可能将患者转给泌尿专科医生，可事实上这项工作由护士做是更好的选择。不过，有些再转诊可能辗转于转出人和适宜接诊的人之间，并浪费更多时间。英格兰某地的全科医生发现，他们有 12% 的转诊被转诊管理中心拒绝或再转诊。[21] 在一些地区，转诊管理中心的经营者是私营企业。[22]

很明显，全科医生与患者在二级保健服务中的互动模式也发生了巨大转变。这一切是怎样发生的？

转诊管理中心赖以存在的合理性依据没有患者或医生想要的那么清楚明白。一则发表于 2008 年的考克兰评价综述了与转诊有

---

[1] 寻踪游戏，即 paper-chasing，在游戏中，前方的人沿途撒下纸屑，后面的人根据纸屑踪迹追逐寻找。——译者注

关的研究。它说："能够作为该政策可行性依据的审慎研究数量有限。当前掌握的证据显示，只有地方性的主动教育干预对转诊率发生了影响，这包括对二级保健专业人员的教育和结构化转诊单的制定。"甚至预制转诊单优于传统转诊信函的证据，也仅在少数几个定义清晰的临床领域得到验证：不孕不育、前列腺肥大和血尿。[22] 然而在现实中，像这样定义清晰的问题只是少数，大多数问题难以直接归入界限清楚的类别。面对更复杂的临床疑难，转诊管理中心能表现得多好？至少没有证据显示它表现优异。早在2006 年，《英国医学杂志》的一篇论文就曾断言："中心工作的有效性缺乏证据支持，费用支出也难以预测：转诊过程中的评估有可能犯错，并延误患者病情。"[23] 直到 2010 年，健康智库国王基金会审查了证据并告诉我们，这些中心"没有带来医疗品质的提升和就医支出的节省"。[24] 它还恳切地说，"证据表明，不是所有全科医生向二级保健的转诊都有临床必要，或者说，不是所有转诊患者都必须由医院提供照护"。[24]

当全科医生把患者转至二级保健，医生和患者就已经共同做出了一项决策。我们本应在证据指引下行事，可证据存在瑕疵，从来都不完美，还伴随着不确定性。患者有权在充分知悉证据的基础上自主决策，不应被强迫选择某种特定路径或遵循单一指示。

当然，不是所有全科医生的转诊都有必要：高水平医疗服务更需在毫厘之间拿捏。透过科幻中的"回溯镜"，我们或许能预测未来的诊断，还能解决"不必要"的推荐问题，但很不幸，这样的宝物不存在。那么，什么样的转诊才是既有价值又有效益的？

►▷ 两周等待

筛查试验的目的是筛检无疾病症状的人群，尝试在病程早期发现问题。医生的提议大都差异不小，这意味着人们将或多或少地遭遇：疼痛、眩晕、咳嗽或性质不明的肿块的困扰。在我们提供有效治疗或认定治疗是不必要的之前，准确的诊断不可或缺。

"两周等待"完全是政治的产物，而非临床上的必要干预。它是由工党政府在 1998 年设计出来的，用以回应常规门诊预约等待时间过长的问题，以及英国与其他国家相比低下的癌症生存率。[25] 早些时候，包括我在内的全科医生所做的转诊可分为三大部分。第一部分是"紧急"转诊，适用于症状堪忧、不能等候数周的患者。对于这些病例，我将发送传真甚至直接尝试与相关机构的医生对话，以确保照护计划安排得当。接下来的一类叫"近期"转诊，这些患者暂无生命危险，但他们的病情仍然令我担忧。常规等待时间不适合他们，但他们也没有立即就诊的必要。最后，"常规"转诊才是最大的患者群体。或许国内不同地区有不同称谓，但各种转诊的区别基本如此。如果一位女性的乳房上长了一个清晰可辨、触感坚硬、形状不规则的包块，或一位男性直肠部位的肿块已经开始流血、溃烂——高度怀疑是癌症——我将很快让他们得到专科医院的照护。而且，我一贯如此。

不确定性是全科医学的警世箴言，几乎不存在 100% 确定的诊断。即使面对相对常见的问题如泌尿感染，在向患者解释清楚通常的康复方案之后，我将告诉患者如果有任何意外或反复就立即回来找我。一般来说，当我不确定患者的真正病因，我就会将他们转去医院做检查。不少情况下，我都会在接诊表格上填下一些我所怀疑的严重疾病，这相当有贝叶斯风格。如果我能准确预见哪些患者需要检查深层病因或哪些患者不需要，我将为自己和患者节省大把时间、精力和金钱。可惜已有研究告诉我们，这样的预测是天方夜谭。

医生在医学院学习的时候，一定都学过"警示征象"（red flags），也即一经发现必须作为首要任务处理的症状。出血是一项显著特征：如血尿、大便或痰液带血。无原因的体重减轻、吞咽时持续的肿胀感——这些症状都要求医生立即做出反应，它们是潜在癌症的基础性征兆。

我当然也会立即将这些患者转去做检查，但诸如此类的"警示征象"预测癌症的准确度如何呢？

全科医学研究数据库是全球最大的全科诊所匿名医疗记录电子数据库，它收集了 630 家全科诊所的数据，涵盖了约 500 万名患者。[26]2009 年,《英国医学杂志》刊发的一篇论文利用该数据库研究了"警示征象"在预测严重潜在疾病，如肺癌或肠癌方面的有效性。[27]

以咳血为例，研究人员发现，4812 名患者出现了这种"警示征象"，其中有 297 人被诊断为肺癌，也就是说只有一小部分——约 6%——出现肺癌"警示征象"的人真正罹患肺癌。其他患者的问题主要包括感染、血凝块、异常出血、心脏疾病、肺部积液和慢性阻塞性气道疾病等。

其他"警示征象"情况相仿。研究人员找出了5999名吞咽困难的患者，他们中有290人在3年内确诊食道癌或胃癌。这反过来说明，以上患者中的95.2%并未患癌。他们的问题主要是炎症、食道狭窄、食道裂孔疝或溃疡。

美国《国家癌症研究所杂志》2010年发表的一篇论文也叙述了类似故事，当时正值癌症慈善组织和科研机构呼吁加强卵巢癌早期诊断。它们声称卵巢癌的早期征兆是腹胀、尿急或尿频，而上述研究发现，只有0.6%—1.1%出现这些征兆的女性被确诊为卵巢癌。[28]

很显然，大部分女性虽然发生了这些症状，但没有患卵巢癌。另一项发表在《英国妇产科杂志》(*British Journal of Obstetrics and Gynaecology*)上的研究访谈了124名女性，她们均因疑似卵巢癌被转诊至医院。医生笼统地告诉她们，正如卵巢癌给人们的一贯印象，"它绝非沉默杀手"。[29]研究人员发现，她们被转去做进一步检查的原因包括腹部、身体肿胀、食欲不振或阴道出血。然而，未患卵巢癌的女性也可能由于其他原因出现上述症状。换句话说，"警示征象"不够准确，在癌症预测上的作用也不是特别显著。在辅助诊断方面，症状不是最有效的，查明症状以后的超声检查才是，这也是患者首先要做的诊断试验。

"两周等待"政策还尝试将患者分类。其目的在于，全科医生可以将自己的转诊分为疑似癌症和非癌症两类，这或许能让癌症诊断更加及时，生存率也更高。我讲过，借助"警示征象"准确诊断癌症的想法与事实相悖。我们不可以对这些症状掉以轻心，但也无法依赖它们确诊癌症。

还有一项研究重点关注了肠癌症状。研究利用了同等规模的全科医生数据库，在确诊肠癌的患者与未患肠癌的对照组之间进行了考察。研究人员发现，在发生直肠出血或通便习惯改变这两种"警示征象"之一的患者中，实际罹患肠癌的仍是少数，比例分别为15.6%和11.2%。[30]"症状最显著的结直肠癌仅会呈现低风险症状，"他们写道。"至少一半人……出现便秘或腹痛这样的轻微症状，我们并不掌握通过它们识别潜在癌症的针对性手段。"他们指出，适合此种情况的诊断测试是结肠镜检查，而这种检查附带一定的严重并发症风险。

除非初级保健医生掌握瞬间透过症状找出癌症的魔法，否则两周等待政策很难奏效。但问题是：我们钟爱的临床"警示征象"在确诊和排除癌症方面都不管用。而且，纯粹从癌症风险的视角看待这些症状，将削弱它们对及时诊治其他疾病的指导价值——例如，心力衰竭的症状与多种癌症相似。

两周等待的效果既没有达到公众预期，也不符合政府的希望。英国消化内科学会在一次会议上拿出了证据，指出"两周等待的实施以常规转诊等候时间显著增加为代价，却未能有效地在尚能治疗的阶段识别癌症"。对区域性综合医院进行的两次检查发现，约有1/2到2/3的癌症患者来自"常规"转诊而非"紧急"转诊。[31]2009年，一项系统评价确认了这一点：按两周等待规定转诊的患者中有 9.5% 罹患肠癌，5% 有胃癌或食道癌。确诊肠癌的患者有 2/3 没有经过紧急转诊，而主要来自"常规"名单。[32]

这与证据相符：如果你发现了"警示征象"或"低风险"症状，你仍然很难判断谁将从优先转诊中获益最多。只有一件事是明确的，在"低风险"人群的癌症隐患导致医疗负担明显增加的情况下，你必须对"常规"转诊格外关注。2005 年，《英国癌症杂志》（*British Journal of Cancer*）发布了两周转诊对肺癌诊断的效果报告。[33]

肺癌的情况有些不同。只要在胸片中发现异常，许多患者都会被转诊做进一步检查。研究分析了超过 1000 名被转诊患者的情况，其中有 650 例肺癌得到确诊。研究人员发现，两周等待方案改变了患者的就诊方式。在两周内见到医生的紧急队列患者占该队列总人数的 71%，而在该方案引入之前，这一比例为 84%。同时在研究期间，经紧急转诊并确诊癌症的患者比例也从 78% 下降到了 46%。两周等待没有改变确诊癌症的时间早晚。不仅如此，研究人员发现它不仅让等待名单变得更加冗长，而且："目前，两周等待计划在缩短肺癌患者等待时间方面是失败的。"作者明确指出，常规转诊作用不大且有失公平，只会耽搁时间。他们表示："非经两周等待系统转诊的患者将在顺序上居于劣势地位，精明的全科医生只好通过该系统转诊他们的患者。"

政客常常会想，这个问题能否通过更健全的全科医生教育或培训解决。这的确很诱人，但事实无法改变：想查明哪一种症状预示着潜在的严重疾病是非常困难的。唯一有效的办法是为每一名潜在重症患者制订合理的照护方案：我们难以简单地通过症状找出羊群中的狼，因此，基于症状让一组患者凌驾于另一组之上也不可取。

不只肠癌和肺癌是这样。2007 年，《英国医学杂志》的一篇论文称：

> 针对乳腺癌的两周等待规则正在耽误患者。当前，两周等待转诊的癌症患者人数正在下降，而通过常规转诊前来就诊的癌症患者比例已经高到不可接受的程度。[34]

这是我们已经知道的。2005 年，就有学者响亮而清晰地陈述了下面的事实：

> 两周等待系统内恶性肿瘤的低诊出率和系统外恶性肿瘤患者的高比例已引发持续关切。与以往一样，依旧没有证据表明两周等待对生存率有正面影响。[35]

在 NHS 启用两周等待转诊方案之前，我们为什么没有先做个效果测试呢？政治不该凌驾于事实之上。医院被要求满足两周等待的目标，其他患者则可能进入长达 18 周的候诊队列。由于两周等待系统以外的患者顺序靠后，我们正让原本及时迅速的癌症诊断变得越来越难。这件事与筛查相比同样令人担忧：前者把救命作用不大的筛查试验和检查项目强加给毫无症状的健康人群，后者让真正有健康问题的患者排起了候诊的长队。在决定哪一名患者能够及时接受医院治疗这件事上，我们的做法还需更讲伦理、更求实际、更具效率。

第三部分

更好的照护

  如果患者成为顾客，那医生就成了供应商。于是，医生的工作就是积极响应患者，满足他们的一切猎奇要求。接下来，医生就得按照患者的愿望行事，枉顾整形手术可能对患者有害、基因筛查可能制造恐慌，或是开出没有证据支持、副作用明显、效果被夸大的药物。利用大病牟利，甚至把正常人变成患者将成为医生的特权。当医生空有精湛技术而不讲伦理准则，患者能得到更好的服务吗？

第十四章　患者何为？

1994 年，我从医学院毕业。那时，医院简朴的走廊上成排陈列着名医的塑像，"他们"已经积了灰，眼神挑剔地俯视着我。对质疑"权威"智慧的畏惧加深了这种寒意。此后，医生走下了神坛，这大概要归因于臭名昭著的哈罗德·希普曼[1]（Harold Shipman）以及其他"医疗丑闻"。疏离感的消失和判断医疗正当性的新需求其实是好事。医生本身也是普通人，患者也有能力参与医疗过程。放血疗法和额叶切除术曾经由于医生相信它们有效就大行其道，但如今已经被叫停多时。患者也逐渐学会开口表达自己的想法，利用网络等媒介交流互动、共享信息。

与此同时，不少健康慈善组织和支援团体改变了它们的目标。不少组织不再为患者提供财务援助和有效信息，转而成为激进化、运动式的游说集团。制药公司也不再满足于派遣打扮入时的销售代表向医生派发铅笔和便签了，而开始对患者团体进行渗透，并向新入职的护士和药剂师提供"教育"。随着制药业开始在教育项目中夹带私货，以更为聪明隐蔽的方式取代公开广告来传递它想表达的意思，医生得到的信息愈发真假难辨。甚至 NHS 直通车都

---

[1]　哈罗德·希普曼是英国全科医生、连环杀手，先后使用海洛因、吗啡等药物杀害了 200 多人，2000 年被判终身监禁，2004 年在狱中自杀身亡。——译者注

加入了一项阿斯利康的哮喘药物项目患者电话追访计划，它的一名药剂主管说："NHS 直通车也热切期望与其他制药公司合作运营患者支持项目。"[1]2010 年，《制药时代》（*PharmaTimes*）刊文称："终端客户往往信息匮乏、闭目塞听，而欧洲的制药公司一直都在努力攻克这一悖论。公共关系、媒体亮相和疾病认知运动能在一定程度上消解这样的隔阂，但是要想更直接地接触到药品的真实用户，制药业就必须与患者团体保持良好关系。"[2]

这是患者想要的吗？患者——或潜在患者——想成为"顾客"吗？成为医药的顾客将牵涉到方方面面的风险，包括受到广告的蒙蔽、因恐惧被诱导消费，以及受邀接受结果不确切、作用模糊的筛查试验。顾客的注意力是全行业竞相吸引的对象，他们每天都不断接到提醒，获悉自己存在这样或那样的健康隐患，而且还缺乏足够"认知"。

如果患者成为顾客，那医生就成了供应商。于是，医生的工作就是积极响应患者，满足他们的一切猎奇要求。接下来，医生就得按照患者的愿望行事，枉顾整形手术可能对患者有害、基因筛查可能制造恐慌，或是开出没有证据支持、副作用明显、效果被夸大的药物。利用大病牟利，甚至把正常人变成患者将成为医生的特权。当医生空有精湛技术而不讲伦理准则，患者能得到更好的服务吗？

如果真是这样，将没有任何人会为照护患者操心。不论是健康人还是患者，都只能到处求购医疗服务，并将"买方责任自负"的规矩谨记于心。罹患疾病并处于恐惧中的人们将找不到可信的人为他们治疗，"治疗"可能徒劳无功，甚至比疾病还危险。前来照护你的人可能只是出于自利，而非为了你的健康考虑。增进大众健康的职业理想将不再是选拔医学生的标准。只要做自己想做的或患者乐意付钱的事，医生就能随便赚取财富。精神医学、老年医学、康复医学和学习障碍治疗将停滞不前，因为私营诊所难以进入这些领域，而且它们也不赚钱。迎合亚健康人群的体检项目将蓬勃发展，它们的根基是顾客的要求，而不是证据。

还有什么办法吗？

▶▷　专家型患者

如果你在卫生部大楼里仔细留意，总能听到一声对"专家型患者"清澈响亮的呼叫。这个新头衔会授予应邀前来参加一门课程的慢性病患者，这门课每周固定时间开课一次，由非专业人士讲授。卫生部报告称大多数人——60%——都患有慢性疾病。[3] 课程面向每一个患有"慢性疾病"的人，涉及的疾病从关节炎到季节性情绪失调，无所不包。但如果卫生保健占据太多时间，就不是所有的患者都愿意参与进来了。生病的支出本来就包括预约医生、就诊和取药的时间成本，还有患病或康复期间的误工成本以及丢掉饭碗的成本。慢性疾病经常造成家庭生活的混乱：我们知道，有很多人在不同程度上无偿担负着照顾患病家庭成员或朋友的任务。

现代病患的悖论又一次出现了。你越需要帮助，越能从医疗中获益，想得到它却越难。

"专家患者计划"（EPP, Expert Patient Programme）由 NHS 运营，它的口号不乏夸张成分："控制你的病情，别让它控制你。"该计划提供"管控关节炎、哮喘、糖尿病、心脏病和多发性硬化的必要信心、技能和知识。"

有件事毋庸置疑。人们理应拥有优质信息渠道，并取得能够辅助他们做出妥当医疗决策的信息，而且他们还有权得到必要支持。可如今的趋势是，患者在难以预知的情况下被过度卷入医疗决策，被强加了等同于医生的责任。

有时候，这样做有其意义。毕竟最终接受治疗或服用药物的是患者，不是医生。但是，确保患者在副作用最少的前提下得到最优治疗，难道是患者自己的责任吗？这一责任应该延伸多远？难道患者有义务自己上网查找更好的治疗方案？专家患者计划把上面这些称为"自我扶持"。

病得越重的患者，就越难以完成这项作业。如果我病情危重，已经无法为自己找到可行的最佳治疗方案，我希望别人能够代劳。可现实是，唯有最积极、最有学问和最健康的人能够凭借寻找"最优"资源的能力占据先机，这到底是为什么？

不论患者的医学素养和能力如何，他们都应该得到同样好的治疗。医生有责任确保这一点，这是职业精神的要求。然而如我们所见，不论对于患者还是医生，不含偏见的建议和治疗都难觅踪影。

2010 年关停的国家初级保健研究与发展中心（National

Primary Care Research and Development Centre）曾有一支团队对专家患者计划进行过评估。2004 年，该中心发表了对专家患者计划的评估报告，其中一些内容极具启发性。例如，一名管理人员特别提到了计划的命名：

> 即使是患者自己——我姑且这么叫吧，因为没有更合适的称谓了——也表示他们不喜欢这个名字，他们不觉得身负某种残疾或病痛就意味着他们成了患者。他们不认同"人人都是潜在患者"的说法，觉得自己又被贴标签了。从全科医生和顾问医师的角度看，他们当然不喜欢"专家"这个叫法，因为他们觉得这个华丽的名字文不对题。你懂的，在我看来它想表达"我的患者比我更懂（他们的）病痛"。可医生不这么看，他们的看法颇具威胁性："我知道该怎么做，你什么都不懂。"[5]

"专家型患者"命名的这件事本身就十分荒谬。患者当然是最了解自身感受并能最准确地描述自身遭遇的人，这一点只有他们自己能做到。也只有他们清楚自己能在诊疗过程中容忍多大的不确定性，或想要做哪些检查。但是，让医生和患者比谁在这个领域更"专业"是愚蠢的做法。"患者"这个词可能比"人"更好地描述了医患关系的性质，而且医生与患者在对疾病的知识和解读预判能力上终归存在差异。医生和他们的诊疗对象之间的紧张关系是由政客一手炮制并传播开来的，这个现象着实有趣。我们可能好奇其中原委。难道，我们想要医生和受过训练的患者互相医治不成？

我们还应发问的是，成为"专家"是否给患者带来了好处。有一项研究认为，参加课程的人在生活质量上获得了与他们的付出相称的提高。项目用来衡量生活质量的指标是质量调整寿命年（QALY）[1]，并以 0.020 的得分为起点，[6] 处于完全健康状态满一年的人得分为 1.0。[7] 那么，课程在指导学员健康管理方面发挥了多大作用？我们对此有些不确定。2009 年，一项考克兰评价专门研究了非专业人士发起的自我管理项目——与 NHS 提供的一样——的证据材料，并总结称：

> 这些项目也许能在短期内小幅提高患者对疾病管理的信心和对自身健康的认识，它们还提升了人们做有氧运动的频率。尽管它小幅改善了疼痛、残疾、疲劳和抑郁等问题，但这些改善没有临床意义。项目并未提高患者的生活质量，也未能改变他们的就医次数或减少他们在医院中花费的时间。[8]

国家初级护理研究与发展中心还访谈了参与专家患者计划课程的学员，它发现：

---

[1] 质量调整寿命年（Qualified-adjusted Life Years），一种经过调整的期望寿命算法，在健康质量的计算中需要考虑生理、心理、社会和症状等多方面因素，进而作为衡量健康水平和干预程度的尺度。——译者注

　　……即使是那些表达出迫切求助需要的人，有时候也会将自己描绘成社会比较中的正面范本，这恰与 NHS 服务在供给有限性和道义性方面的社会认知相一致。它表明，专家患者计划等项目中的社会比较可能对一些人有益，但对于其他人的长期健康管理来说，它加剧而非减轻了健康不平等。[9]

关键点是：最弱者所得更少。

专家患者计划本应向受病痛困扰最严重或最无能为力的人倾斜更多资源，可它看起来对此准备不足。越是口齿伶俐、信息完备、时间和精力充沛的人，反而越能从计划中得益。即便不参与计划，这些人也大可自助。实际上，正如国家初级护理研究与发展中心发现的，这就是现实情况。

　　专家患者计划实施初期，被吸引来的学员都曾上过自我管理课程，且以中产阶级、受过良好教育的白人居多……如果能够从自我管理技能学习中获益最多的人群（特别是来自少数族裔和贫困地区的人群）被排除在外，那么计划的一个重大缺陷就是加剧不平等。[10]

况且，没参加过专家患者计划课程的人就一定不如参加过的人专业吗？

这项计划并未很好地惠及最需要帮助的患者。

▶▷　自我管理与知识共享

专家患者计划的课程整齐划一，缺乏个性化内容，这也部分是我担心的事情。知识和资源以团体形式灌输，没有了一对一接诊的个性化和私密性。这项已有超过 80000 人参加的课程改变了病友们分享信息、相互支援的传统方式。[11]

为人们提供足够的健康信息和管理建议是优质医疗的应有之义。实际上，英国医学总会早已明确，医生应当"为患者的自我照护提供支持帮助，以促进和保障他们的健康"。[12] 按照这一要求，当我们在讨论一位抑郁症患者的治疗方案时，我将确保患者知悉病情恶化的表现和处理方法，以及如何选择必要的药物、药物有何副作用、怎样应对这些副作用等。我还想与他们分享一些合适的书籍或网站，以及用于进一步求助的电话号码，这些个性化信息才是接诊的核心。没有这样的讨论，接诊就难以发挥应有的作用。我很确定自己也时常做不到这一点——但在全科诊所接诊慢性病患者极少是一次性的，我还有接待复诊患者并详细传达信息的机会。在大部分情况下，短短 10 分钟的接诊都不足以做到这些，但它是一个好的开始。例如，如果一位患者有哮喘，我将确保他能与我们的护士保持联络，并从护士那里得到后续指导，如哮喘复发的危险信号以及可能的新药方等。如果患者有慢性支气管炎，我们期望防范病情加重：这可能需要确保患者家中储备着类固醇药物，或加入提升肺功能的训练计划。这些做法无一例外——都是优质医疗的常规组成部分，医患双方将因此就有针对性的最佳治疗方案达成一致意见。

专家患者计划就不一样了。一方面，传统上，本地患者团体一般由护士或医生与患者协作运营，并将确保必要信息、提示和知识被及时传达给新老患者。糖尿病或癫痫患者团体的工作尤其有效，它们有能力与当地医疗机构探讨专业问题，或就新治疗方案的价值与医生展开讨论。本地居民均可参与团体工作议程的制订，这些团体也往往能存续数月乃至数年之久。另一方面，专家患者计划显得照本宣科，不了解学员情况的非专业志愿者就能运营相关课程。

由于医生对患者的病情往往更加了解，将信息传达给患者就是整个医疗过程中极其重要的一环。此外，传达信息的方式必须对患者有价值和帮助。专家患者计划只能影响到有意愿参与的人——很显然，只有最积极的人会去上课。有效信息和个性化照护不是全科医学的常规目标吗？

同时，专家患者计划也缺少专业人员帮助患者成长为医生的协作者。患者被丢弃在一片蛮荒之地，唯一的信息源就是媒体，可是他们不知道如何甄别媒体上关于新兴疗法的信息是真是假。患者本应了解媒体报道的那些最新"发现"对长期慢性病疗效如何，可他们实际看到的是怎样健康饮食，这些信息能从 NHS 的开放资源轻松获得。专家患者计划的罪责在于仅仅带来了一场消费者的狂欢，却未能响应患者的深层次需求。它传授的放松技巧和深呼吸练习在随便一家健身会所就能学到。

▶▷　我的决策我做主：是至理箴言，还是车轱辘话？

"医疗顾客"这个概念才刚刚发端。2010 年，卫生部长安德鲁·兰斯利（Andrew Lansley）发表了《公平与卓越：解放 NHS》（"Equity and Excellence: Liberating the NHS"）白皮书，他承诺："在信息革命的支持下，患者将得到更多选择权和控制权，医疗服务将更积极地响应患者需求，并围绕患者搭建设计，而不是患者围着服务团团转。其基本原则是'我的决策我做主'。按照新方案，患者能够自主选择注册哪一家全科诊所，不受居住地限制，他们能在顾问医师指导的团队之间选择自己最满意的。更通俗透明的信息，例如患者评分将帮助他们与医护人员共同做出选择。"[13]

判断一种说法是否愚蠢的办法之一，是判断与之相反的说法是否值得论争。例如，如果一个人在"抗击癌症"，我觉得这话就没有意义，因为没有人"想得癌症"。如果"我的决策我做主"是一个重大突破，它的对立面同样值得说两句。因为它的对立面——强迫别人做事却不让他发表意见——非常荒谬，我认为"我的决策我做主"不过是华而不实、毫无意义的车轱辘话。医生基本上不会违背患者的意愿行事——仅在少数情况下有例外，如报告可疑的虐待儿童案件或将严重精神病患者暂时收容在医院。且这些情况也不由医生决定，而是有专门的法律规定，并由受过专业训练的社工执行。除了这些例外，任何违背患者意愿的做法都是有违职业伦理的行为。过往历届政府都坚持这一原则，它不会因为谁执政或谁在野发生变化。如果未来某一届政府要求医生强迫患者做筛查会怎么样？医生绝不该同意，医学伦理要求医生与朝三暮四的政令保持距离。

相反，我们得到了代替患者做决策的政治驱动力——不该越俎代庖的决策除外。政治议题又一次助长了病患悖论：病情越轻，却能得到越多关怀。如果你大体健康，只想看看在哪家机构做髋关节置换更好，你大可在网上轻易获得信息。而如果你是国家统计局在 2010 年估算的从未上过网的 920 万名成年人之一，[14] 你一定会发现做同样的事非常困难。即使接通了互联网，我们可能也没有时间或能力担负起这样的责任。如果我们病情严重——如严重精神疾患、剧烈疼痛，或注意力受到焦虑和恐惧的影响——指望我们自己找到最好的照护无疑是奢望。

以美国刑事辩护律师梅格·盖恩斯（Meg Gaines）为例，在她身患卵巢癌、痛苦不堪的时候，她却发现什么决定都得自己做。

医生的喋喋不休变成令人厌烦的祈祷文，而这一切只是为了医疗的正当性："我们尚处于医学知识的外围，"他说，"谁也无法确切地知道你该做什么。所以，你得从自己的价值判断出发，自主做出决策。"盖恩斯女士被肿瘤和化疗折磨得疲惫不堪，掉光了头发，顿感天旋地转。"我不是医生！"她大叫道。"我是一名刑事辩护律师！我怎么可能懂得这些？"对于现代患者，这既是祝福，也是枷锁。一代人以前，患者呼吁获得更多信息、更多选择和对治疗方案更大的发言权。

在很大程度上，这些正是他们得到的：海量的信息、若干种治疗选项，以及自主选择的权利。随着患者意识到这实际是一种新的责任，有的人满怀骄傲地欣然接受，并雷厉风行地为自己决断。但许多人发现，扮演现代患者意味着在不确定性、孤独、恐慌和压抑中蜗行摸索。[15]

我这样讲并不是反对患者获取公开信息，一切临床研究都应免费提供给任何想阅读它们的人。我也不觉得医生应该主宰患者的决定，但是正如英国医学总会所说，职业伦理要求医生营造："建立在公开、信赖、沟通基础上的医患关系，与患者在满足他们需求的道路上携手并进。"[16]

医学万能论相当危险，施加于患者身上过重的责任一样可怕。政客的想法是，人们会为了获得最优质的照护积极努力，他们将找到医疗信息并进行有效的分析。如果医生对患者的需求盲目默许，他们就无法提供建议、指导或专业观点，医疗"顾客"最终还是得自己为自己操心。

这样的哲学对医学伦理和医生职业精神不管不顾。对于各种各样关乎己身的决策，患者当然应负起责任，至少是部分责任——如饮酒多少、锻炼多少等。可白皮书却说应当实现："所有患者都对照护和治疗享有更大的选择权和控制权，他们有权在相关领域内任意挑选有意向的医生，有权自由选择治疗方案和医疗机构。"[17]其用意在于让人们货比三家，然后找到自己最满意的医疗服务。

政客所谓的"选择"仍然只适用于身体状况基本健康的人。让我们看看：通过工党政府自 2005 年以来持续支持的一家成本高昂的网站"选择与预订"，患者能够自主选择就诊医院。如果你想在邻近家庭成员居住地的机构做手术以及时寻求他们的帮助，通过 NHS 就能做到。例如一位独居的女士想做髋关节置换手术，她的女儿全职工作并住在 400 英里外，而她想在女儿家附近做手术，并于康复期间居住在女儿家里。我作为全科医生唯一要做的就是帮她预约合适的医院，这没有任何反常识的地方。或许这样的要求不多见，但完全可以这么做。这样一种可塑性强、用户友好的路径已经逐渐被医院联合体的内部市场和竞争关系所取代。

为了使这种选择再度成为可能，"选择与预订"网于 2004 年被整体引入全科医疗体系。然而它的运营没有建立在友好协作的原则上，它的根基是萝卜加大棒式的金融手段。通过该网站完成转诊的全科医生将获得报酬，3 年多时间里，我们正是在超过 1 亿英镑的金钱激励下做这件事的。[18] 医生痛恨"选择与预订"，认为它浪费时间，界面也不友好，还经常为患者指定不合适的专科医生。一位心脏专科医生说"新系统给患者的旅途设计了错误的航线，而我们则失去了对它的掌控，它将延误治疗并把医生的职业生涯搞得一团糟。它令人非常失望，我们不喜欢它"。[19] 新系统的预期开销超过 2 亿镑。[20] 在"选择与预订"上线之前，顾问医师只要"审核"一下全科医生的推荐，认可请求的急迫性以及受转诊机构的合理性就行。这样敏锐又实用的程序如今不复存在了，因为计算机系统还无法像人类一样思考或结合新信息调整方案，它们还不具备排除或否定错误参数的能力。病情最危重的患者到底怎样才能获益呢？事实上，他们无法获益。

我们的医疗体系把一个经过精心包装的计算机系统放在了公众的健康福祉之前，在这一体系里，不论是医生还是患者都难以获得健康。所谓竞争市场，就是一个总会有人成为输家的地方。

▶▷　给医生评分

那么，新"掌权"的患者怎样选择接受治疗的机构呢？专家患者计划不会教患者如何分析证据或原始统计数据。可是，政客却试图让患者相信他们能够通过"NHS优选"网站或其他类似网站评价医生，其简单程度就像在旅游网站上给酒店打分一样。2008年，时任卫生部部长的本·布拉德肖（Ben Bradshaw）说："在参考过至少两本旅行指南并看过猫途鹰（Trip Advisor）之前，我绝不考虑动身度假。我们需要在健康领域为新一代完成类似的工作。"[21]

这会造福患者吗？别人对医生的评分能给我们带来更好的照护吗？还有，这样做能帮助医生提高医术吗？

我们尚不清楚这一切努力能不能带来实效。向你的邻居打听哪位全科医生更靠谱，你最起码能确保所得意见的真实性。我会听从自己信赖的人，朋友当然值得信赖，陌生人就不一定了。而网上对某一位医生的负面评价，可能来自一位想要医生开出额外的替马西泮却被（正当地）拒绝的人，也可能来自一位想求医生开病假条却被告知自己的身体状况适宜工作的人。询问真实存在的人，能让我确信为一名受欢迎的医生等待是值得的：如果他迟到了，可能是因为他花了很长时间解决上一位患者的问题，而非因为他在喝咖啡或过烟瘾。有一次，我自己在候诊室里等待的时候听到两位先生对一名抱怨医生太慢的患者这样说："当然慢了，这是因为他为患者花了时间。"听信网上患者评价的主要问题在于，它非常容易走极端，要么评价非常好，要么特别差。我们无法确定该信谁。

这一信息很关键。要想围绕患者决策机制的效果开展严肃认真的研究，就必须着力收集合理得当的启动资料。例如在我的诊所，每一位医生每年会邀请50位患者对医生和就医情况做出评价。这意味着评价结果来自实实在在的人，而且包含各种观点。政府该推荐患者以不完整或存在偏见的资料为依据来挑选医生吗？

另一个问题是摆在医生面前的。如果我收到一条网络差评，接下来我该做什么？现在，"NHS优选"上就有一条对我的抱怨，因为某位患者抽血后出现了瘀青；还有一条来自一位认为自己被误诊了的患者。但是接下来会发生什么？我认为瘀青是个影响轻微、意料之中且将很快恢复的问题，甚至都不算问题。误诊漏诊可能是灾难性的，我将希望找出问题所在，查明原因并予以纠正。但在网络上这位患者无迹可寻，我甚至都不知道该怎么查明网上的抱怨究竟是不讲理的牢骚，还是我诊所里某个严重问题的信号。

如果评价由患者直接告知诊所，那我们就有机会得到改进和提升。我将能很快地评估问题，与我的同事讨论对策，并在必要时立即着手处理，最后将处理情况反馈给患者。事与愿违，政客倡导患者不要与自己的全科医生直接联系，而是在网上像商业顾客一样做点评。我们这些小型全科诊所可没有公关部门，也不会发起媒体运动。我们不会花纳税人的钱去聘请一个商业营销团队来吸引和诱导患者，我们也不应该这样做。商业气息过重的医疗将受到伤害，不论它是由医生、患者团体、短小精悍的口号还是制药公司造成的。当患者被贬为买方，他们拥有的就只剩下购买力了。面对各式各样包装过度的医疗产品和服务，他们极易上当受骗。他们分享医疗不确定性和未知风险信息的技能在公关宣传和硬推销的浪潮中显得不堪一击。

NHS 的医生应当为患者提供更有价值的东西——这就是他们的职业精神。NHS 要改进自己的服务，当然应该寻求患者的意见。但这必须惠及全体患者，而不仅仅是那些有能力查阅评价、规避风险的患者。否则，我们就又陷入了迎合最健康和最富裕人群的怪圈，而忽略了其他多数人的需要。选择并不总是有意义或有帮助的。

第十五章　信息宁缺毋滥

好的决策需要适当的信息。如果一项大规模随机对照试验能够摒除偏误，以长期资料得出有效结果，并且不偏不倚地评估利弊，我们一定要创造条件畅通无阻地得到这些结果。有了好的信息，选择会更加容易。

事实上，优质信息相当稀缺。对于正在做的事情，我们有成千上万个问题等待回答，然而却从不关注我们还没做的事情——看一眼英国疗效不确定性数据库（DUETs database）就知道了，它储存着成百上千个与疗效不确定性相关的问题。[1] 在积累高质量资料方面，我们还面临着非常突出的问题，而这项工作对患者意义重大。对于科研人员和医学期刊来说，效果不佳的药物或其他疗法远远不如效果拔群的那些有吸引力，结果就是期刊发表的负面结论更少了。[2] 由此形成的大气候充斥着关于治疗的正面信息，但这些正面信息却不是公允信息。而且，没有什么东西（伦理考虑除外）能阻止制药公司掩盖它们不想见到的数据。还有如我们所见，它们自己频繁得出的数据也在掩埋之列。

接着让我们审视临床试验本身，它们选取的患者样本也并不总是那么有代表性。例如，他汀类药物试验的被试者主要是男性——有90%——而且大多是中年人，缺少老年人群。[3] 在癌症试验中，许多少数族群的代表性不够，参与试验的黑人不断减少，引人关注。[4]临床试验总想尽可能消弭被试群体的多样性，这意味着不少出于其他多种目的服用药物的人群被排除在试验之外。因此，也许试验设计得还不错，但其结果是否适用于试验之外、现实之中的患者，仍然留下一长串问号。我们还知道，即使是已获广泛认可乃至成为标准的干预手段，也未必放之四海而皆准——例如在一项研究中，儿童组服用的单次剂量装类固醇药物大约只能帮助 1/5 的孩子加速恢复。[5]我们已经了解过，患者服用他汀或降压药获益的机会不大。对于同样的数据，从不同角度解释将能得出服药有用或无用两种截然相反的结论。

现在看来，一种健康问题越是有利可图，它的治疗方案带有的夸大成分就越多，我们想要获取准确信息就越难。例如，整个 10 月都是"乳腺癌认知月"。可我们知道，女性低估了乳腺癌的平均发病年龄，却高估了它的死亡率和发病率。[6]乳腺癌"认知"海报上的年轻女士们可能帮不上什么忙。

如果你为了向患者提供准确信息花费了时间和精力，他们将有怎样的收获？至少，如果男士得到了关于 PSA 试验的高质量信息，愿意做这项筛查的人将更少。[7]

但是，让人们自主决定接受哪些筛查或治疗的想法从未受到广泛欢迎。"决策辅助"产品——纸质或 DVD 载体的资料包——被开发出来，并面向将要接受肠癌筛查的患者测试效果。结果相当明确：更完备的信息导致了筛查人数的下降。[8]一位专门研究如何帮助人们做出筛查决策的心理学家在《循证护理学》（*Evidence-*

Based Nursing）杂志上刊文称，这一结果"令人不安"。[9]另一名心理学家指出，使用"决策辅助"的人得以更深入地了解肠癌筛查的情况，但更完备的信息减少了筛查的数量。他说：

> 要在当前情境中构造一个更合理的框架，或许应该围绕对疾病、筛查和治疗的理解，组织起有理有据的信息，以继续支持筛查——我的意思是，患者不仅要在知情的前提下决策，还要在知情的前提下接受筛查。[10]

换句话说，为了获取"想要"的结果，可以改变患者得到的信息。这位心理学家非常关注"这些自相矛盾的发现"，"对肠癌筛查态度正面、得到'决策辅助'并因此加深了认识的患者，实际上接受便潜血试验的意愿却更低了"。为什么会这样？这才是真正的"患者选择"——它让患者在是否接受筛查这件事上掌握了实质的主动权。于是这位心理学家得出的结论是，干脆让医学回到黑暗时代——那个时候，恭顺的患者只有听从医生意见的份儿。

正当得到辅助的人们为终于能够自主行动而庆祝时，医护人员却说我们应该环手抱胸表示拒绝。

在有些地方，医学伦理的根基已经被丢掉了。公众和患者应当了解关于筛查试验和治疗风险的真相，我们应该为自己做选择，而不是在强迫下行动。对于有的人来说，做肠癌筛查或许最令他们安心，其他人则认为筛查的好处抵不过假阳性的风险。将患者视作有能力的个体是医学伦理很正常的一部分，医生要做的不仅仅是允许患者为自己做出公允选择，还要鼓励他们这样做。

忘掉专家患者计划，做不做筛查是患者自己应该好好考虑的事情。

▶▷　停止筛查，开启新生？

如果拒绝一切筛查，我们会是什么样子？在发达世界，我们的预期寿命持续增长、身体更健康、受教育程度也更高。我们的饮食和交通条件都不错，交流更加便利，生育更加安全。从全身CT扫描到胆固醇检查，我们还能花钱购买到为数众多的保健服务。然而我们也看到了，与市面上的宣传相比，它们的实际好处要有限得多。

美国人迷恋一切健康体检，在那儿出生的儿童预期寿命为男孩 75.1 岁、女孩 80.2 岁。[11] 在英国，我们预期新生男孩的寿命达到 78.2 岁、女孩 82.3 岁。[12] 我们活得更久，我们居住的国家花在——或浪费在——医疗保健上的钱也越来越多。我们又是怎样安排自己的时间的？更多的筛查意味着我们把相当比例的生命花在了检查和治疗上面，可是我们检查的是自己大概率永远不会得的病，我们忍受的治疗也不会对我们的寿命或死因产生任何影响。

做过前列腺筛查的男士可能进而接受活检，接着发现自己没有任何癌症迹象。你可能觉得他们会因此如释重负、安眠稳睡。事实上，筛查组的男性与对照组中没有做过 PSA 试验的男性相比，对前列腺癌的担忧情绪还加重了。[13] 假警报的余波还在。筛查越多，焦虑就越多，哪怕结果全都正常。从一名普通全科医生的视角看，对筛查结果的担忧普遍存在，假阳性更会加剧这一情况。但是当 NHS 的宫颈筛查传单云淡风轻地提醒女性"充值公交卡 /预约剪发 / 做筛查 / 买电影票"的时候，[14] 它几乎没有表达出一点这是个重大决定的意思。实际上，唯一提及负面作用的地方在传单背后：

> 如果我选择不做筛查会有什么后果？……是否接受筛查完全取决于您。如果您对筛查不够了解，可咨询您的医生或护士，也可访问 www.nhs24.com/cervicalscreening 获取更多信息。您有必要充分了解做筛查的理由，以及不做筛查的可能后果。

在这样咄咄逼人的告诫下，不做筛查的风险完全超过了做筛查的风险。有的患者因为全科诊所没有及早推荐宫颈筛查而指责医生，出于对这一情况的警觉，不少全科诊所会要求女性签署一份表格，内容大致是她们确认自己知悉退出筛查计划的"风险"。然而，这种征求患者同意的程序并不存在。平衡被打破了，我们成了商业控制下的绵羊。

那么，倘若我们砍掉这些年做过的筛查，会发生什么？

假设现有一位体型肥胖、烟瘾严重、久坐不动的男士，他 50多岁了，胆固醇指标为 6，为此他十分担心。从医生的角度看，给他开一些降胆固醇的药片远比劝他开启减重、戒烟、锻炼等预防心血管风险（以及癌症、老年痴呆）的艰难苦旅更容易。或有一位女性，发现自己罹患宫颈癌的风险水平是"低风险——而非无风险"，但又惧怕宫颈涂片检查。完备的信息将有助于她选择是否接受筛查，如果她做了筛查，即便结果是异常，她也会知道临界的检查结果并不必然意味着癌症。孕期妇女可能决定不做胎儿超声检查，因为有信息告诉她胎儿异常的风险很低，她也无论如何都不想堕胎。

在适当情况下把患者当作足以胜任选择决策的成年人有很多好处。没有胆固醇和降醇药物转移注意力，我们就能聚焦于更加重大、全面的健康风险。为女性提供充分的筛查信息，有利于医生坚持职业准则。这些女性都是有选择能力的成年人，她们不需要 NHS 越俎代庖的家长制作风。那位孕妇也不再受困于模糊的异常结果带来的不确定性，最终诞下了健康的宝宝。畏惧宫颈涂片的年轻女士得到信息并做出了自己的判断，使自己身体的控制权牢牢掌握在自己的手中。体重超标、久坐不动的先生觉得结合减重、锻炼和戒烟，自己的胆固醇水平一定会下去，这些改变将对他接下来的寿命和生活质量产生最为可观的影响。

筛查的危害可能侵蚀掉它为人们的生活质量带来的微不足道的提升。或许它只会令我们更虚弱，深陷过度诊断以及对胆固醇、PSA 和宫颈筛查中那些"意义不确定细胞"的担忧之中。

▶▷ 让政治与健康说再见

许多与筛查相关的包袱都有政治根源。我并不特指某一个政党，事实上每一个政党都试图以最有利于扩大自身选举影响力的方式控制 NHS。

于是我们有了"选择与预订"网站，它的本意是向患者提供就诊地点的"选择"——可是它代价高昂，也不讨人喜欢。我们有了乳腺筛查，爱维娜·嘉莉承认此举有助选战，可这项筛查在证据上还站不住脚。我们有了争夺选票的政客带来的"健康人群"体检，并非有证据显示它对我们的健康有益，只因为民意调查说它受欢迎。NHS 被卫生部牢牢拴住，既没有愚蠢想法的缓冲带，也没有审查公共开支依据的委员会。NICE 的成立初衷是评估治疗方案的效果和经济性，它本是一个不错的政治产物，但它的立场却举棋不定。[15]

基本上，NHS 以免费形式提供我们所需要的卫生保健服务。然而，在按照话语权分配资源的社会里，"需要"是个过时概念。但健康服务本来就该以需要为基础：如果一位手臂骨折、剧烈疼痛的患者被置于就诊队列的末尾，甚至比皮肤轻微瘙痒的患者还要靠后，这样的健康服务就没有意义，按需要确定先后才公平。我们要是拥有 24 小时待命的医护人员随时接待患者固然很好，可NHS 花的毕竟是纳税人的钱，它通过区分急诊患者和常规患者维持正常运转。

政治与科学截然不同。科学始于我们承认自己对某个问题不够了解，于是设计试验以寻找答案。我们将对得到的证据提出质疑并反复论证，如果结论未被推翻，就可认定为有效结论。政客的做法不同：他们用未获证明的意见驱使行动。我并非全盘否定政治，但让科学和医学研究向政治意愿屈膝是行不通的。于是我们的政策就进了死胡同，既与 NHS 不相适应，又浪费时间和钱财。举个例子，国家审计署指出，尽管患者电子档案项目已经花费了多达 27 亿镑，但它并没有给医生带来便利，"效益抵不过成本"。[16]

类似的事还有不少。为了缩短髋关节置换和白内障等外科手术的等待时间，同时更快捷地提供 MRI 等放射检查，英国在 2003 年和 2005 年分两拨建成了一系列独立医疗中心（ISTCs）。这些中心花费了超过 50 亿英镑，考虑它们即将带来的巨大成功，NHS 还撤销了 23000 张床位。[17] 它们独立于 NHS，接待被转诊到它们那里的患者。如果情况复杂或发生其他问题，患者将被送回 NHS 就诊。它们的照护水平到底怎么样？有何资料显示它们能像 NHS 一样好？ 2005 年，在一份呈送给卫生部的报告中，国家卫生成果发展中心（National Centre for Health Outcomes Development）分析了独立医疗中心的成果数据，并表示："我们无法确定数据的准确性。"[18] 时任皇家外科医师学院（Royal College of Surgeons）院长、已故的休·菲利普斯（Hugh Phillips）称这些独立中心总是请外国医生做手术，他们做髋关节置换术的标准与 NHS 医生的惯常做法不同。"请一位医生从法国飞来，一个周末做 5 台髋关节置换手术，再等着这些人工关节之后'粉身碎骨'，这不够好。"[19] 眼科医生也强调了患者在独立中心做白内障手术的问题："顾名思义，机动单位将难以为患者提供持续照护。实际上，患者一旦发生眼内炎或晶状体脱落等并发症，最后都得送回本地医院'处理'。"独立医疗中心签署了照付不议合同，这意味着不论它们实际上做了多少台手术，它们都能拿到钱。即使在无须增加医疗资源的地方，这些私人机构也得到了合同。[20]

这让我回忆起我还是住院医生时遇到过的同样问题：一位十分虚弱的患者从私人机构转到了 NHS。私人医院忽然发现患者病情严重，自己无法处理，可能是因为患者需要更完备的照护，也可能是它缺少专科护士或重症监护设备。这就是作为顾客会遇到的问题，卖方可能终止合同。

悖论又来了：病情最轻的人得到了最周到的照护。建设独立医疗中心的本意是分担 NHS 中常见、简单且开支较低的疾病，倘若患者存在多项健康问题，就不该考虑独立医疗中心这个"选项"，因为它们主要处置风险最低的病例。[21] 这也对医疗效果评价产生了误导，使得在 NHS 和独立医疗中心之间做一番公平比较更加困难——因为前者接收的复杂病例比后者接收的简单病例更易出现并发症。独立医疗中心带来了意料之外的结果，它严重影响了医生的临床训练，那里的医生没有机会在专家指导下做很多髋关节或膝关节手术。[22] 崭新的治疗中心花费了大量金钱，可它们仅供病情最轻的患者接受常规治疗。病情最危重、最复杂的患者别无选择，他们没能从这笔投入中分得一杯羹，只得寻求 NHS 帮助，而 NHS 还因为独立医疗中心的存在削减了成千上万的床位。

另一项荒唐的政治倡议是约见全科医生的"48 小时目标"，它由工党政府在 2000 年提出：一切患者都应在 48 小时内约到全科医生。48 小时内能有什么神奇的事情发生？还是有什么剧变？全科诊所仅仅被要求必须遵守这一规定，但没得到任何额外资源。

于是，满足这个目标的代价是患者无法再提前预约自己满意的医生。皇家全科医师学院（Royal College of General Practitioners）院长艾奥娜·希思（Iona Heath）博士称该目标："仅仅考虑了任一患者与任一医生的会面，却忽视了一位个体患者与他喜欢的医生的会面。"[23] 接诊量没有因为该倡议的提出有所增长，它导致的结果仅仅是患者与医生的重新分配。如果患者情况不妙，那他连两天也不会等。而对于慢性病患者而言，他可能更希望提前确定好下一次就诊时间，好方便安排交通或工作，或许还能找到一位同伴带他去。48 小时目标符合一些特定患者的需求，但不论对于慢病患者还是重病患者，它都帮不上忙。

医生应该对自己的行为负责，政客也一样。但即使政客被投票罢免，他们留下的烂摊子仍将困扰 NHS 数年之久，这就是政治超越证据的后果。私人主动融资（PFI）是吸引私人部门投资公共基础设施的新型融资手段，投资对象包括新建医院和诊所。诺福克诺维奇大学医院是头一批私人主动融资项目之一，它的合作方是私人财团 Octagon。2006 年，下议院公共预算委员会报告了该项目的情况，"新医院运营仅仅两年后，Octagon 就为项目提供了再融资，将项目合同磋商时的预测投资收益率大幅提升了三倍多。"怎么会？"纳税人的钱基本上承担了项目的巨大风险，于是投资者将享受更大收益。"委员会主席爱德华·利（Edward Leigh）把这场灾难描述为"不可接受的资本主义嘴脸"。[24] 国家审计署指出，仅这一个项目就为私人股东净赚了 8100 万镑的横财。[25] 有人核算过，仅在苏格兰，以私人主动融资模式筹资要比 NHS 自主建设、直接拥有的模式多花大约 20 亿镑的利息支出。艾莉森·波洛克（Alyson Pollock）教授在《英国医学杂志》上撰文称，这些额外支出将导致医疗预算的削减。[26] 即使最乐观的政治家也不敢想象自己在 30 年期或 60 年期的私人主动融资合同届满时上台的样子，可见其中的责任永远都别想满意地划分。

"洗手"运动也是一例。2007 年，《英国医学杂志》称"英格兰每年有大约 7000 名住院患者感染耐甲氧西林金黄色葡萄球菌（MRSA），超过 50000 名 65 岁及以上的住院患者感染艰难梭菌"。[27] 时常有媒体报道说医院是不洁的地方。2005 年，卫生部下辖的国家患者安全机构发起了"洗手"运动。[28] 当历史学家分析世纪之交的政客们造访 NHS 场所的照片，他们将注意到每一位访客都会在镜头前微笑着挽起袖子，用大量酒精洗手液洗过手后才进入病房。政客学着爱上洗手，洗手也成了政治信条。医院里的工作人员被要求频繁洗手，还有专职护士负责监督医护人员，考核洗手次数并向"先进分子"颁发奖章，她们还负责向医院职工播放教育 DVD 以确保他们洗手的方法得当。工作人员还被要求佩戴写有"请询问我的手是否清洁"字样的徽章，以"发动患者接过监督职责"。[29] 没人讲过不识字的患者、盲人或失去意识的患者该如何履行这种职责，但哈默史密斯医院倒是雇了一位踩高跷的艺人"分发反射疗法课程材料"以吸引人们对洗手运动的关注。2007 年，卫生部的"制服与工装"政策建议医护人员的穿着应"裸露肘部以下"。[30] 来自米尔顿凯恩斯城的护士还耗资 1800 英镑制作了一部"洗手说唱"视频，呼吁同僚"小心洗净手指，勿给害虫侵蚀"。[31]

可是，医护人员洗手次数不够和着装不规范真的是患者感染的元凶吗？关于患者院内感染的证据可没怎么要求医护人员挽起袖子，而是大谈对医院有效投资的匮乏。卫生部恰好引用过这些证据："没有确凿证据表明制服（或其他工装）是感染蔓延的罪魁祸首。"[30] 医院过去一般自己聘请保洁人员，并由护士长统一管理。过去 10 年间，保洁工作已经交由外聘公司负责了，它们与医院协议约定承担特定——而非护士长规定的——保洁任务。这真的像有些作者声称的那样，导致医院卫生更差、效率更低吗？[32]《美国感染控制杂志》（American Journal of Infection Control）2008 年刊载的一篇评论认为："我们缺乏审慎证据证明，专门性手部卫生干预与医院感染预防之间存在联系。"[33] 实际上，医院中没有定期打扫的地方才是问题所在：病床边的窗帘有 42% 受到细菌污染，这些细菌能耐受多种抗生素，如耐万古霉素肠球菌；还有 22% 被 MRSA 污染。[34]《柳叶刀传染病》（Lancet Infectious Diseases）杂志 2008 年刊登的一篇论文显示，澳大利亚医院里的高 MRSA 感染率应归咎于过度拥挤的环境和人员配备不足。[35] 无独有偶，早在 2005 年，研究人员就发现英国医院也有同样问题。[36]

同时，每天 2—3 次的"强化清洁"——不仅清洁常规物品，还包括储物柜、一切临床设备、门把手、椅子和传单架——能够将 MRSA 污染率降低 32.5%。为完成这项工作，每间病房的保洁将增加 1 人次。[37] 在政治上承认 NHS 的清洁服务大比拼已经失败对政客们来说相当困难。于他们而言，拿出资金支持一场"有趣"的公关运动，比正视自己的失败并安排像样的保洁、足量的床位和适当的人手容易得多。英格兰每年部分或完全由于医院感染死亡的人数 [38] 没有下降，怎么可能仅仅因为医护人员的手洗得不够彻底？拿这个理由批评医院忽视了证据。

要是 NHS 坚持不采纳政治观点，除非它们经过证据证实、合理试点并确保对即使是最弱势的患者也同样有益呢？作为世界上规模最大的组织之一，NHS 的工作人员不计报酬地付出，仅仅因为他们乐意。他们情愿尽己所能地做出贡献，让 NHS 变得更好，让人们得到更有效的照护。他们热忱地协作、共享，而非竞争。NHS 是个非同寻常的有机体，它不只满足于维持自身运转，还与充满使命感和服务意识的工作人员一道不断自我革新。Renal Patient View 是一套检查报告和病历在线自助查询系统，是医生和他们的同僚在少数外界帮助下萌生灵感并开发出来的，单价只有小几千镑。它为期望读取病历和诊断结果的患者提供查询通道及相关信息，受到患者和医护人员的一致欢迎。[39] 那些在 NHS 工作了 30 年甚至 40 年的人们期望它变得更好，这既是他们发自内心的想法，也因为他们面对的患者将从中获益。

尊重证据的政治行动还从未有过，政客只对有利于自己的证据充满渴望，但并不循例在颁布政策前开展系统评价。当政治反复无常地对医护人员为患者提供的服务施加压力，我们意在构建循证医学的公共资源将发生严重浪费。

第十六章 专业医疗的无形收益

政治深刻影响了卫生保健事业，它将触角伸向医患沟通的每个角落，从抑郁症发作的治疗到手术医院的选择。这产生了一连串问题，其中之一是在患者与医护人员之间"发生"的联系中，充斥着难以确切度量或效果不够显著的事物。

安慰剂效应就是一例。安慰剂其实就是"假药片"，基本不含什么有效成分，一旦服用者相信他们得到的是"真药"，他们就上了"钩"。当患者有所恢复，他将误以为是"药物"发挥了"作用"，但他得到的药实际上是"冒牌货"。

我对这个做法表示反对，同时也希望你们当下就有同感。医生不该成为术士或骗子，也不该怀疑、糊弄患者，或在钢笔上下翻飞在处方笺上的时候无视患者。

在日常的临床工作中，安慰剂效应往往有大用途。它们也必须经过临床研究的论证，不然你很容易高估自己的"治疗"效果。而且安慰剂效应也存在副作用："反安慰剂"[1]（nocebo）——某种让我们产生病痛感的惰性物质。

以药片颜色为例，我们可能觉得这是个无害、无关紧要甚至

---

[1] 反安慰剂，是一种没有生物活性却能产生副作用的干预手段。如果一个人服用惰性药片后却感到头痛，他就遭遇了反安慰剂效应。

无聊的话题。但它不是：绿色和蓝色药片对患者有更强的镇静作用，红色或橙色药片的刺激作用更显著。[1]在一项对医学生的对照试验中，该现象相当明确，服用蓝色药片的镇静作用和服用粉色药片的刺激作用均符合预期。这些药片不含生物活性成分，可是被试者服用的数量越多，效果就越明显。[2]

不只药片能产生安慰剂效应，外科手术也能。关节镜是一种借助光学设备对关节的检查，通常用于膝关节、髋关节或肩关节问题的诊断。在麻醉下，医生还能借助"锁孔"设备用盐水冲洗关节。当一组膝部不适的患者接受了"真的"关节镜手术并冲洗了膝关节，另一组做了假手术，仅对膝关节进行了刺激但并未冲洗，两组效果却是相同的。术后，患者们都感到疼痛减轻了，膝盖的活动也更加自如。"真正的"手术效果也没有明显好过安慰剂手术。[3]类似试验甚至还在心绞痛患者身上做过——早在1960年，我们就知道手术对改善这种状况非常见效。"真正的"手术有效果——但假手术同样有效，接受过两种手术的患者分别报告称自己的心绞痛有相似的好转。[4]

难道他们的症状自愈了？当然。伏尔泰（Voltaire）讲得很在理："取悦患者并让他们的疾患自然痊愈是医学艺术的一部分。"在医学中，时间的确是件非凡的造物，对于确认和排除诊断都是如此。人体自身就能抵御大量的外界侵犯，不论是因为病毒、细菌、自体、环境或仅仅是坏运气，有时候不治疗就是最好的治疗。当医生胸有成竹地认为治疗能带来好转时，真正让患者好转的其实是时间，这也是治疗并不总是有必要的原因。当然，上述论断只有在治疗没有其他副作用的情况下才成立，医生希望你把治疗当作康复的必要代价。

只有通过随机对照试验，我们才能确切地知道什么时候不采取行动是安全的，什么时候必须合理行动，以及我们的治疗方案能否在各种状况下独立发生作用。考虑到彻底放任的行为连安慰剂效应都没有，在上面的膝关节镜试验中，我们既要比较假手术和"真"手术（从衡量效果的角度看，这样命名大概不太合适），还要将它们与彻底放任进行对照。后者意味着不对患者进行任何干预或"照护"，仅仅侧面观察他们的情况。

我们无法忽视医疗中的安慰剂效应。在实践中，这意味着什么？让我们以某品牌头痛片（通常有着闪闪发亮的包装和积极、有效而响亮的商品名）和普通药片（平实的包装上只印着药物的通用名）的对比为例来说明。1981 年，《英国医学杂志》上的一项研究显示，在 835 名患有头痛的女性中，品牌药比普通药更具药效，但实际上它们都是"真"药。另一方面，同样是安慰剂，带品牌的安慰剂也比普通的效果好，没有品牌的安慰剂在总体上效果最差。[5] 品牌和包装对头痛产生了显著的正向效果。

与之相似，如果患者对干预了解得更详尽，他们可能会产生不一样的感受。另一项试验随机挑选了 48 名年轻成年人参与一个训练项目，其中一组被告知该项目旨在提升他们的身体状态，另一组则被告知这只是个普通的训练项目。两个组别的训练内容和实际提升效果完全一致——但只有第一组的人反馈他们有提升，原因是先前的信息对他们的心理产生了正向激励，从而加深了幸福感。[6]

与安慰剂效应相反，反安慰剂效应让我们感觉更糟。挪威的一项研究观察了反映自己使用手机时会头痛的人，研究人员将一组患者暴露于发射活跃射频信号的手机边上，另一组患者身边虽然也有手机，但并未发射信号。然而两组患者都反馈了"手机头痛"症状，他们的症状是真实的，但症状与手机发射的辐射频率没有关系。[7]

好吧，你可能觉得我们在一些情况下总会多少有些不适。当我们离牙医的候诊室越来越近，咬紧的牙关和害怕的心态大概无助于缓解我们即将遭受的疼痛。我们的反应就像巴甫洛夫的狗，我们将预见到可感的疼痛，而不论直接来源是否存在。[8]

《柳叶刀》曾刊发过一篇研究美籍华人和美国白人死亡年龄的论文。研究人员找出了近3万名美籍华人的医疗记录，并与超过40万名"白人"的对照组进行了对比。按照中国传统占星学说，一个人的出生年份反映了此人的特定健康问题。例如，"火命人"可能心脏不好，"土命人"易患肿瘤。倘若一位美籍华人罹患的疾病恰与中国传统说法相符，他或她过早死亡的概率就会增加不少。研究人员试图为这一现象找到其他解释，但他们失败了。"我们认为这种情况至少部分源于精神压力"，他们写道。[9]中国和日本文化都将数字4与死亡联系在一起，中国人和日本人的死亡率都在一个月的第4天达到峰值，这一现象并未出现在白人对照组中。[10]

"精神压力"正是问题的症结所在。如今它是个贬义词，意指人们心理脆弱或易受误导。但心身反应——我把它定义为人的心理和生理状态相互作用的结果——可能造成灾难性后果，即使患者意志薄弱或遭遇医疗骗局都不大可能遭遇这样的结果。有冠心病发作史的患者若再罹患抑郁症，死亡率将上升很多，即便研究人员结合他们的社会阶层、吸烟史或疾病严重程度调整结论之后也是如此。[11] 抑郁症与过早死亡的联系也可见于心脏塔桥手术：即使根据其他情况进行过调整，抑郁症仍是过早死亡的独立风险因素。在追踪期间，大约19%的长期抑郁症患者死亡，相比之下，无抑郁症史的患者死亡率为10%。[12]

可以坦率地说，我们还不了解背后的原因，或许是压力激素作祟吧。帕金森病是一种导致肢体震颤的疾病，以该病为例，当患者被告知他们将得到针对性药物治疗，即便这些药物不过是没有生物活性成分的安慰剂，脑部扫描显示他们的多巴胺分泌居然增加了。当研究人员把同样的非活性安慰剂交给患者，但告知他们这不是特效药时，他们就未呈现出上一组那样的多巴胺分泌水平。多巴胺存在于大脑的“奖励”中枢，对帕金森病治疗具有重要意义。[13] 这样的“安慰剂”既对症又有效。它的效果如我们所期待的一样真实存在，这绝非空中楼阁，也不会削弱患者的心理预期。

还有更多例子，一支团队在《疼痛》（*Pain*）杂志上介绍了他们对胸外科大手术患者的研究成果。这些患者可以滴注加入止痛药的生理盐水，并可随时要求医生这么做，其中生理盐水对疼痛并无作用。患者被分为三组：第一组不知道滴注的效果是什么；第二组患者得到了相同的盐水，但被告知它可能有强效镇痛作用，也可能没有；第三组被告知这种盐水实际上是强效止痛药。随着试验的进行，与第一组相比，第二组总体上减少了对止痛药的依赖，而第三组的止痛药使用率最低。[14] 我们想象中的结果影响了现实发生的结果。

我们还从另一项试验中找到了线索，这一次研究的是纳洛酮对安慰剂作用的影响。纳洛酮是一种用于解除麻醉作用的药物，它药效极强，使用过量可能导致呼吸停止。急诊科将这种药物广泛用于救治海洛因服用过量、昏迷不醒的患者。

这项研究同样刊载于《疼痛》，被试者被人为制造了手臂疼痛。接着医生给他们注射了对疼痛毫无缓解作用的生理盐水，但告知他们这是止痛药，注射操作本身就是一种镇痛安慰剂。接着他们将接受一剂纳洛酮，结果他们纷纷抱怨疼痛加剧了。研究人员总结称"内源性阿片"——即我们的大脑自己分泌的麻醉物质——"制造了安慰剂作用下的麻醉效果"。[15] 安慰剂效应真实存在，可能与化学有关——其化学机制和真实程度与我们做的其他事并无二致。

只用迷人来形容它都不够了，它事关医学最深层的细节问题。不论你想把这些现象称为心理作用、行为作用还是安慰剂效应，它们就在那里，而且是医学实践必须予以考虑的。

▶▷　没有安慰剂的安慰剂效应？

安慰剂还有个问题，它的"效果"可能已经被夸大了。考克兰研究人员认为，试验中最好有两个组别与安慰剂做对照：一组不进行任何干预（连安慰剂也不提供），另一组进行主动治疗。但事实上不是所有试验都包含这些组别，因此很难区分安慰剂效应和单纯等待——也即随时间推移的正常好转。[16]

等待好转对于医患双方来说都不容易。一般来说，要从不复杂、非疑难的健康问题中恢复过来，时间就是一切。一些头痛，大部分感冒、流感、肠胃炎、蚊虫叮咬、割伤和瘀青都不必专门治疗，有的时候紧张、焦虑和心情低落也可自行恢复。你的身体天生就能抵御多种外界侵害，它能帮你解决很多问题，而且不需要外力，除了时间。

如果医生开了处方，或患者在接受治疗，人们当然倾向于把一切功劳都记在治疗而不是自然进程的头上。这让医生以为自己在做正确的事，于是下一次遇到相似的疾病时，他们就会安安心心地重复之前的做法——毕竟，它上一次都管用了！

安慰剂效应与安慰剂药片或假手术还不是一回事。安慰剂没有活性，安慰剂效应可不是。

2010 年，《柳叶刀》刊登了一篇对安慰剂效应的详细评述："证据显示，安慰剂效应实际是一种整体治疗背景影响下的心理学现象。患者周遭的心理社会背景可包括患者个人、医疗因素以及患者、医生和治疗环境的相互作用，最后一项涵盖了可归入治疗背景的一系列因素（如治疗的特殊性质及实施方式）和'医患关系'，这一术语包含了一系列组成医疗互动的因素。"[17]

围绕安慰剂效应的"机制"以及能否在不向患者撒谎的前提下合乎道德地利用它，哲学家和心理学家已经撰写了连篇累牍的大作。安慰剂似乎带来了天大的烦心事，例如，医护人员在日常工作中能不能或应不应该在患者使用的是否为安慰剂这个问题上撒谎。

医护人员对安慰剂的不满可追溯至一个世纪以前，那时的医学杂志正在为欺骗行为是否合适而争吵不休。安慰剂被描述为"善意的骗局"，它可以是有颜色的水、面包丸或粉末。哈佛医学院教授理查德·卡伯特（Richard Cabot）称自己在20世纪初常常开出"成蒲式耳的"安慰剂。[18] 那时，医生还无法提供太多有效的治疗手段（这或许说明安慰剂比某些治疗手段的危害还要小一些）。1954年，一篇刊登在《柳叶刀》上的匿名文章表示："对于一些迟钝或信息匮乏的患者来说，一瓶药就能抚慰他们的自我，让他们过得更轻松。拒绝为濒死的绝症患者提供安慰剂简直残忍，抗拒药瓶上微笑着的老年'慢病'患者形象同样不可理喻。"[19]

让我们先把安慰剂、糖果药片和假手术搁置一旁，把注意力集中在安慰剂效应上。从定义上看，安慰剂效应的形象还是正面的，但居高临下地欺骗别人可谈不上正面。现代患者与职业医生能在摒除欺骗的同时收获正面效果吗？

我认为可以，优秀的医生能够主动制造安慰剂效应——而不必动用安慰剂。

▶▷　专家附随效应

如我们所见，如果患者事先充分知悉某件事能带来的潜在好处，如锻炼和自尊测试的正面作用，他们将更强烈地体会到这些好处的存在。我们知道，为患者提供品牌止痛药能得到更正向的疼痛缓解效果，这在日常的全科诊疗中就够用了。安慰剂效应能为卫生保健带来额外价值，而且在这些情况下，没有"虚假"，也没有谎言或欺骗。

每当想到或读到发生在医患之间的这些"效应"，我首先考虑的是安慰剂效应这个名字能否替换为"照护效应"。因为围绕"照护性"的医患关系，我们还能做很多事情。但我也担心"照护效应"听起来过于温和，甚至不明不白，不像它的真实影响那样强力和有效。于是我决定找一个冗长拗口的词来形容它——"专家附随效应"（Concomitant professional outcomes）。这至关重要，因为医护人员必须有能力利用它带来的"清洁能源"。可政治推手却还在用选框表和临床方案管理医生，并高声指责着诊疗中蕴含的潜在力量。

请耐心一点。

以肠易激综合征为例，它导致排便紊乱，常伴有腹绞痛和失禁：它是个慢性且广泛存在的问题。一项试验将 262 名肠易激综合征患者分为 3 组，研究他们的治疗效果。其中一组在等待名单上，仅接受观察。其他两组接受了假针刺疗法——虽施行针刺，但事实上并未参照任何有效理论或针刺疗法。在接受治疗的两组中，一组仅与治疗师保持"有限交流"，另一组的医师则对患者热情服务、充满理解并努力与他们构建良好的关系。[21]

结果是：等待名单组有 28% 的患者报告自己的症状有明显减

轻——实际上，是时间让他们好转。肠易激综合征总有反复，因此这并不令人惊讶。在基础治疗组，有 44% 的患者认为自己的症状得到控制——乍一看令人印象深刻，直到你发现热情的治疗师所在的那一组有 62% 的患者报告自己的症状得到了缓解。[20]

我们可能会争论说，在任何情况下拒绝带着善意和鼓励与患者沟通都是有违职业伦理的表现。但是这项试验证明，医护人员与患者保持良好的关系一样有利于患者康复。不管我们想往诊室里塞进多少计算机系统，不管我们想援引多少精妙的诊断指南和复杂数据，实践是不同的。医患双方都是人，密切的关系能给我们带来红利。

回到 1987 年，一位医生做了一项研究，对象是一群症状尚未得到确诊的患者。全科诊所经常接待这样的患者，他们的身体检查和实验室检查均无异常。这些患者被分为 4 组。其中 2 组接受了"积极"诊疗，他们得到了诊断意见并得知自己很快就会好起来。其他两组接受的是"消极"诊疗，没有得到任何诊断或预后。在两个"积极"组中，一组还得到了处方，有一个"消极"组也得到了。所谓的"药方"其实是维生素 B_1，它在这里扮演安慰剂的角色。各组差异被专门标注，在接受过"积极"治疗的患者中，64% 认为自己近两周有好转，而"消极"治疗组的比例则是 39%。安慰剂没有制造显著差异，似乎诊疗模式才是影响患者感受以及身体康复的关键所在。[21]

当医生被看作"治愈者"，他们自身也能成为"安慰剂"。而一旦他们与患者面临同等的不确定性，这种效应就可能被削弱，这是上述研究的真正关切所在。我宁愿把它看作"照护效应"，或专家附随效应，这个说法更好。也即，经验丰富的医生将意识到诊疗的潜在效果，并在职业伦理的框架内利用它们带来的红利。

其他研究还试图论证接诊中的细节因素对患者也可起到积极作用，有一种做法是衡量接诊过程中的"患者中心"（patient-centredness）水平。这要求医生不仅要与患者讨论疾病，还要触及患者的关切和期待——患者来"看病"，但医生要"看"的是完整的人，并着力"促进医患关系"。在我看来这套说辞近乎自说自话，但我们不该忽略其中的信息。《英国医学杂志》刊登的一项研究显示，如果医生对患者表示出关心，并保持积极、清晰的交流，患者将对就诊更加满意，也将更好地处理自己的身体问题。如果医生在接诊过程中没能做到这些，患者的病痛可能持续得更久，甚至面临不必要的转院。[22]

这在某种程度上应该是常识。如果你身体欠佳、头晕目眩，又迷惑不解、缺乏信息，也不知道怎样应对自己的症状或疾病，这绝非好兆头。人们很容易假想自己需要急诊甚至抢救，因而承受了超出必要范围的焦虑、痛苦和不适。有一点不该被忽视：患者应该居于我们一切行动的中心。

这不是很明显的道理嘛，确定吗？很可悲，我们做不到。当患者进屋，接着我把她的名字录入电脑，屏幕上蹦出来的是她"错过了"涂片筛查，也没有测量过血压。系统还要求戒烟人数和流感疫苗接种数量必须达标。全科诊所完全处在向协议和政府划定的重点进军的节奏上，患者的声音、为会面付出的等待、疾病对他们工作的影响以及他们的忧虑都被医生轻易地压制住了，而医生还以为自己正在全神贯注地做着正确的事情。可这些事是政府派的工作，不是患者关心的头等大事。

　　要是医生把政府划定的重要事项搁置一旁，聚焦于患者关心的问题上会怎样？让我们对比一下两名相似的医生，其中一人的接诊时间要长于另一个。接诊时间较长的那位医生收获了更好的诊疗效果，需要复诊的患者很少，开出的处方也不多。[23] 另一项研究也表明更长的接诊时间与更高水平的照护质量存在联系。[24] 2002 年，《英国全科医学杂志》刊载的一篇系统评价这样总结："如果接诊患者的医生愿意花更多时间在患者身上，患者将更可能从就诊中得到妥善照护。"[25] 然而，随着社会—经济条件下降，人的心理压力也会增加——但这些地区的全科医生的接诊时间也更短。[26] 不过，随着患者得到更多就诊时间，他们对自身状况的理解将更为深入。医生的压力也将得到缓解，并能更好地为患者规划康复方案。[27]

　　我们完全可以忘却虚假的糖药片，用其他更符合伦理要求、更公平公正的方式把人文价值带入卫生保健。家长式的安慰剂必须被拒斥于医学职业精神之外，专业人员则必须给予患者实实在在的关怀。

▶▷　整体医学观的意义

　　我不打算在本书中讨论补充或替代医学：把医学划分为正统

和补充两部分毫无助益。医学干预要么循证，要么没有证据支持。如果一种药管用，那它就不算"补充"——它就是药。有的药物，如前文提到的一般用于头部伤害的类固醇，主流医生都会开。它们实际上并不像人们想的那样有效，但也没有危害。金丝桃是一种在化学成分上类似于 5- 羟色胺重摄取抑制剂氟西汀的"草药"，而且已有证据显示，它对轻度到中度抑郁的疗效要好于安慰剂。[28] 不论疗法源自哪里，其疗效、安全性和可接受性应当设定同样的标准。

　　不少来自发达国家的患者，以及拥有多种治疗选项的患者愿意选择非循证疗法，如顺势疗法或草药。调查显示，英国有 3.1%—24.9% 的癌症患者服用过草药制剂。[29] 美国的一项调查发现，有 40% 的人曾在过去一年里接受过补充治疗，替代门诊每年 4.25 亿的接待量也就不足为奇了。[30] 为什么会这样？调查发现，访问替代治疗医师的患者并非对传统治疗不满。不过，如果患者相信"我的身体、思维和精神相互联系，任何为我治疗的人都应将它们作为整体考虑"，那么他们大概率将选择替代医疗。受教育程度越高的人接受的非循证治疗越多。"一部分人会被这些非传统疗法吸引，因为它们把治疗疾病放在精神与生命意义的更广阔语境下考虑，人们发现了它们对这种重要性的认同。"

　　我不觉得医生应该扮演教士或牧师。但是，要想为患者提供有力的支持和个性化的照护，理解疾病或残疾之于患者的意义，是一项基础性工作。这才是"以人为本"的医疗本应有的样子。如果身心不适的人得到这种理解的唯一途径是远离证据，以消费者而非患者的身份去接受替代疗法，那就太可怕了。

医生如何合理地为患者提供深层次照护？专业医疗的一个重要部分是可持续性。这意味着患者与医生在过去的诊疗中充分互信，并愿意持续保持联系。从患者的角度看，他们就不用在每次就诊时"从头开始"讲自己的故事了。同样，医生也已对患者关心的事项以及他们的工作或社会背景有了充分了解。

如果患者症状轻微、"受影响不大"，他们就更倾向于尽快见到医生，而不会在意是哪一位医生接诊。但面对长期问题或疑难杂症，他们就更愿意等待熟悉自己的医生。[31] 然而我们又一次很轻易地看到，病情更重的患者是怎样退却到最弱势地位的。能提供"小病"医疗服务的人有不少，但这些患者最难从中获益。2001 年，《英国全科医学杂志》的一项研究称，经过对近 1000 名患者和 300 名全科医生的系列问卷调查和 / 或访谈，研究人员发现，不论是医生还是患者都相当重视私人化的医患关系，特别是存在严重家庭问题和心理问题的场合。[32]

照护的可持续性不只受到患者和医生的欢迎：它还有利于降低医疗开支。在美国特拉华州，可持续性更强的全科照护降低了医院门诊量。[33] 在同一名医生那里看哮喘[34]或糖尿病[35]等慢性病则减轻了急诊或住院压力。[36] 对于临终的癌症晚期患者，有效的家庭医生可持续性照护也与更低的小时外急诊需求呈相关关系。[39] 可见，不只是医院接诊量或急诊量下降了。美国的一项长期研究观察了 13000 名患者的 1000 次就诊和 24 万份处方，发现可持续照护降低了各方面的支出：因为每有一位医生或护士新加入照护团队，就需要投入更多的经费用于处方开支和门诊接待。[37] 出于提升公民健康水平的目的，增强照护的可持续性既直截了当又公平合理。

持续照护有益于患者和纳税人。可是，高质量的持续照护照例与最需要帮助的患者绝缘。制造并加剧这一问题的是政治。

2011 年，一位风湿病专科医生在《英国医学杂志》上讲述了自己在伦敦本地的私人主动融资医院的工作经历。

> 我的医院无法再处理紧急情况，重症监护单位的撤销意味着我们也不能做复杂或高危手术。我无法在门诊部接待情况紧急的患者，不得不找其他机构的同事接手。将病床作为"可替换"设施造成患者离开急诊单位的时间过早、时机不当，这对持续照护和就医时长存在负面影响。[38]

政治理念造成的组织结构既没有意识到持续照护的好处，也不鼓励上面这位医生为他的患者提供这样的照护。于是，状况相当糟糕的患者被简单地转移到其他医疗机构。"我的决策我做主"的口号被证明一文不值，病情最重的患者并没有在挑选就诊医院方面获得有意义的"选择权"。全科医学的固有属性被信奉便利胜于一切的政客偷换了概念，任何患者都不该被强迫选择接诊的医生。全科医生自己的患者名单被"医生名单"所取代，意味着医生将不再像以前面对能叫出名字的患者时那样尽心尽责。联合政府允许任何人不受居住地限制，自由选择注册全科诊所。该计划同样有问题，这样的选择仅对小病患者有价值，因为他们对谁来做诊断和治疗的需求相对灵活。但对于情况复杂或长期患病的人来说，没有证据表明他们想要——或将得益于——这种选项。

全人照护[1]必须具有可持续性。在精神卫生领域，患者被鼓励写下"预先护理计划"，一旦病症发作，医护人员可以按该计划行事。然而，精神病患者的医生一般不被允许在紧要关头为患者做决定。对于一位有精神疾患的人，与医生对等地讨论治疗方案可能相当困难。在相关案例中，对未发病状态下的患者进行充分了解将很有帮助。医生识别患者精神状态的变化将更容易，也更清楚患者倾向于接受何种治疗方案。例如，倘若患者早在去年就诊时就明确表示自己同意，或不同意电休克疗法，那么对他的照护就应将此意见考虑在内。类似地，持续照护也有利于全科医生更准确地诊断抑郁症。[39]患者自身也很重视"与同一名医生形成长期信任关系。频繁更换医疗机构、重复查看就诊记录令人不悦"。[40]

然而，现代精神卫生团队的规模和结构让可持续性成为不可能完成的任务。团队包括"精神科医师、社区精神科护士、社会工作者、职业治疗师、临床心理医生、药师、团队经理、特许心理健康专家、接待人员、秘书、外勤工作人员、福利工作者、后勤保障人员、康复人员、专职治疗师、艺术治疗师和心理治疗师"。[41]一群精神科医生在《英国精神科杂志》（*British Journal of*

---

[1] 全人照护（holistic care），又译全面照护、整体护理，是一种倡导理解患者痛苦、尊重患者意见、贴近患者家庭，从身体、心理、社会、精神等方面为患者提供医疗照护及生活辅助的新型护理模式。——译者注

Psychiatry）刊文介绍了这类团队的情况：

> ……我们现在应用的责任和领导分散模式，是对近期普通精神科人员配备和团队士气危机短期而现实的回应，这易于理解。但是，我们切不可以为这样的应急"方案"就是理想或值得长期坚持的状态。尽管责任分散让精神科医生的日子更好过，看似也更容易实现，但它不符合患者利益最大化的要求。我们现在应该争取更好的循证服务，并为提供这样的服务呼唤更多资源和人手吗？在此，我们介绍一个有用的思想实验给大家：如果你的某位家庭成员生了病，责任分散是你想要的吗？[42]

现代患者身上的诡异悖论再度浮现：你病得越厉害，就越难以得到帮助。患有严重精神疾患、亟须诊治的人被称为——这被认为增进了他们的权益——"服务使用者"，即使他们中大多数人都更情愿被称作患者。[43]精神科护理最为高效完善的方式是小团队化，但 2011 年的白皮书提议将"患者行程"的独立部分外包出去，由全科医生委托给最具竞争力的出价者。尽管有学术证据表明，早在 20 世纪 90 年代保守党执政期间，医院之间的过度竞争就导致了照护质量的下降和死亡率的上升。[44]

事实上，我们已经知道这种碎片化——把心理咨询、处方和社会保障算作相互分开的服务——对患者有害。当谈及先前获准向"有意愿的供应商"外包的戒瘾服务，皇家精神科医师学院的一位发言人称它是"一种高度碎片化的护理路径，戒毒服务由一家供应商负责，社会保障则交给另一家来办，其他工作也是如此。随着这一做法在 NHS 的全面铺开，我们的照护水平可能出现严重下滑。你愿意见到社区精神科护理和心理导入由不同机构完成吗？"一位社会工作者非常清楚："可以预见未来将一片混乱。"[45]事实上，皇家精神科医师学院就联合政府的计划发表了自己的见解：

> 多家供应商从不同方面提供护理——一旦服务重新招标，这些供应商就会再换一波——这将导致服务的过度碎片化，我们对避免这一情况高度关切。更换服务供应商将影响慢性疾病患者的持续照护，频繁的更换导致他们在多家服务提供者之间转来转去。没有质量的竞争只会形成一个高度复杂和困难的系统，令供应商和服务使用者都难以捉摸。服务频繁招标已经屡次严重干扰了患者就医……重新招标期间，患者就无可依赖，时常有报告称患者因持续照护水平低下而发生健康意外……[46]

在实践中，竞争性招标对于一名癌症患者来说，意味着他得去距离自己的肿瘤科护士很远的地方做化疗。这位护士供职的机构与患者的肿瘤科医生不同，而这位肿瘤科医生又与患者的放疗医生不在同一单位。允许"任何有意愿的供应商"竞标提供 NHS 服务的计划，导致我们的照护体系更加复杂难懂，我们的医护人员供职于同一单位的可能性也变得更小。难道照护管理工作和在正确时间找到正确医生的任务就落在患者自己头上了吗？这样的管理协作真的是令患者感恩戴德的所谓"选择"吗？

只要具备基础专业技能和朴素的人性关怀，我们就有可能为患者营造更好的环境，可现在我们正大把大把地浪费机会。如果持续照护被装进胶囊，像药物一样兜售，那么能跨过这一道宽阔鸿沟，把如此有效、廉价且安全的干预手段告知医生、政客和患者的，就只有制药公司了。证据表明持续照护能带来专家附随效应，但由于政客宁愿将政治意图置于证据之上，因此持续照护的招标、采购或销售并不容易。于是，它丧失了关注，也就从未被认真对待过。

第十七章　重回正轨

医生本该全身心地投入救死扶伤、为患者某福利的事业中去，可是在卫生部的金钱诱惑下，他们却忙着忽悠身体健康、毫无症状的人接受筛查和诊断。

真正的患者却遭受了不公正的待遇，医疗对健康人群的关注造成了两大问题。其一，这样做分散了本该留给患者的医疗资源。其二，对于无症状或携带风险因素的人群，未必一切治疗都能给他们带来好处。

关于血压或胆固醇等指标的数值属于"正常"还是异常的范围，并不存在明确的界线。把健康人群装进疾病的大网里形成了一股风潮，它又催生了为俘获更多人而专门设计的健康问题标签。即使一个人的血压或血糖水平都正常，他还是有可能戴上"前期高血压"或"前期糖尿病"的帽子。

其实，"改变生活方式"只需对膳食、运动和体重稍加留心：当尚未进入"前期高血压"行列的人前来寻求健康建议时，这才是应该告诉他们的话。有证据表明"前期高血压"诊断有利于促进患者的健康吗？一位药理学家回顾了相关证据，并这样写道："大部分人群的绝对风险水平较低，能否通过药物治疗获益尚不明确……要对推荐方案做出任何改变，都应等待结果足够显著的研究出现。"[2]对"前期疾病"的诊断应立足于证据，但不是每一个人都这样想。"糖尿病英国"负责人宣称，前期糖尿病是一个"定时炸弹……它正在读秒，英国已有700万前期糖尿病患者，这往往是2型糖尿病的前兆……"[3]来自美国的研究预测，到2020年，将有半数美国公民患上2型糖尿病或"前期糖尿病"。[4]然而，美国预防医学工作组在2008年明确写道，"缺乏直接证据证明运用靶向或整群筛查手段检查前期糖尿病能够带来健康红利"。[5]治疗前期糖尿病的最佳途径，就是关注早已被验证有效的健康生活方式（减重、戒烟、平衡膳食、加强锻炼）。尽管一些研究指出，使用二甲双胍———一种治疗糖尿病的药物———能延缓前期糖尿病在一些人群中向糖尿病发展的进程，但它真实的预防作用仍不确切。[6]最佳建议还是健康的生活方式，这一点也不难。

心脏病在苏格兰相当常见，[7]补贴和风险计算等尝试已经被用于帮助高风险地区的居民。也就是说，作为一名坚持踢足球、身材苗条、饮食健康并且不吸烟的男性，只要你地址信息中的邮编来自"高风险"地区———格拉斯哥就有不少———你将被划入高风险人群。与邮编属于其他地区的患者相比，医生更有可能给你开他汀一类的药物。

这令人困扰。同一国内一些地区的过早死亡数高过其他地区，是什么造成了这样的情况？为什么会有一部分人群的寿命比其他人短？

公共卫生医师迈克尔·马尔莫（Michael Marmot）试图找出原因。2005年，他研究了全球范围内的过早死亡因素，并把自己的发现投给了《柳叶刀》。他表示，健康状况的社会决定因素包括：社会梯度、压力、早年的贫困遭遇、社会排斥、工作、失业、社会保障、成瘾、食物与交通。

　　但是，跑到贫穷落后的澳洲土著社区，告诉他们有必要更好地照顾自己——他们的吸烟习惯和肥胖问题将杀死他们；以及，如果他们嗜酒如命，那也请务必适度一些——这样做真有帮助吗？恐怕没有。借用杰弗里·罗斯（Geoffrey Ross）的术语来说，我们得检验原因之原因……尽管贫穷明显是多数传染病问题的根源所在，而且应当得到解决，但背后的关键在于斩断贫穷与疾病发生联系的原因。[8]

▶ ▷　以药医穷

　　那么，我们该如何打破贫穷与疾病间的联系？分发降醇药丸或许稍稍降低了心血管疾病的一种风险因素，这就是弥合健康不平等的最佳途径吗？一旦资金被投入一个地方，就不可能用于另一个。药物真能医治贫穷吗？

　　不太可能。而且事与愿违，医疗化贫困（medicalising poverty）还将加剧病患悖论。美国国家胆固醇教育项目（National Cholesterol Education Program）发现，"许多参加公共筛查项目的人先前已接受过检查，因而得益不多，还有的人不遵从后续建议"。[9]胆固醇风险越高的人却越发容易低估自己的风险。[10]悖论又一次浮现：最不可能从胆固醇筛查获益的人将寻求筛查并接受治疗，过早死亡风险更高的人却不大可能接受胆固醇筛查或降醇治疗。胆固醇筛查本来是一种优先处理高风险人群的方法，但事实上它失败了。

被胆固醇一叶障目意味着我们很容易忽视危害健康的其他重大因素。苏格兰社区卫生信息交流中心 2004 年称：

> 尽管有证据显示，很多低收入家庭都在努力提高孩子的膳食水平。他们会购买全麦面包、新鲜果蔬和意面，但过高的日常食品支出让他们难以负担富含脂肪和糖分且饱腹感更好的食品。徘徊于琳琅满目的超市却囊中羞涩可能带来压抑、一事无成之感，你永远面临一个选择——该把有限的钱花在全家取暖的燃料上，还是全面丰富的膳食上。这是永恒的战争，它的结局是自信缺失、无助和绝望。[11]

当预防疾病的真正源头在于社会和政治的时候，用药物治疗贫穷的做法对吗？有的人还会觉得，使用药物降低心脏病死亡风险毫无意义，因为这还延长了他们在世上忍受贫困的时间。当医生考虑到患者的社会角色时，他们必须理解这些因素。医生应该对鼓吹处方能治愈贫穷的观点负责吗？这难道不是政客卑鄙无耻的遮羞布吗？

医药无法治愈社会排斥。用药片扭转社会问题只会制造更多的患者，而不是有价值的公民。面对这个宏大问题，将贫困医疗化只是一种简单而肤浅的解决办法。于是，全科医生协议的模块在电脑屏幕上反复闪现，提醒医生为患者测量胆固醇和血压，枉顾患者的忧虑和恐惧。患者的这种负面情绪因人而异，但它们实实在在地存在着。医生也可能因协议分心，导致患者的问题将无人问津。

▶▷　颠覆单一向度

每天都有一种我们"认知"不够的新问题跳出来——乳腺癌、肠癌和前列腺癌如今都有了自己的认知月，大多数健康问题则只得到了一天——例如，性功能障碍协会在2月14日发起了"性讨论日"活动。进食障碍、高盐饮食、卵巢癌、青光眼、肾病、子宫内膜异位、肌张力障碍、肌痛性脑脊髓炎、狼疮、囊性纤维化，以及高血压、肝炎、性健康、中风甚至抗生素和耳鸣也都有了自己的认知日。媒体报道铺天盖地，记者将收到大量案例研究，专家也将在广播电视和报刊杂志上登场亮相。

所有慈善组织都想从公众、政客、媒体和医护人员那里得到比现在更多的关注。如我们所见，有的慈善组织受到制药公司资助。我们对认知的"需要"太过司空见惯，多数人都懒得问一句从当前途径获取健康信息到底好不好，而且他们一生都不大会罹患讨论中的疾病。再多说一句，真正有证据显示能够延长寿命、增进生活质量的方式——戒烟、适度饮酒、控制体重、平衡膳食——已经淹没在一片嘈杂之中。可能是因为适宜的生活方式能够预防多种疾病，这太过一般化了；还可能是因为这项建议在过去半个多世纪里都没怎么变过，没有新闻价值。

我们很可能正在从望远镜错误的一端审视医疗问题，这十分有害。2011 年 4 月，NICE 发布了卵巢癌诊断与治疗指南。[12] 由于症状模糊，卵巢癌往往难以确诊——如腹胀或腹痛——没有卵巢癌的女性对这些症状一样熟悉。精确诊断又遇到阻碍，因为相关检查——如超声扫描和卵巢肿瘤标记物 CA-125——可能反馈假阳性。筛查项目面向未患卵巢癌但风险较高的女性，可是它没能发挥作用。"尽管付出了巨大努力"，一个美国研究团队写道，"我们尚未证实卵巢癌例行筛查降低了死亡率，不论它面向高危人群还是一般人群，手段是血清标记物、超声波还是盆腔检查"。[13]

NICE 的指南改变了女性因疑似卵巢癌或其他疾病症状就医的模式。以前，如果一位女士感到下腹部有隐约的症状，超声检查将为她评估子宫、膀胱、肾脏、淋巴结、肝脏和胆囊的情况，而不仅仅是卵巢。现在 NICE 要求医生先为患者做 CA-125 血液检查，只有指标较高时才进一步做超声检查。

可是，这份指南将重心偏向了对卵巢癌的诊断，忽略了其他症状相同的严重疾病。NICE 自己也曾指出，主诉腹胀和腹痛症状的女性只有 0.23% 是卵巢癌患者，也就是说 99.77% 都不是。也即，每 420 名发生上述症状的女性中只有 1 人罹患卵巢癌。

要找到这区区 1 名患者可谓颇费周章。作为肿瘤标记物的CA-125 起初是为评价卵巢癌治疗效果、监测旧病是否复发而开发的。如果我们假设现有 10 万名发生症状的女性，她们中的 0.23% 罹患卵巢癌，这就意味着全组中有 230 名卵巢癌患者。如果我们为她们做 CA-125 筛查，将得到 22128 个阳性结果，几乎是全组女性的 1/5。然而，其中只有很小比例的人真正患上卵巢癌——22128 人当中的 179 人。换句话说，有成千上万的女性获悉自己的检查结果异常，但只有极少数——0.81%——真正患了病。筛查的灵敏度也不是特别好，有 77821 名女性将得到阴性结果，但其中有 51 人是被漏检的卵巢癌患者，这几乎是全组卵巢癌患者的 1/5。

如果先做超声检查，它将能检出 230 名患者中的 196 名，假阳性相对少一些——16961 人，相比之下，血液检查的假阳性人数是 21949 人。NICE 的指南——只关注症状的一种病因，而不从整体上分析判断——过度聚焦于卵巢癌，对其他造成女性下腹部症状的潜在原因置之不理。同时，它也没有说明 CA-125 升高而超声检查结果正常时该如何处理：证据的鸿沟幽深晦暗。

表 17-1　　　　　　　　　卵巢癌统计：阳性与阴性

试验结果	罹患卵巢癌	未患卵巢癌	比值
CA-125 阳性	179	21949	0.81%
CA-125 阴性	51	77821	0.07%
超声检查疑似	196	16961	1.14%
超声检查正常	34	82809	0.04%

看看患者和医生得面对什么样的烂摊子！ NICE 的指南开发组邀请了 3 名来自患者团体的代表加入负责撰写指南的委员会，而委员会里的全科医生则只有一位，公共卫生医师或流行病学家更是一位都没有。指南抛开系统全面的诊断，把关注点放在卵巢癌这个单一目标上，这能促进女性健康吗？抑或，指南是不是被

少数人曲解了：因为对卵巢癌的恐惧取代了对宫颈或肠癌、肾结石或膀胱异常的恐惧？为何假阳性率更高的血液试验能取代超声检查，是因为它的价格更低廉吗？现实情况告诉我们，出现潜在危险症状的女性中有 99.77% 没有患卵巢癌——但她们也可能患了另一种相当严重的疾病。我们当然不希望对卵巢癌这一种疾病的畏惧和狂热扭曲了医疗本应关注的重点，我们甚至还不清楚卵巢癌的自然史。CA-125 作为一种肿瘤标记物，也被认为是"矮子里面拔将军"。[14] 我们得确信自己在正确地发问，不受偏见和对疾病的恐惧的影响，否则我们永远也无法得知如何改善患者的境况。

真相是，不论压力集团的初衷是多么值得赞赏，从它们的名字就知道，它们从未放弃将公众视线从别处引向自身的努力。每天或每周的小时数是一定的，公众的注意力和认知无法持续不断地提升。我想知道，卵巢癌团体对肠癌或肾癌的"认知"够不够？围绕我们注意力的拉锯战意味着，我们有限的认知能力将完全被压力集团夺走。有的疾病点缀得不那么时髦，但也同等重要，它们就不得不靠边站了。

▶▷　向癌症宣战

围绕公众认知的拉锯战倒也为讨论疾病及其结果营造了开放坦诚的环境。人们在网络、报纸专栏或推特上直播自己的患病经历，几乎每个被确诊为癌症的患者都描述自己进入了"战斗"或"战争"状态，想要找到一个不这样说的人已经成了不可能的事。

与"Big C"相伴而生的，仿佛是一场规模空前的军事行动。抗癌成功的人称自己为"幸存者"，逝者纪念册称不幸故去的患者"没能战胜"疾病。放弃被认为是软弱的表现，抗击疾病则是强硬的象征。就连药物都被称为"魔弹"，而治疗则被看作"抵抗"。

这样的比喻有一部分政治根源，它可追溯到时任美国总统尼克松在1971年签署的《国家癌症法案》（*National Cancer Act*）。这部法案有个别称，叫"向癌症宣战"。[15]可是，这些比喻犯了不少医疗过度包装的典型错误。

我们知道，癌症的含义相当广泛。有的癌症与人共存而不致命，有的则可以被顺利治愈，尽管过程令人不快甚至充满艰辛。接着，有的癌症与心脏病、肺病或神经疾病一样，可能在性质和病程上非常凶险。经过治疗，有的能够减轻，其他的则仅能暂时缓解。有时候死亡能被推迟（但我们也得记住，它只是被推迟了），有时候仅仅是症状得到些许改善，向癌症宣"战"可能不是最有帮助或最富同理心的回应。美国曾有一项针对已发生转移的肺癌患者的研究。患者被分为两组，一组接受常规化疗，另一组在接受同样化疗的同时还增加了早期姑息治疗。研究发现，后一组的化疗反应较轻，生活质量更高——生存时间也更久。如果姑息治疗算一种药的话，那它一定配得上重磅炸弹的称号了。高强度的治疗没能延续患者的生命，[16]长期住院也有弊端：患者承受更多的治疗、更大的开支、更剧烈的毒副反应和更严重的医疗化之后，却未必有收获。

在抗击疾病的战场上，"放弃"被打上了贬义标签。医生应该推荐患者接受治疗，而不顾治疗的价值多么微小或副作用多么难以忍受吗？医生应该为赢得"战争"全副武装，决不向疾病"投降"吗？

这就是我们的谬误，它们最终形成了一个控制我们的身体和疾病的幻想。每天都有不吸烟、坚持锻炼、饮食健康的人罹患可怕的疾病，他们可一点错都没有啊。即便经历了冗长乏味、反应剧烈、疼痛难忍甚至毁损容貌的治疗，每天还是有人旧疾复发或因病不治。"战争"意味着只要战术得当、意志坚强，就有可能打败病魔，但治疗和"痊愈"的现实告诉我们，它们并不是很奏效。

已故作家克里斯托弗·希钦斯（Christopher Hitchens）2011年在《名利场》（*Vanity Fair*）杂志上写道：

就我自身而言，我喜欢"挣扎"这样的比喻。有时候我希望自己是为某种崇高使命而遭遇磨难，或为着他人的幸福承受生命危险，我不想只做一名濒临死亡的普通患者。但是，请允许我告诉你，如果你与其他临终患者坐在同一间病房里，有个慈悲的人拿来一只装满毒液的透明软袋并用注射器连通了它和你的手臂；当袋中毒液缓缓注入你的身体，不论那个时候你是否在阅读一本英雄小说，热忱的士兵或革命者都将是你眼前浮现的最后形象。你将被消极感和无力感淹没：在绵软无力中衰亡，就好像溶解在水中的糖块。[17]

美国《肿瘤学家》（*Oncologist*）杂志刊登过一篇由医护人员访谈组成的文章，其中提到一名护士的经历："我经常听到'如果我不努力对抗病魔，就会让我的家庭失望'这样的话。"一位肿瘤科医生说："我认为，与这些隐喻一同到来的，还有一位鼓吹正面思考的暴君。有时候它也可能以矛盾体的形式出现，一边想要讲出自己的恐惧，另一边则想让对方闭嘴。如果你不往好处想，就会有坏事发生。"另一位医生则发现了某些"抗癌战争"的徒劳性：

> 我们的文化里滋长了一种自恋倾向，还时常伴有愿望终将战胜现实的幻想。我们都想活在微波炉式的文化里，想要什么就能立刻得到什么，像变戏法一样，不需努力也不用付出。我不知道你怎么想，但这不怎么符合我的世界观。我希望我的孩子们成为战士，也希望我的患者成为战士。但我希望他们为正确的事而战，比如为了勇气、忠诚和幸福生活。我希望那小小的、只有两磅重的婴儿成为战士。我不觉得说出"让我们战斗吧"是个大问题。真正的问题在于，不要把你的隐喻套用在错误的战斗上。[18]

要求病入膏肓的人必须拿起武器投入战斗合适吗？我想起自己还在做实习医生时，与一位新来的顾问医师的查房经历。这位医生非常热切地推动知情同意等最新观点的应用。当时，媒体刚刚声讨过对老年人的歧视问题，它们愤怒地声称医生经常拒绝为心脏骤停的老年人做心肺复苏。可是，这些人的医疗记录中都明确标注有"不要抢救"（DNR，do not resuscitate）的预嘱。医学伦理学者那时更是火冒三丈，他们强调老年人与其他任何人一样享有在心脏骤停时接受抢救的权利。

我把它看作病患悖论的一个深层次案例。患者病得越厉害，就越难得到适宜的照护。那次查房时，我们见到了一位瘦弱的男性患者。他患有肺炎，并有一系列重症病史：一次中风、两次冠心病发作及心力衰竭。他的治疗起效了，但进程缓慢。他渐渐重拾信心，并能围绕病床踱上几步。例行的交流和检查之后，新来的顾问医师问他如果心脏骤停是否愿意接受抢救。这位男士听了以后，一脸茫然地看着医生。接着，新的表情浮现在他的脸上：那是极度不安的样子。他回家的信心和希望彻底破灭了，即使医生向他解释了指南的用意和这样问他的原因也无济于事。他的妻子同样心焦气躁，她本以为医生和护士不论如何都会尽全力医治自己的丈夫。第二天，我与另一位顾问医师讨论了当时的状况。了解到那位先生的冠心病、心衰和中风病史后，那位医生用几种不同的方法估算了他经过心肺复苏抢救生还的评分。每一种方法都显示，他经抢救生还的可能性为零。

这并非与辅助人们做出合理决策的想法针锋相对——而且恰恰相反。那位先生得到的选择对他而言是无效的，他根本就没得选。就算医生为他做心肺复苏也无济于事，他瘦弱的身体招架不住，他的肋骨可能断裂并擦伤气道，接着经历插管。这或许对医生有好处，毕竟尽"一切可能的努力"之后他们就能逃脱批评。然而，让患者知道自己将在免于不必要的痛苦的前提下接受照护，直至死亡，才是既诚实又仁慈的做法。

还有，我们该以什么方式迎接死亡？当下这样的方式如何？坚持给患者做最后一轮化疗，让他身上插满管子，艰难地吞下止吐药，然后在病床上多躺一周，我们做得对吗？考虑到患者已经受够了治疗，决定送患者回家，试图缓解症状并让患者舒服一点，这算放弃"战斗"吗？压力摆在患者和家属的面前，逼着他们穷尽一切可能的选择，查阅网上所有的资料，为患者争取最佳的照护。可是，我们都快要忘记照护的初衷是什么了。事实上，一项证据研究发现，不论患者"斗志昂扬"还是倍感无助和绝望，都不会影响他们的癌症生存率或复发率。[19]这对癌症患者而言难道不是个好消息吗？事与愿违，人们没能卸下战斗的镣铐。该研究的一位调查对象写道："如此言之凿凿地说患者的努力对最后的结果没有影响，将导致一大批癌症患者陷入不必要的失落情绪。"[20]可真相是，我们正在努力控制谬误的蔓延。

对于其他人来说，卸下过度乐观的伪装和戏服令他们如释重负。承认内心的恐惧，划定可接受治疗的底线，按自己的想法而非临床方案活着，才是绝对明智的选择。莱昂内尔·施赖弗（Lionel Shriver）的《何处可归》（*So Much for That*）讲述了一位女士罹患癌症直至离世的故事。主人公最终摆脱了化疗的沉重镣铐，在自己家中，在家人环绕的陪伴之下，甚至还带着过往美好生活的愉悦感，安详地离开了人世。我们中已经有人目睹过对"治愈"的渴求，见过患者因干预导致的并发症以及呕吐、不适和瘀伤。可对于他们来说，叫停无用的"治愈"依旧艰难。治疗本来可以充满自由，从源头上做正确、善良的事。

即便无法施行有效治疗，也不意味着医生丧失了兴趣。例如，尽管通便药的长期副作用引人关注，但合理剂量仍可减轻患者痛苦。如果患者焦虑不安，甚至呼吸受到影响，医生也可以合理使用一些短效安眠药——如安定类——帮助患者镇静下来。当然，成瘾性问题也值得合理关切。阿片类药物将被大量使用，如有必要还会增加。医生将利用它的"双重效应"：如果疼痛持续，即使阿片类药物会造成药物镇静状态、呼吸减弱甚至死亡等副作用，也应加量使用。我们都是极度敏感的死亡恐惧症患者，于是我们让临终患者照护脱离他们熟悉的环境、家人和家庭医生，让临终安养院为我们接管了一切。当然，很多临终安养院为有专业和不间断护理需要的患者提供了出色的服务。但是，这些主要由慈善组织经营的机构无法保证接收每一位被转来的患者。这意味着希望入住临终安养院的患者中有一部分不能如愿，他们只能选择住在医院或躺在家里。

病患悖论又来了。一些患者将在社区护士和全科医生的陪同下，在自家安然舒适地等待死亡。但如果患者还有更严重的问题，需要周全的护理，就只能寄希望于刮彩票般的临终安养院床位或临终关怀护士填上这个缺口。为什么允许这样？让充足的临终照护资源惠及所有潜在受益者，这样才更公平、更具人文关怀啊。自 NHS 建立以来，社区护士一直是临终关怀的主力。不过，她们将逐渐被专职负责临终关怀的专业护士边缘化。作为护理工作曾经的核心，姑息护理现在被视为不同于常规护理的"特别"项目。

这也反映出在全科医生的工作中，我们太过依赖临终安养院在护理资源合理分配中的作用了。信心源于经验和表达，对于全科医生，还包括分享与讨论。可我们正在失去这些技艺。

增长知识、打磨技能的脚步永远不能停歇，全科医生和患者也将持续受益于专科医生和护士的帮助。然而，社区护士和全科医生已经从中心被挤向边缘。现在，临终患者唯有指望陌生人慷慨解囊，资助他们在家里得到夜间护理，或在临终安养院觅得一块地方。我们不该远比现在做得更好吗？这些临终的患者不值得得到更完善的照护吗？

▶▷ 24 小时护理的失败

很遗憾，医疗界一直以来都在共谋搞垮 NHS。为患者提供持续照护的难处之一是全科医生不再担负全天候护理的责任。2004年以前，一些全科医生在非工作时间也提供服务。如果你是一名来自偏远或农村地区的全科医生，你能自行决定延长值守时间，日夜坚守。你知道你的患者——可能你们彼此已经很熟悉——只有在格外紧急的情况下才会打电话给你。在城镇地区，若干名全科医生将组队协作，在夜间为全队的患者轮流值守。在拥有 8 名医生的团队里，每个夜班有 2 名医生值守，并将覆盖 10000 名患者。长期的疲劳令医生精疲力竭、不堪重负，而且并非所有在夜间呼入的电话都是紧急情况：人们会打来电话咨询怎么治头虱，或抱怨自己身上的皮疹已经肆虐 6 个月之久。有的患者发牢骚说，他们难以在方便的时间得到医疗服务。为了应对全天候服务持续增大的压力，不少地方的全科医生合伙建立了社区代理中心。它们能够整合更多医生的护理工作，而不仅仅是一两位的。这样一来，全科医生得到一处场地以接诊能够自行来到中心的患者，也可以前往患者住处或通过电话了解情况、给出建议。这些中心能够过滤掉非紧急情况，把有限的资源集中在疾病上面。

2004 年，全科医生协议允许全科医生将全天候护理职能转移给初级保健信托。由于全天候服务的收入太过微薄，于是有很多人照做，真正为疾病寻求帮助的电话也相应减少了。提供妥善的姑息护理不容易，医生要在灯光昏暗的卧室里努力为患者安置吗啡泵，安抚一家人的伤痛，同时还要接听其他患者寻求常规医护服务的电话。很多全科医生算过一笔账，他们宁可减薪 6000 镑也要把这些工作交出去。[22]

结局对患者不利。从欧洲或其他地方飞过来担负全天候护理工作的医生不熟悉本地情况——甚至有些人的英语都讲得磕磕绊绊。曾有一名患者因为来自德国的代班医生弄错了吗啡剂量，最后不幸死亡。[23] 还有私营企业投标，希望承担这项工作。而本地全科医生由于收入太低或主导权太弱，逐渐退出与私人供应商的竞争。在康沃尔郡，本地全科医生合作运营过一家叫 KernowDoc 的全天候服务机构。2004 年，他们曾致函议会，表示全科医生协议实施后的资金缺口将"通过服务改组弥补，但对于不参加协议的机构来说，在如此短的时间内做到是不可能的"。[24] 最终，私营供应商信佳（Serco）接管了 KernowDoc 和全天候护理服务。针对新服务的投诉超过 80 条，面对此种境况，选定信佳的初级保健信托委派新闻发言人回应："它比 KernowDoc 的费用更低廉，而且我不觉得这牺牲了质量。"[25]2006 年，信佳雇用的海外医生误诊了一位老年患者。它的负责人回应此事时说，公司也更愿意聘请本地医生，但还"没能"请来。[24]

没有迹象显示新的工作方式带来了任何好处。此外，只要我们不揪着问题不放，自然也不会发现任何问题。在阿伯丁，有一名青少年在电话求助后死于脑膜炎。一位中年男士死于感染性休克之后，"NHS24"修订了电话咨询协议。[27]另有一位女性在拨打电话求助之后，死于糖尿病性昏迷。顾问在电话里说："我们没有能力通过电话判断患者的状况，与硬背指南相比，我们更依赖第六感。"[28]他们接待轻症与重症患者的方式没有区别。在 100 名患者里找出一例严重疾病很难，在 10000 名患者中就更难了。

这当然不是在责怪轻症患者占用资源。相反，这是对 NHS 糟糕的全天候服务的批评，因为它未能保障重症患者的优先地位。全天候服务是一种便宜服务，但便宜从来都不是品质的代名词。

▶ ▷ 职业精神的意义

医生的第一天职是照护患者。因此，医学院申请人接受面试时，首先会被问到学医的动机。也因为此，医学生需要学习伦理，并且不得与患者发生裙带关系或经济往来。对于犯有严重刑事罪行的医生，英国医学总会将开除他们的会籍。作为医生，则有义务向英国医学总会提供可联系到自己的注册地址。

这些都是对医师执业行为的总括性规范。不管对错，医生都握有强大的权力，但绝不能滥用。疾病缠身的患者往往非常脆弱——如克里斯托弗·希钦斯所说，"就好像溶解在水中的糖块"。如果医生要把其他东西置于患者利益之前，比如协议要求的血压表格或宫颈筛查指标，那就严重有失公平。

如果"照护患者"不是医生首要关心的话题，我们就危险了。当医生按政府意愿而非职业伦理行事，糟糕透顶的事将接二连三地发生。这样的事不只发生在独裁国家，也发生在英国。20 世纪 70 年代，内政部征调医生在希思罗机场为女性移民做"童贞测试"，以便确认她们符合签证要求的未婚条件。[29] 医生当年记录的档案于 2011 年公开，档案记载"（医生）需探入半英寸，以确认受检者处女膜完整。"可是，处女膜就算不完整也未必是性行为造成的。[30] 于是，医生成了这项侮辱人格且毫无意义的检查的帮凶。这算哪门子"患者至上"？

源讯（Atos）是一家法国电子公司。2005 年，它从卫生部拿下了为患者提供医疗评估的合同。作为合同条款之一，一些特定报告必须由英国注册医师开具。为它摇旗呐喊的医疗媒体没有把重点放在它的工作质量上，尽说些题外话。"按点回家是我每日计划的一部分"，其中一则广告说。[31] 医生可以选择加入源讯成为全职雇员，也可以作为短期工作人员按工作量收取报酬。全体医生的工作都将被检查，没有达到指定评估数量的医生将被问责。评估问题全都在电脑下拉菜单里，医生要根据患者的回答一一打勾。

一旦评估不通过，患者将不能从政府领取补助，这是相当严重的后果。

源讯的评估合理吗？以精神病患者为例，为了确认患者有精神疾病，医生得评估他是否"出汗和颤抖"。以这种方式评估精神损害太过粗放，这些症状也能通过药物得到控制。评估在单一时点完成，不考虑患者的病情波动，例如类风湿性关节炎、双相障碍或慢性支气管炎。

在一次招聘晚会上，我被告知我们不应称前来接受评估的人为患者，而应叫他们"补助对象"。英国职业医学院（Faculty of Occupational Medicine）明确要求，提供职业建议的医生应当遵守与其他医生同样的执业标准，"全面评估患者病情，综合考虑病史（包括症状、心理及社会因素）与患者意见，在必要场合为患者做检查、提供建议或安排进一步检查和治疗"。[32] 马尔科姆·哈灵顿（Malcolm Harrington）教授在一篇对源讯体系的独立评价中写道：

> 有些疾病的标准相当主观，显然给评估增加了难度。结果就是，有的记录难以全面反映疾病对个人工作能力的影响。照理说，将补助对象列入三类补助之一的最终决定权属于就业服务中心的决策者，但实际上源讯的评估左右了整个流程。这样的失衡必须纠正。[33]

但是该如何纠正？医生应该参与这样一项可能不利于患者的评估工作吗？对我来说，问题在于医生贸然接受了这项工作，既不看它有没有依据，也不管它是否遵循了"患者至上"原则。2010年，面对一条对医生的投诉，英国医学总会这样说：经选举产生的调查委员会认定，该医生并未提供"临床照护"，因为他实质上在为劳工与退休保障部工作。[34]

执业医生如果抛弃"患者至上"理念，后果将不堪设想。我们将看到医生在各种行动中露脸：在伊朗，医生听从法庭指令向囚犯的眼睛滴酸液，"合法地"弄瞎了他；还有医生给死囚注射致命的药物，或给女性做毫无道理的童贞检查。

医学到底为了什么？家长主义已经从医学的根部蔓延而上。以前，如果医生没有向患者充分地分享和解释信息，让患者只能在黑暗中摸索，难以做出恰当决策，他们将受到正义的责难。可现在，医生被视为能够满足一切要求的掮客，不管这些要求在医学上有没有必要。整形医生忙着做阴道紧缩术、阴茎延长术，或通过手术让女性拥有不自然的巨大胸部，对患者可能承担的风险却置之不理。当患者成为顾客，他们就失去了医学职业精神本应提供的保护。

为了患者的福祉，也为了自己，医生必须唤醒自己的职业精神。唯职业伦理和证据行事，不唯流行趋势，不唯患者要求，不唯政治命令，不唯危言耸听。在希普曼案之后媒体持续不断的口诛笔伐中，医生被冠以既不帮助患者，也没能提供更好照护的恶名。他们开始同意一切要求，不论这些要求是多么背离现实，也不顾职业精神的呼唤是多么有力。医疗职业的处境有时候非常尴尬，它可能是优质卫生保健服务的症结所在：医生得有意愿为患者利益的最大化小心行事，始终坚持患者至上。

▶▷　真正的"知情"

　　按职业伦理行事的医生应该解放患者。患者应该得到足以帮助他们自主做出合理决策的公平信息，坚持"患者至上"的医生会这样做。正如我们讨论过的，只要得到了充分信息，患者和医生都将选择少做筛查。他们大概也希望侵入性检查和临终时的徒劳干预更少一些。

　　这取决于证据。当政治粉墨登场，医生和患者的决定权就被剥夺了，掌权的则是政客和他们在管理咨询行业的朋友们。2008年，NHS 在管理咨询上花了 3 亿镑。[35] 有人献计卫生部，只要将一些医护服务从医院挪进社区，然后削减咨询公司所说的那些"临床收益有限的服务"，就可以从 NHS 省出这笔钱。麦肯锡公司（McKinsey & Company）说，这一点通过"提供决策辅助"就能做到。[36] 事实上，物有所值的循证医疗早就以多种形式出现了，只是大多数都被政客忽略掉了。

　　非专业人士特别容易无视研究成果的深度、广度和局限性，他们总是把科研证据单独拿出来审视，不管其背景如何。麦肯锡有一个观点，"从对照试验结果来看，危机解决团队能将就诊需求削减 40—50%"。事实上，它只援引了一项试验，该试验 2005 年发表于《英国医学杂志》。[37] 该研究随机选取了患者，允许患者在家接受危机团队照护或前往医院住院治疗。结果显示，原计划加入试验的患者有 1/3 实际未能参加，因为有些人病情过于严重只能直接住院。至于其他患者，试验组的 1/3 和住院组的 2/3 在 6 个月后被送进了医院。试验组患者有 1/4 被送入半程"危机屋"，与之相对，住院组进入危机屋的患者比例为 1/5。由此可见，家庭照护并不像麦肯锡声称的那样成功。

事实上，一位参与试验的患者这样说：

> 在危机中，你还得接电话。当你身体不舒服的时候，电话将是你最不想接触的东西……在危机中你只希望得到安全感，而社区里不会有安全感，你只能靠自己的家人、朋友渡过危机……因为你去医院的愿望将被拒绝……在家人、朋友帮你渡过难关之后，你还得承受在本地社区众目睽睽之下暴露自己虚弱一面的羞耻感……这项服务到底帮了谁？我不喜欢它，它也没怎么帮到我。它的唯一用意大概就是把人从医院赶出去好节约服务开支，对吗？[38]

医生出于便利患者和尊重其意愿的考虑，为患者安排家庭照护是一回事；纯粹按照管理咨询公司的要求，为了节约资金而把患者安排在家则完全是另一回事。

让我们再看看麦肯锡的另一项建议，它表示"正式叫停临床收益有限的服务，将为英格兰节省 3—7 亿英镑的开支"。公司的奇思妙想之一是不再接诊"腹股沟疝、脐疝和股疝"，因为它们都是"潜在的整形项目"。这些疝气都有发生绞死的危险，应立即将患者转往医院接受治疗，以免病情发展成患者腹腔内的一场大灾难。[39]麦肯锡认为"针对非癌皮肤病变的小手术"也可以取消——这是个奇怪的建议，因为在通过显微镜判断病变组织是不是癌症之前，总得把它先切下来啊。还有一个怪诞的建议——不必给"轻微"耳聋的人配备人工耳蜗。只有专门的机构能为几类严重耳聋的人做多学科评估，接着为他们调试人工耳蜗设备。麦肯锡用复杂难懂的证据搅乱了现状，而患者是最终的输家。严重精神病发作的患者到底该怎么辨别让自己回家休养的建议是好是坏？他们根本无法辨别。

联合政府在英格兰推出的全科医生委托服务严重威胁了医患关系。起初，NICE 将花相当长的时间研判证据、咨询有关团体并审慎分析统计数据，然后在此基础上对干预的成本效率做出评判。联合政府不但没有推动 NICE 完善自身——例如，努力减少成员的利益冲突，公开与制药公司有关的开支——反而还破坏了 NICE 的工作原则。成本效率评价仍然得做，不过现在它由全科医生临床委托服务组负责。这项在全国范围内开展的工作不仅效率低下、烦琐冗杂，还可能加剧不平等。委托服务机构没能确保人人从高质量的干预中获益，如果它拒绝提供服务，患者面临的风险将大幅上升。当你的医生否决了治疗方案，作为患者，你怎么知道这究竟是因为方案不对症还是费用太高呢？NICE 应该做到透明、公正、公开。作为整个医疗服务业的代表，它有权与制药商展开对话，有权要求它们降低产品价格以满足成本效率的合理要求。医生在与患者的交互中，要坚持"患者至上"，全科医生不能同时

服务患者和财政部这对相互冲突的主体。而对于坚持把患者放在
第一位的医生，在推荐或不推荐某一项治疗的时候，他们的专业
判断也值得患者的信赖。

| 后 记 |

我为何不是个悲观主义者

撰写这样一部批评性作品的麻烦之处在于，它的重点不是对循证医学和临床实践的歌颂。医学沉默的另一面——少开无用的药品、扶持抑郁症患者走向康复——几乎没有什么使者。媒体对医疗领域的大部分注意力都被"新"药或"突破性"疗法占据，它们往往夸大其词、名不副实。日常医疗事务充满了细节性的价值评判、决策制定和深思熟虑，这就像在专业与互信关系的布料上穿针引线。这些互动带来的收益就是专家附随效应，它能给患者带来实质性的好处。同时，它们的成本效率也不错，一方面减少了不必要的就医，另一方面促进了健康产出。然而，对政治目标的追逐和筛查健康人群的要求给医生套上了枷锁。同一时间，其他人可能已经罹患疾病或出现严重的潜在症状，可他们却在医疗系统中居于劣后地位。由于当前的医疗市场奉行"会哭的孩子有奶吃"的分配原则，最需要医疗资源的人反而最难得到它，这既不公平也没效率。健康人群得到了过剩的医护服务，病患的需求得不到满足，人人都是输家。医生在他们的幕后老板和职业责任之间举棋不定，简洁明快的口号抛弃了希波克拉底的骄傲，引诱健康的人成为患者。这到底是怎么回事？

最好的预防医学不是来自降醇药片，而是来自持续关注健康不平等问题的流行病学家。他们发现，这种不平等将伤害每一个人的健康。我们要对证据给予充分的信任，以证据作为我们行事的准则。健康领域收益最大化的实现方式是着力解决这种不平等，而不是推动健康人群接受不必要也毫无益处的筛查和诊断。一位官员前不久呼吁 NHS 不应充当"国家疾病服务体系"——但这就是它的本职工作。我们必须停止对病患的歧视性政策，他们理应得到优质医疗服务。有时候，医疗行为在防治疾病方面有其价值，但医护工作最强大的推动力将来自社会和政治层面。当我们上当受骗并开始信奉夸张过头的宣传，其他任何努力都不过是浅尝辄止、粉饰太平。

有些时候，医疗保健的进步是看得见、摸得着的。我们已经拥有一支接受过职业化训练的医生梯队，他们希望接诊患者，而不是纸上谈兵。不如释放他们的活力，允许他们投入实践，让同辈对他们进行指导和监督——对于每一个力争上游的人来说，职业自豪感是一股强劲动力。此外，与其追赶出于政治目的设定的目标，我们不如早日对循证目标达成共识。NHS 应该去政治化，按照与 NICE 和 SIGN 一样的模式运营，采纳循证干预手段，妥善测试非循证手段。纳税人和选民有权决定自己愿意为 NICE 设立的生活质量目标支付多少钱，开诚布公的对话将帮助我们逃脱医疗市场上那些虚张声势的广告的困扰。人们应该自主决定要不要做筛查，并就他们面临的困境和不确定性获取更完备的信息。

知识就是力量。我们需要的是知识，不是夸大、误导和精心装点的广告标语。证据应该深深铭刻于我们所做的每一个医疗决策之中，这意味着我们摒弃了走捷径式的口号。我们需要恪尽职守的医生，他们不该受困于健康慈善组织的鼓吹、制药公司的游说或政党政治的反复无常。我依然乐观，因为我相信医生能够做到，也愿意做到。不过，医疗进步最强大的推动力一定来自患者。为了帮助医生重新掌握职业主导权，我们也想请患者稍稍改变一下自己的要求。我们都呼唤医疗职业价值的回归，拒绝非循证的提议和游离不定的政治印记对医患关系的影响。只有坚持"患者至上"，我们才能让病患悖论走向终结，让患者得到妥善的照护，让健康人群远离徒劳的检查和治疗。

所以，患者朋友们，请与我们携手，共同推动医疗服务的进步吧。

| 中英文对照表 |

"NHS 优选" 网站	NHS Choices
"NHS 直通车 /NHS24" 热线	NHS Direct/ NHS 24
24 小时护理	24-hour care
P 值	p-values
阿片类药物	opiates
贝叶斯定理	Bayesian practice
避孕	contraception
病例对照试验	case control studies
"补充" 医疗	'complementary' medicine
不要抢救	DNR (do not resuscitate) orders
肠易激综合征	irritable bowel syndrome (IBS)
超声扫描	ultrasound scanning
初期预防中他汀类药物的使用论证：评估瑞舒伐他汀的干预试验	JUPITER statin trial
代理指标	proxy outcomes
胆固醇	cholesterol

动脉瘤	aneurysms
主动脉瘤	aortic
脑动脉瘤	brain
多巴胺	dopamine
反安慰剂效应	nocebo effect
非处方药	OTC medicines (over-the-counter)
肺癌	lung cancer
分诊	triage
副作用	adverse effects; side-effects
腹主动脉瘤	AAA (abdominal aortic aneurysm)
肝功测试	liver function tests (LFT)
干预研究与观察研究	interventional (vs observational) studies
高危老年人服用普伐他汀前瞻研究	PROSPER (Prospective Study of Pravastatin in the Elderly at Risk)
格思里试验	Guthrie tests
宫颈癌	cervical cancer
HPV 疫苗	cervical cancer (HPV) vaccination
宫颈筛查（涂片检查）	cervical screening (smear tests)
疾病统计学	disease statistics
姑息照护	palliative care
关节炎	arthritis
国家卫生与临床优化研究所	NICE (National Institute for Health and Clinical Excellence)
赫赛汀（曲妥珠单抗）	Herceptin (trastuzumab)
患者健康量表	PHQ (Patient Health Questionnaire)

患者选择 patient choice
　"我的决策我做主" 　'No decision about me, without me'
黄色卡片计划 yellow card scheme
荟萃分析 meta-analysis
活检 biopsies
绩效补助费 Quality and Outcomes Framework
基因筛查 genetic screening
计算机断层扫描 CT (computerised tomography) scanning
假阳性 false positives
假阴性 false negatives
艰难梭菌 clostridium difficile
健康的社会决定因素 social determinants of health
接诊量 throughput
结肠镜 colonoscopy
警示征象 'red flag' symptoms
绝对与相对风险 Absolute vs relative risk
开放标签研究 open-label studies
抗苗勒氏管激素试验 anti-Mullerian hormone (AMH) test
抗抑郁药物 antidepressants
考克兰评价 Cochrane reviews
髋关节置换 hip replacements
临床决策支持系统 CDSS (clinical decision support systems)
临终安养 hospices
临终照护 end-of-life nursing

罗非昔布（万络）	rofecoxib (Vioxx)
盲法	blinding
美国癌症协会	American Cancer Society
耐甲氧西林金黄色葡萄球菌	MRSA
内源性阿片	endogenous opioids
逆向照顾法则	inverse care law
欧洲前列腺癌筛查随机研究	ERSPC (European Randomised Study of Screening for Prostate Cancer)
前列腺、肺部、结直肠及卵巢癌筛查试验	PLCO (Prostate, Lung, Colorectal and Ovarian) Cancer Screening Trial
前列腺癌	prostate cancer
前列腺酸性磷酸酶	PAP (prostatic acid phosphatase)
"前期疾病"	'pre-illness'
体象障碍	BDD (body dysmorphic disorder)
全科医生	GPs (General Practitioners)
全科医学研究数据库	General Practice Research Database
全因死亡率	all-cause mortality
人工耳蜗	cochlear implants
人乳头瘤病毒	HPV (human papillomavirus)
乳房全切除术	mastectomy
乳腺 X 光检查	mammography
乳腺癌	breast cancer
乳腺导管内原位癌	DCIS (ductal carcinoma in situ)
筛查	screening

收益分析	benefits assessments
双盲研究	double blind studies
双相障碍	bipolar disorder
顺势疗法	homeopathy
斯堪的纳维亚辛伐他汀生存研究	4S (Scandinavian Simvastatin Survival Study)
随到随诊中心	walk-in centres
随机对照试验	randomised controlled trials (RCTs)
他汀类药物	statins
糖尿病	diabetes
"替代"医学	'alternative' medicine
童贞测试	virginity testing
褪黑素	melatonin
卫生保健的市场竞争 竞争性招标	competition, in healthcare competitive tendering
希波克拉底誓言	Hippocratic Oath
系统评价	systematic reviews
显著性	signifcance
小时外照护，全天候照护	out-of-hours care
心血管风险	cardiovascular risk
血尿酸试验	uric acid blood tests
血压	blood pressure
叶酸	folic acid
衣原体病	chlamydia

医患关系　　　　　　　　　relationships, doctor-patient

医院焦虑抑郁量表　　　　　HADS depression and anxiety
　　　　　　　　　　　　　　questionnaire

医院清洁　　　　　　　　　cleaning in hospitals

抑郁症　　　　　　　　　　depression

疫苗　　　　　　　　　　　vaccination

阴道镜检查　　　　　　　　colposcopy

英国药品和健康产品管理局，　MHRA (Medicines and Healthcare
　黄色卡片计划　　　　　　Products Regulatory Agency),
　　　　　　　　　　　　　　yellow card scheme

英国医疗不确定性数据库　　DUETs database (UK Database of
　　　　　　　　　　　　　Uncertainties about the Effects of
　　　　　　　　　　　　　Treatments)

预先护理计划　　　　　　　advance care plans

詹姆斯·林德图书馆　　　　James Lind Library

照护的可持续性　　　　　　continuity of care

诊断　　　　　　　　　　　diagnosis

整形外科手术　　　　　　　cosmetic surgery

知情同意　　　　　　　　　informed consent

制药公司　　　　　　　　　pharmaceutical companies

质量调整寿命年　　　　　　QALY (quality-adjusted life years)

终身风险　　　　　　　　　lifetime risk

钟形曲线　　　　　　　　　bell curves

重型头部创伤后皮质类固醇　CRASH trial
　激素随机试验

专家附随效应　　　　　　　concomitant professional outcomes

专家患者计划　　　　　　　EPP (Expert Patient Programme)

专家型患者　　　　　　　　expert patients

咨询模型　　　　　　　　　consultation models

　患者中心　　　　　　　　　　patient-centeredness

参考文献

第一章　首先，不要伤害

1. Wilson JM, Jungner G. *Principles and practices of screening for disease*. WHO, Geneva, 1968. whqlibdoc.who.int/php/WHO_PHP_34.pdf

2. Prescan. www.prescan.co.uk/

3. Lifescan. www.lifescanuk.org/

4. Welch, G. *Should I Be Tested for Cancer? Maybe not and here's why*. University of California Press. 2004.

5. McCartney M. Executive health checks raise questions. *FT Magazine*, December 2008.

6. Vernooij MW, Arfan Ikram M. Incidental Findings on Brain MRI in the General Population. *N Engl Med* 2007; 357: 1821-1828. www.nejm.org/doi/full/10.1056/NEJMoa070972

7. Health Technology Assessment. Screening Programs for

asymptomatic unruptured intracranial aneurysms: review of clinical eff ectiveness, cost-eff ectiveness, and evidence-based guidelines. *Canadian Agency for drugs and technologies in Health*, May 2010. www.cadth. ca/media/pdf/20100503-090753_10173_screening_asymptomatic_ aneurysms_final.pdf

8. International Study of Unruptured Intracranial Aneurysms: Unruptured Intracranial Aneurysms – Risk of Rupture and Risks of Surgical Intervention. *N Engl J Med* 1998; 339: 1725-1733. www.nejm. org/doi/full/10/1056/NEJM199812103392401

9. BUPA Complete Health. www.bupa.co.uk/individuals/health- assessments/complete-health

10. Ottmar MD, Gonda RL Jr. Liver function tests in patients with computed tomography demonstrated hepatic metastases. *Gastrointest Radiol* 1989; 14: 55-58. www.springerlink.com/content/ x6kvhu744u700103/

11. Aragon G. Younossi ZM. When and how to evaluate mildly elevated liver enzymes in apparently healthy patients. *Cleve Clin J Med* 2010; 77: 195-204. www.cchm.org/content/77/3/195.long

12. Sibille M. Deigat N. Laboratory data in healthy volunteers: reference values, reference changes, screening and laboratory adverse event limits in Phase I clinical trials. *Eur J Clin Pharmacol* 1999; 55: 13-9. www.ncbi.nlm.nih.gov/pubmed/10206079

13. Genetichealth 'Personal Health Management' website, accessed

February 2011. www.genetic-health.co.uk/dna-test-services/premium-female.htm

14. Eeles RA, Stratton MR. The genetics of familial breasts cancer and their practical implications. *Eur J Cancer* 1994; 30: 1383-90. www.sciencedirect.com/science/article/pii/0959804994901902

15. NICE. CG41: Familial breast cancer. London, 2006. www.nice.org.uk/nicemedia/pdf/CG41NICEguidance.pdf

16. Lord SJ, Lei W. A systematic review of the effectiveness of MRI as an addition to mammography and ultrasound in screening young women at high risks of breast cancer. *Eur J Cancer* 2007; 43: 1905-1917. www.ejcancer.info/article/S09598049(07)00484-4/abstract

17. Buys SS, Partridge E. The Prostate, Lung, Colorectal and Ovarian (PLCO) Cancer Screening Randomized Controlled Trial. *JAMA* 2011; 305(22): 2295-2303. jama.amaassn.org/content/305/22/2295.long

18. UK Screening Portal, UK National Screening Committee, accessed February 2011. www.screening.nhs.uk/ovariancancer

19. Margolis J. The Interpretation of Genes. *Financial Times*, February 2009. www.genetic-health.co.uk/uploadfiles/FT10February2009.pdf

20. Clarke DM, Currie KC. Depression, anxiety and their relationship with chronic diseases: a review of the epidemiology, risk and treatment evidence. *Med J Australia* 2009; 190: S54-S60. www.mja.com.au/public/issues/190_07_060409/cla10974_fm.pdf

21. Scottish Intercollegiate Guidelines Network. SIGN 50: A guideline developer's handbook. Annex B: key to evidence statements and grades of recommendations.

22. More Doctors Smoke Camels Than Any Other Cigarette. 1949 年骆驼牌香烟电视广告. www.youtube.com/watch?v=gCMzjJjuxQI

23. Gardner MN, Brandt AM. "The doctor's choice is America's choice" The physician in US cigarette advertisements, 1930-1953. *Am J of Public Health* 2006; 96(2): 222-232. ajph.aphapublications.org/doi/abs/10.2105/AJPH.2005.066654

24. Dobson R, Elliott J. Dr Spock's advice blamed for cot deaths. *The Times*, May 2005.www.timesonline.co.uk/tol/news/uk/health/article520623.ece (£)

25. Gilbert R, Salanti G, Harden M, See S. Infant sleeping position and the sudden infant death syndrome: systematic review of observational studies and historical review of recommendations from 1940 to 2002. *Int J Epidemio* 2005; 34: 874-887. ije.oxfordjournals.org/content/34/4/874.full.pdf

26. Hiley CM, Morley C. What do mothers remember about the 'back to sleep' campaign? *Arch Dis Child* 1995; 73: 496-497. www.ncbi.nlm.nih.gov/pmc/articles/PMC1511461/

27. Gilbert R, Salanti G. Infant sleeping position and the sudden infant death syndrome: systematic review of observational studies and historical review of recommendations from 1940 to 2002. *Int. J.*

Epidemio 2005 34: 874-887. ije.oxfordjournals.org/content/34/4/874.full

28. CRASH trial collaborators. Final results of MRC CRASH, a randomised placebo-controlled trial of intravenous corticosteroid in adults with head injury-outcomes at 6 months. *Lancet* 2005; 365: 1957-1959. www.thelancet.com/journals/lancet/article/PIIS0140-6736(05)66552-X/abstract

29. Sauerlanda S, Maegele M. A CRASH landing in severe head injury. *Lancet* 2004; 364:1291-1292. www.thelancet.com/journals/lancet/article/PIIS0140-6736(04)17202-4/fulltext

30. Sanossian N, Arbi G. Frequency and Determinants of Nonpublication of Research in the Stroke Literature. *Stroke* 2006; 37: 2588-2592. stroke.ahajournals.org/content/37/10/2588.full

31. GlaxoSmithKline. Public disclosure of clinical research. Corporate Responsibility Report, 2010. www.gsk.com/responsibility/cr-report-2010/research-practices/publicdisclosure-of-clinical-research/

32. Krall R, Rockhold F. More on compulsory registration of clinical trials: GSK has created useful register, *BMJ* 2005; 330: 479.3, 24th February 2005. www.bmj.com/content/330/7489/479.3.full

33. Curfman GD, Morrissey S. Expression of Concern: Bombardier et al., "Comparison of Upper Gastrointestinal Toxicity of Rofecoxib and Naproxen in Patients with Rheumatoid Arthritis," *N Engl J Med* 2000; 343: 1520-8. N Engl J Med, online editorial, December 2008. www.nejm.org/doi/full/10.1056/NEJMe058314

第二章　心血管疾病的大买卖

1. UK election: the main parties' health policies. *Lancet*, 375, 9725, 1511-1514, 1 May 2010. www.thelancet.com/journals/lancet/article/PIIS0140-6736(10)60642-3/fulltext

2. The Scottish Government: Universal health checks planned. March 2010. www.scotland.gov.uk/News/Releases/2010/03/22081937

3. NHS Choices website, NHS Health Check, accessed February 2011. http://www.nhs.uk/Planners/NHSHealthCheck/Pages/NHSHealthCheckandyou.asp

4. NHS The Information Centre. Prescriptions Dispensed in the Community: England, Statistics for 1999 to 2009 Information Centre. www.ic.nhs.uk/webfles/publications/prescriptionsdispensed/Prescriptions_Dispensed_1999_2009%20.pdf

5. Cholesterol Treatment Trialists' Collaborators. Efficacy and safety of cholesterol-lowering treatment: prospective meta-analysis of data from 90,056 participants in 14 randomised trials of statins. The Lancet; 366: 1267-1278. www.thelancet.com/journals/lancet/article/PIIS0140-6736(05)67394-1/abstract

6. Thavendiranathan P, Bagai A. Primary Prevention of Cardiovascular Diseases with Statin Therapy. *Arch Intern Med* 2006; 166: 2307-2313. archinte.ama-assn.org/cgi/content/full/166/21/2307

7. Graham DJ, Staffa JA. Incidence of hospitalized rhabdomyolysis

in patients treated with lipid-lowering drugs. *JAMA* 2004 Dec 1; 292(21): 2585-90. Epub 2004 Nov 22.

8. Sattar N, Preiss D. Statins and risk of incident diabetes: a collaborative meta-analysis of randomised statin trials. *Lancet*; 375: 735-742. www.thelancet.com/journals/lancet/article/PIIS0140-6736(09)61965-6/abstract

9. Wenger NK. Preventing cardiovascular disease in women: an update. *Clin Cardiol* 2008; 31: 109-13. onlinelibrary.wiley.com/doi/10.1002/clc.20134/abstract

10. Abramson J, Wright JM. Are lipid-lowering guidelines evidence-based? *Lancet*; 369: 168-169. www.thelancet.com/journals/lancet/article/PIIS0140-6736(07)60084-1/fulltext

11. Samia M, Glynn RJ. Trials. Statins for the Primary Prevention of Cardiovascular Events in Women with Elevated High-Sensitivity C-Reactive Protein or Dyslipidaemia: Results from the Justification for the Use of Statins in Prevention: An Intervention Trial Evaluating Rosuvastatin (JUPITER) and Meta-Analysis of Women From Primary Prevention Trials. *Circulation*; 2010: 1069-1077. circ.ahajournals.org/content/121/9/1069

12. Ford I, Murray H. Long-Term Follow-up of the West of Scotland Coronary Prevention Study. *N Engl J Med* 2007; 357: 1477-1486. www.nejm.org/doi/full/10.1056/NEJMoa065994#t=articleTop

13. Heart Protection Study Collaborative Group, *Lancet*, 378; 9808:

2013-2020.

14. British Hypertension Society working party. Treating mild hypertension. *BMJ* 1989; 298: 694-698. www.ncbi.nlm.nih.gov/pmc/articles/PMC1836038/

15. Sever P, Beevers G. Management guidelines in essential hypertension: report of the second working party of the British Hypertension Society. *BMJ* 1993; 306: 983-987. www.ncbi.nlm.nih.gov/pmc/articles/PMC1677457/pdf/bmj00015-0045.pdf

16. Ramsay LE, Williams B. British Hypertension Society guidelines for hypertension management 1999: summary. *BMJ* 1999; 319: 630. www.bmj.com/content/319/7210/630.full

17. Williams B, Poulter NR. British Hypertension Society guidelines for hypertension management 2004 (BHS-IV): summary. *BMJ* 2004; 328: 634. www.bmj.com/content/328/7440/634?view=long&pmid=15016698

18. NICE. CG127: Clinical management of primary hypertension in adults. London, 2011. www.nice.org.uk/nicemedia/live/13561/56008/56008.pdf

19. Wright JM, Musini VM. First-line drugs for hypertension. *Cochrane Database Syst Rev.* 2009; 3: CD001841. onlinelibrary.wiley.com/doi/10.1002/14651858.CD001841.pub2/abstract

20. Quan A, Kerlikowske K. Pharmacotherapy for hypertension in women of different races. *Cochrane Database Syst Rev.* 2000; 3:

CD002146. onlinelibrary.wiley.com/doi/10.1002/14651858.CD002146/abstract

21. Musini VM, Tejani AM. Pharmacotherapy for hypertension in the elderly. *Cochrane Database Syst Rev.* 2009; 4: CD000028. onlinelibrary.wiley.com/doi/10.1002/14651858.CD000028.pub2/abstract

22. Cranney M, Warren E. Hypertension in the elderly: attitudes of British patients and general practitioners. *J Hum Hypertens* 1998; 12: 539-545. www.nature.com/jhh/journal/v12/n8/pdf/1000656a.pdf

23. General Medical Council. Good Medical Practice: Providing good clinical care. www.gmc-uk.org/guidance/good_medical_practice/good_clinical_care_index.asp

第三章　癌的本质

1. McFarlane MJ, Feinstein AR. The 'Epidemiologic Necropsy'. Unexpected Detections, Demographic Selections, and Changing Rates of Lung Cancer. *JAMA.* 1987; 258: 331-338. jama.ama-assn.org/content/258/3/331.abstract

2. Sens MA, Zhou X. Unexpected neoplasia in autopsies: potential implications for tissue and organ safety. *Arch Pathol Lab Med.* 2009; 133: 1923-31. www.archivesofpathology.org/doi/full/10.1043/1543-2165-133.12.1923

3. Veress B, Alafuzoff I. A retrospective analysis of clinical diagnoses and autopsy findings in 3,042 cases during two diff erent time

periods. *Hum Pathol.* 1994; 25: 140-5. www.sciencedirect.com/science/article/pii/0046817794902690

4. Ernster VL, Ballard-Barbash R. Detection of Ductal Carcinoma in Situ in Women Undergoing Screening Mammography. *J Natl Cancer Inst* 2002; 94: 1546-1554. jnci.oxfordjournals.org/content/94/20/1546.long

5. NHS Breast Screening Programme. Overcoming Barriers - Annual Review 2010. www.cancerscreening.nhs.uk/breastscreen/publications/nhsbsp-annualreview2010.pdf

6. Sanders ME, Schuyler PA. The natural history of low-grade ductal carcinoma in situ of the breast in women treated by biopsy only revealed over 30 years of long-term follow-up. *Cancer* 2005; 103: 2481-2484. onlinelibrary.wiley.com/doi/10.1002/cncr.21069/abstract

7. Virnig BA, Tuttle TM. Ductal carcinoma in situ of the breast: A systematic review of incidence, treatment, and outcomes. *J Natl Cancer Inst* 2010; 102(3): 170-178. jnci.oxfordjournals.org/content/102/3/170.long

8. Welch HG, Black WC. Using Autopsy Series To Estimate the Disease "Reservoir" for Ductal Carcinoma in Situ of the Breast: How Much More Breast Cancer Can We Find? *Ann Intern Med* 1997; 127: 1023-1028. www.annals.org/content/127/11/1023.abstract

9. Dixon JM. Breast screening has increased the number of mastectomies. *Breast Cancer Research* 2009, 11(Suppl 3): S19. breast-

cancer-research.com/content/11/S3/S19

10. Flanders J. Reality of ductal carcinoma in situ. *BMJ* 2009; 338: b958. www.bmj.com/content/338/bmj.b958

11. Conservative Party. The next moves forward. 1987. www. conservativemanifesto.com/1987/1987-conservative-manifesto.shtml

12. Currie E. *Life Lines*. London: Sidgwick and Jackson, 1989.

13. NHS Breast Screening. Department of Health 2011. www. cancerscreening.nhs.uk/breastscreen/publications/nhsbsp.pdf

14. Advisory Committee on Breast Cancer Screening. Screening for breast cancer in England: past and future. *J Med Screen* 2006; 13: 59-61. jms.rsmjournals.com/content/13/2/59.full.pdf

15. Advisory Committee on Breast Cancer Screening. Screening for breast cancer in England: past and future. *NHSBSP Publication* No 61, 2006. www.cancerscreening.nhs.uk/breastscreen/publications/nhsbsp61. pdf

16. International Agency for Research on Cancer. *IARC Handbook of Cancer Prevention Volume 7: Breast Cancer Screening*, Chapter 5: Eff ectiveness of screening. IARC Press, Lyon 2002. www.iarc.fr/en/ publications/pdfs-online/prev/handbook7/Handbook7_Breast-5.pdf

17. Gøtzsche PC, Nielsen M. Screening for breast cancer with mammography. *Cochrane Database Syst Rev* 2011, Issue 1. Art. No.: CD001877. DOI: 10.1002/14651858.CD001877.pub4. onlinelibrary. wiley.com/doi/10.1002/14651858.CD001877.pub4/pdf

18. Nordic Cochrane Centre, 2012 'What you always wanted to know about breast screening' Accessed February 2012. www.cochrane. dk/screening/mammographyleaflet.pdf

19. Advisory Committee on Breast Cancer Screening. Screening for Breast Cancer in England: Past and Future. *NHSBSP Publication* No 61, February 2006. www.cancerscreening.nhs.uk/breastscreen/publications/ nhsbsp61.pdf

20. Yaffe MJ, Mainprize JG. Risk of Radiation-induced Breast Cancer from Mammographic Screening. *Radiology* 2011; 258: 98-105. radiology.rsna.org/content/258/1/98.abstract

21. Loughran CF, Keeling C. Seeding of tumour cells following breast biopsy: a literature review. *Breast Cancer Research* 2010; 12(Suppl 3): 43. breast-cancer-research.com/content/12/S3/P43

第四章　涂片与恐惧: 杰德·古蒂效应

1. Weaver M. Tributes pour in for Jade Goody after reality star dies from cancer, aged 27. *Guardian*, March 2009. www.guardian.co.uk/ media/2009/mar/22/jade-goody-diestributes

2. Cancer Research UK. Preventing cervical cancer. April 2004. www2.units.it/brancaleone/leaflet_cervical_apr04.pdf

3. NHS Scotland. The Cervical Screening Test. Put it on Your List. 2010. www.healthscotland.com/uploads/documents/13485- TeCervicalScreeningTest.pdf

4. Raffle AE, Alden B. Outcomes of screening to prevent cancer: analysis of cumulative incidence of cervical abnormality and modelling of cases and deaths prevented. *BMJ* 2003; 326: 901. www.ncbi.nlm.nih. gov/pmc/articles/PMC153831/

5. Crane JM. Pregnancy outcome after loop electrosurgical excision procedure: a systematic review. *Obstet Gynecol.* 2003; 102: 1058-62. www.sciencedirect.com/science/article/pii/S0029784403007415

6. Samson SL, Bentley JR. The effect of loop electrosurgical excision procedure on future pregnancy outcome. *Obstet Gynecol.* 2005; 105: 325-32. journals.lww.com/greenjournal/Abstract/2005/02000/The_ Eff ect_of_Loop_Electrosurgical_Excision.19.aspx

7. Cancer Research UK. Cervical cancer statistics-UK. info. cancerresearchuk.org/cancerstats/types/cervix/incidence/

8. Office of National Statistics. Cancer Trends in England and Wales, 1950-1999, Chapter 6. http://www.ons.gov.uk/ons/rel/cancer-unit/ cancer-trends-in-england-and-wales/smps-no--66/index.html

9. Papanicolaou GN, Traut HF. *Diagnosis of uterine cancer by vaginal smear.* Oxford: Commonwealth Fund, Oxford University, 1943.

10. Lund, CJ. An Epitaph for Cervical Carcinoma. *JAMA.* 1961; 175(2): 98-99. jama.amaassn.org/content/175/2/98.abstract

11. Debates about cervical screening: an historical overview. *J Epidemiol Community Health* 2008; 62: 284-287. jech.bmj.com/ content/62/4/284.extract

12. Clarke EA, Anderson TW. Does screening by 'PAP' smears help prevent cervical cancer? A Case-control Study. *Lancet*. 1979; 314: 8132. www.ncbi.nlm.nih.gov/pubmed/87887

13. Apostolides A, Henderson M. Evaluation of Cancer Screening Programs. Parallels with Clinical Trials.*Cancer* 1977; 39: 1779-1785. onlinelibrary.wiley.com/doi/10.1002/1097-0142(197704)39:4%2B%3C1779::AID-CNCR2820390805%3E3.0.CO; 2-9/pdf

14. Peto J, Gilham C. The cervical cancer epidemic that screening has prevented in the UK. *Lancet* 2004; 364, 249-256. www.thelancet.com/journals/lancet/article/PIIS0140-6736(04)16674-9/fulltext

15. NHS Cervical Screening Programme. Cervical screening saves thousands of lives. July 2004. cancerscreening.nhs.uk/cervical/news/010.html

16. Modernising the NHSCSP: Introduction of LBC and change in national policy, NHS Cervical Screening Programme, 22/10/03. cancerscreening.nhs.uk/cervical/news/009.html

17. Jacobs K. Why should we be refused a smear test? *Guardian*; March 2009. www.guardian.co.uk/commentisfree/2009/mar/05/health-health

18. Marie Stopes International. Marie Stopes International welcomes government review of the UK's cervical screening policy. March 2009. www.mariestopes.org.uk/PressReleases/UK/Marie_

Stopes_International_welcomes_government_review_of_the_UK%E2%80%99s_cervical_screening_policy.aspx

19. Advisory Committee on Cervical Screening. Extraordinary Meeting to re-examine current policy on cervical screening for women aged 20-24 years taking account of any new evidence and to make recommendations to the National Cancer Director and Ministers. May 2009. www.cancerscreening.nhs.uk/cervical/cervical-reviewminutes-20090519.pdf

20. Simsir A, Brooks S. Cervicovaginal smear abnormalities in sexually active adolescents. Implications for management. *Acta Cytol.* 2002; 46: 271-6. www.acta-cytol.com/toc/auto_abstract.php?id=16049

21. Robertson JH, Woodend BE. Risk of cervical cancer associated with mild dyskaryosis *BMJ* 1988; 297: 18-21. www.bmj.com/content/297/6640/18.short

22. Sasieni P, Castanon A. Eff ectiveness of cervical screening with age: population-based case-control study of prospectively recorded data. *BMJ* 2009; 339: b2968. www.bmj.com/content/339/bmj.b2968

第五章　愈演愈烈: 前列腺、肠道和主动脉

1. Abbasi K. To screen or not to screen? BMJ 1998; 316: 484. www.bmj.com/content/316/7129/484.full

2. Thompson IM, Ankherst DP. Prostate-specific antigen in the early detection of prostate cancer. CMAJ 2007; 176: 1853-1858. www.

cmaj.ca/content/176/13/1853.full

3. Albin RJ. The Great Prostate Mistake. New York Times, March 2010. www.nytimes.com/2010/03/10/opinion/10Ablin.html

4. Lefevre ML. Prostate Cancer Screening: More Harm Than Good? *Am Fam Physician* 1998 Aug 1; 58(2): 432-438. www.aafp.org/afp/1998/0801/p432.html

5. Schröder FH, Hugosson J. Screening and Prostate-Cancer Mortality in a Randomized European Study. *N Engl J Med* 2009; 360: 1320-1328. www.nejm.org/doi/full/10.1056/NEJMoa0810084

6. Andriole GL, Crawford ED. Mortality Results from a Randomized Prostate-Cancer Screening Trial. *N Engl J Med* 2009; 360:1310-1319. www.nejm.org/doi/full/10.1056/NEJMoa0810696

7. Lin K, Lipsitz R. *Benefits and Harms of Prostate-Specific Antigen Screening for Prostate-Cancer*. Agency for Healthcare Research and Quality (US), August 2008. www.annals.org/content/149/3/192.abstract

8. Barry MJ. Early Detection and Aggressive Treatment of Prostate Cancer. *J Gen Intern Med* 2000; 15: 749-751. www.ncbi.nlm.nih.gov/pmc/articles/PMC1495598/

9. Barry MJ, Mulley Jr AJ. Why Are a High Overdiagnosis Probability and a Long Lead Time for Prostate Cancer Screening So Important? *J Natl Cancer Inst* 2009; 101: 374-383. jnci.oxfordjournals.org/content/101/6/362.long

10. Stamey TA, Yang N. Prostate-Specific Antigen as a Serum Marker for Adenocarcinoma of the Prostate. *N Engl J Med* 1987; 317: 909-916. www.nejm.org/doi/full/10.1056/NEJM198710083171501

11. Baker B. Medicare's new PSA coverage, revised CPT lab panels. *ACP-ASIM Observer*, February 2000. www.acpinternist.org/archives/2000/02/qanda.htm

12. Melia J, Moss S. Survey of the rate of PSA testing in general practice. *Brit J Cancer* 2001; 85; 656-657. www.ncbi.nlm.nih.gov/pmc/articles/PMC2364127/pdf/85-6691962a.pdf

13. Franks LM, Latent Carcinoma of the Prostate, *J Pathol Bacteriol*, 68, 2, 603-606.

14. Baker M, Stanford Report, 22/9/04. Common test for prostate cancer comes under fire. news.stanford.edu/news/2004/september22/med-prostate-922.html

15. Stamey TA, Caldwell M. The Prostate Specific Antigen Era in the United States is over for Prostate Cancer: What Happened in the Last 20 Years? *J Urol*, 172: 1297-1301. www.jurology.com/article/S0022-5347(05)61155-X/abstract

16. Rich AR, On the frequency of occurance of occult carcinoma of the prostate. *The Journal of Urology*, 33: 3 1935. ije.oxfordjournals.org/content/36/2/274.full.pdf+html

17. A Tale of Two Brothers. The Prostate Centre, London, 2011. www.theprostatecentre.com/prostate-centre-patients/patient-stories/

a-tale-of-two-brothers

18. NHS Bowel Cancer Screening Pilot, 2007. www. cancerscreening.nhs.uk/bowel/pilot.html

19. NHS Cancer Screening Programmes Bowel Cancer Screening. The colonoscopy Investigation. www.cancerscreening.nhs.uk/bowel/ publications/colonoscopyinvestigation.pdf

20. Hewitson P, Glasziou P. Screening for colorectal cancer using the faecal occult blood test, Hemoccult. 2008, John Wiley & Sons. onlinelibrary.wiley.com/doi/10.1002/14651858.CD001216.pub2/abstract

21. The NHS Abdominal Aortic Aneurysm Screening Programme. Information for Healthcare Professionals. aaa.screening.nhs.uk/ professionals

22. Thompson SG, Ashton HA. Screening men for abdominal aortic aneurysm: 10-year mortality and cost eff ectiveness results from the randomised Multicentre Aneurysm Screening Study. *BMJ* 2009; 338: b2307. www.bmj.com/content/338/bmj. b2307?view=long&pmid=19553269

23. Schlösser FJ, Vaartjes I. Mortality after elective abdominal aortic aneurysm repair. *Ann Surg* 2010; 251: 158-64. journals.lww. com/annalsofsurgery/Abstract/2010/01000/Mortality_Afer_Elective_ Abdominal_Aortic_Aneurysm.24.aspx

24. Irvine CD, Shaw E. A Comparison of the Mortality Rate After Elective Repair of Aortic Aneurysms Detected Either by Screening

or Incidentally. *Eur J Vasc Endovasc Surg*; 20: 374-378. www.sciencedirect.com/science/article/pii/S1078588400911870

25. Beck AW, Goodney PP. Predicting 1-year mortality after elective abdominal aortic aneurysm repair, *J Vasc Surg* 49; 4: 838-844, April 2009. http://www.jvascsurg.org/article/S0741-5214(08)01880-6/abstract

26. Khaira HS, Herbert LM. Screening for abdominal aortic aneurysms does not increase psychological morbidity. *Ann R Coll Surg Engl* 1998; 80: 341-342. www.ncbi.nlm.nih.gov/pmc/articles/PMC2503123/?page=1

27. Lifeline Screening. Screening for abdominal aortic aneurysm. www.lifelinescreening.co.uk/health-screening-services/abdominal-aortic-aneurysm.aspx

第六章 待价而沽的健康: 人人想吃的 "唐僧肉"

1. Hope J. Low-cholesterol spread 'not certain to cut heart risks', GPs told. *Daily Mail*, May 2008. www.dailymail.co.uk/health/articzle-1023212/Low-cholesterol-spreadcertain-cut-heart-risks-GPs-told.html

2. Florahearts.co.uk. Frequently asked questions. www.flora-professional.co.uk/plant_sterols.asp

3. Shepherd J, Cobbe SM. Prevention of coronary heart disease with pravastatin in men with hypercholesterolemia. *New*

Eng J Med 1995; 333: 1301-1307. www.nejm.org/doi/full/10.1056/NEJM199511163332001

4. www.framinghamheartstudy.org/

5. Randomised trial of cholesterol lowering in 4444 patients with coronary heart disease: the Scandinavian Simvastatin Survival Study (4S). *Lancet* 1994; 344: 1383-9. www.thelancet.com/journals/lancet/article/PIIS0140-6736(94)90566-5/abstract

6. Flora pro-activ. Lowering your Cholesterol, September 2009. 162.61.226.126/pdf/Lowering%20Your%20Cholesterol.pdf

7. Flora pro-activ. Plant Sterols Scientific Review, June 2009. www.flora-professional.co.uk www.flora-professional.co.uk/pdf/Te%20science%20behind%20plant%20sterols_Scientifc%20reviews%20(long%20version).pdf

8. Danone. What is Activia? www.activia.ie www.activia.ie/index.php/activia-explained/what-is-activia/5

9. Probiotics in Practice. www.probioticsinpractice.co.uk/introduction-to-probiotics.aspx

10. Danone Research. Clinical Studies. www.studies.danone.com/

11. Guyonneta D, Schlumberger A. Fermented milk containing Bifdobacterium lactis DN-173 010 improves gastrointestinal well-being and digestive symptoms in women reporting minor digestive symptoms: a randomised, double-blind, parallel, controlled study. *Br J Nutrition* 2009; 102: 1654-1662. journals.cambridge.org/action/displayAbstract?fr

omPage=online&aid=6731400

12. Guyonnet D, Woodcock A. Fermented milk containing Bifdobacterium lactis DN-173 010 improved self-reported digestive comfort amongst a general population of adults. A randomized, open-label, controlled, pilot study. *J Digestive Diseases* 2009; 10: 61-70. onlinelibrary.wiley.com/doi/10.1111/j.1751-2980.2008.00366.x/abstract

13. Agrawal A, Houghton LA. Clinical trial: the eff ects of a fermented milk product containing Bifdobacterium lactis DN-173 010 on abdominal distension and gastrointestinal transit in irritable bowel syndrome with constipation. Alimentary Pharmacology & Therapeutics 2009; 29: 104-114. onlinelibrary.wiley.com/doi/10.1111/j.1365-2036.2008.03853.x/abstract

14. Guyonnet D, Chassany O. Eff ect of a fermented milk containing Bifdobacterium animalis DN-173 010 on the health-related quality of life and symptoms in irritable bowel syndrome in adults in primary care: a multicentre, randomized, doubleblind, controlled trial. Alimentary Pharmacology & Therapeutics 2007; 26: 475-486. onlinelibrary.wiley.com/doi/10.1111/j.1365-2036.2007.03362.x/abstract

15. Advertising Standards Authority. ASA Adjudication on Coca-Cola Great Britain, October 2009. www.asa.org.uk/ASA-action/Adjudications/2009/10/Coca_Cola-GreatBritain/TF_ADJ_47037.aspx

16. De-Regil LM, Fernández-Gaxiola AC. Eff ects and safety of periconceptional folate supplementation for preventing birth defects.

Cochrane Database Syst Rev. 2011; 10: CD007950. onlinelibrary.wiley. com/doi/10.1002/14651858.CD007950.pub2/pdf

17. Irlam JH, Visser MME. Micronutrient supplementation in children and adults with HIV infection. *Cochrane Database Syst Rev.* 2010; 12: CD003650. apps.who.int/rhl/reviews/CD003650.pdf

18. Caraballoso M, Sacristan M. Drugs for preventing lung cancer in healthy people. *Cochrane Database Syst Rev.* 2003; 2: CD002141. onlinelibrary.wiley.com/doi/10.1002/14651858.CD002141/pdf

19. Bjelakovic G, Nikolova N. Antioxidant supplements for prevention of mortality in healthy participants and patients with various diseases. *Cochrane Database Syst Rev.* 2008; 2: CD007176. onlinelibrary.wiley.com/doi/10.1002/14651858.CD007176/pdf/standard

20. Mishell DR. Goodwin TM, Brenner PF. Management of common problems in obstetrics and gynecology (fourth edition), Blackwell 2002.

21. Babystart Pre-conception fertility. fertilityshop.com/shop/index. php?main_page=product_info&cPath=1&products_id=15

22. Aboulghar MA, Mansour RT. Diagnosis and management of unexplained infertility: an update. *Arch Gynecol Obstet* 2003; 267: 177-188. www.springerlink.com/content/6bfr0hc8kngget8f/

23. Guzick DS, Overstreet JW. Sperm morphology, motility and concentration in fertile and infertile men. *N Engl J Med* 2001; 345: 1388-1393. www.nejm.org/doi/full/10.1056/NEJMoa003005#t=articleDiscuss

ion

24. Zita West. www.zitawest.com/about-zita-west-fertility-clinic/

25. The Zita West Fertility MOT. www.zitawest.com/buy/services/ tests/fertility-mot-amhdiy-test-kit.htm.htm

26. *Reproductive Ageing*. Royal College of Obstetricians and Gynaecologists, 2010.

27. Nuffield Health, Fertility MOT, accessed February 2012. www. nufeldhealth.com/treatments/fertility-mot

28. Ritchie G. Fertility MOT made wannabe mum realise she had to get a move on if she wanted to conceive. *The Daily Record*, Jun 2010. www.dailyrecord.co.uk/news/reallife/2010/06/04/fertility-mot-made-wannabe-mum-realise-she-had-to-get-a-mo

29. Boots. Cervical Cancer Vaccination. www.boots.com/en/ Cervical-CancerVaccination_1150826/

30. ASCCP. Practice Management. Natural History of HPV www. asccp.org/

31. Paavonen J, Naud P. Efficacy of human papillomavirus (HPV)-16/18 AS04-adjuvanted vaccine against cervical infection and precancer caused by oncogenic HPV types (PATRICIA): final analysis of a double-blind, randomised study in young women. *Lancet* 2009; 374: 301-314. www.thelancet.com/journals/lancet/article/PIIS0140-6736(09)61248-4/ fulltext

32. FUTURE II Study Group. Quadrivalent Vaccine against Human

Papillomavirus to Prevent High-Grade Cervical Lesions. *N Engl J Med* 2007; 356: 1915-1927. www.nejm.org/doi/full/10.1056/NEJMoa061741

33. Sigurdsson R, Briem H. The efficacy of HPV 16/18 vaccines on sexually active 18-23year old women and the impact of HPV vaccination on organized cervical cancer screening. *Acta Obstetrica et Gynecologica Scandinavia*, 2009, Vol 8, Pages 27-35. informahealthcare.com/doi/abs/10.1080/00016340802566770

第七章 乔治·克鲁尼与医疗确定性幻觉

1. Rorke B, Pathologic diagnosis as the gold standard. *Cancer*. 1997 Feb 15; 79(4): 665-7. www.ncbi.nlm.nih.gov/pubmed/9024702

2. Presant CA, Russell WO, Alexander RW, Fu YS. Soft-tissue and bone sarcoma histopathology peer review: the frequency of disagreement in diagnosis and the need for second pathology opinions. The Southeastern Cancer Study Group experience. *J Clin Oncol* 1986; 4: 1658-1661. jco.ascopubs.org/content/4/11/1658.abstract

3. Baak JPA, Lindeman J, Overdiep SH, Langley FA. Disagreement of histopathological diagnoses of diff erent pathologists in ovarian tumors - with some theoretical considerations. *Eur J Obstet Gyn R B* 1982; 13(1): 51-55. www.sciencedirect.com/science/article/pii/0028224382900375

4. Farmer ER, Gonin, R, Hanna MP. Discordance in the histopathologic diagnosis of melanoma and melanocytic nevi between

expert pathologists. *Hum Pathol*. 1996; 27(6): 528-531. www.ncbi.nlm. nih.gov/pubmed/8666360

5. Swerlick RA, Solomon ARR. Clinical diagnosis of moles vs Melanoma. *JAMA* 1998; 280(10): 881-882. jama.ama-assn.org/ content/280/10/881.extract

6. Vishal, K. *Frequency and clinical importance of pathological discordance in lymphoma*. University of Toronto 2009; 151. https://tspace.library.utoronto.ca/bitstream/1807/18799/6/Kukreti_ Vishal_200911_MSc_thesis.pdf

7. Gill C, Sabin L. Why clinicians are natural Bayesians. *BMJ* 2005; 330: 1080. www.bmj.com/content/330/7499/1080.extract

8. Morris AH. Developing and implementing computerized protocols for standardization of clinical decisions. *Ann Intern Med* 2000; 132(5): 373-383. www.annals.org/content/132/5/373.abstract

9. Garg AX, Adhikari NK. Eff ects of computerized clinical decision support systems on practitioner performance and patient outcomes. *JAMA* 2005; 293(10): 1223-1238. jama.ama-assn.org/ content/293/10/1223.short

第八章　滚雪球般的临床方案

1. Morrell CJ, Munro J. Impact of NHS Direct on other services: the characteristics and origins of its nurses. *Emerg Med J* 2002; 19: 337-340. emj.bmj.com/content/19/4/337.long

2. Munro J, Nicholl J. Evaluation of NHS Direct first wave sites. First interim report to the Department of Health, University of Sheffield 1998. www.shef.ac.uk/polopoly_fs/1.43643!/file/nhsd1.pdf

3. Dealing with a patient who has a 10-year smear gap. Pulse Today. November 2011. www.pulsetoday.co.uk/main-content/-/article_display_list/10874619/www.pulsetoday.co.uk/main-content/-/article_display_list/10874619/dealing-with-a-patient-who-hasa-10-year-smear-gap

4. Uitti RJ, Calne DB, Dickson DW, Wszolek ZK. Is the neuropathological 'gold-standard' diagnosis dead? Implications of clinicopathological findings in an autosomal dominant neurodegenerative disorder. *Parkinsonism & Related Disorders* 2004; 10(8): 461-463.

5. Rivett G, How is General Practice funded? www.nhshistory.net/gppay.pdf

6. Parker G. Is depression overdiagnosed? Yes. *BMJ*, 2007; 335: 328 August 2007. www.bmj.com/content/335/7615/328.full

7. Healy D. *The anti-depressant era*. Cambridge, MA: Harvard University Press, 1997.

8. The NHS Information Centre Prescribing Support Unit. Prescriptions dispensed in the community, statistics for 1999 to 2009: England. The Health and Social Care Information Centre, 2010. www.ic.nhs.uk/

9. Coyne JC, Schwenk TL. The relationship of distress to mood

disturbance in primary care and psychiatric populations. *J Consult Clin Psychol* 1997; 65(1): 161-168. psycnet.apa.org/journals/ccp/65/1/161/

10. Kessler D, Bennewith O. Detection of depression and anxiety in primary care: follow up study. *BMJ* 2002; 325(7371): 1016-1017. www.bmj.com/content/325/7371/1016.1.full.pdf

11. Phelan E, Williams B. A study of the diagnostic accuracy of the PHQ-9 in primary care elderly. *BMC Fam Pract* 2010; 11: 63. www.biomedcentral.com/1471-2296/11/63/abstract

12. Kroenke K, Spitzer RL. The PHQ-9 Validity of a brief depression severity measure. *J Gen Intern Med.* 2001; 16(9): 606-613. www.ncbi.nlm.nih.gov/pmc/articles/PMC1495268/?tool=pubmed

13. Cameron IM, Crawford JR. Psychometric comparison of PHQ-9 and HADS for measuring depression severity in primary care. *Br Gen Pract.* 2008; 58(546): 32-36. www.ncbi.nlm.nih.gov/pmc/articles/PMC2148236/?tool=pubmed

14. Cameron IM, Lawton K. Appropriateness of antidepressant prescribing: an observational study in a Scottish primary-care setting. *Br Gen Pract* 2009; 59(566): 644-649. www.ncbi.nlm.nih.gov/pmc/articles/PMC2734353/?tool=pubmed

第九章　谁在指挥医生：药企、政客还是患者

1. Doll R, Hill AB. Smoking and Carcinoma of the Lung. *BMJ* 1950; 2(4682): 739-748. www.bmj.com/content/2/4682/739.full.pdf

2. Stead LF, Bergson G. Physician advice for smoking cessation. *Cochrane Database Syst Rev.* 2008; 16(2). www.thecochranelibrary.com/userfles/ccoch/fle/World%20No%20Tobacco%20Day/CD000165.pdf

3. Doll R, Peto R. Mortality in relation to smoking: 50 years' observations on male British Doctors. *BMJ* 2004; 328(7455). www.bmj.com/content/328/7455/1519.full

4. House of Commons Health Committee. The influence of the pharmaceutical industry. Fourth Report of Session 2004-2005. www.publications.parliament.uk/pa/cm200405/cmselect/cmhealth/42/42.pdf

5. Gagnon M-A, Lexchin J. The cost of pushing pills: a new estimate of pharmaceutical promotion expenditures in the United States. *PLoS Medicine* 2008; 5(1). www.plosmedicine.org/article/info:doi/10.1371/journal.pmed.0050001

6. IMS. New Models, New Metrics - website accessed February 2012. www.imshealth.com

7. Matyas V. Protecting the identity of doctors in drug prescription analysis. *Health Informatics Journal* 1998, 4(3): 205-209. jhi.sagepub.com/content/4/3-4/205

8. Panush RS. Why I no longer accept pens (or other "gifs" from Industry (and why you shouldn't either). *J Rheumatol* 2003; 31: 8. www.jrheum.com/subscribers/04/08/tables/PDF/2004-38.aug.pdf

9. Fischer MA, Keough ME. Prescribers and pharmaceutical representatives: why are we still meeting? *J Gen Intern Med.* 2009;

24(7): 795-801. www.ncbi.nlm.nih.gov/pmc/

10. Spilker B. The benefits and risks of a pack of M&Ms, *Health Aairs* 2002. content. healthaff airs.org/content/21/2/243.full

11. Caudill TS, Johnson MS. Physicians, pharmaceutical sales representatives, and the cost of prescribing. *Arch Fam Med.* 1996; 5: 201-206. archfami.ama-assn.org/cgi/reprint/5/4/201

12. Wazana A. Physicians and the pharmaceutical industry: is a gift ever just a gift? *JAMA* 2000; 283(3): 373-380. jama.ama-assn.org/content/283/3/373.long

13. Irving R. GPs accused of 'Luddism' over drugs. *The Sunday Times*, June 06 2005.

14. LaMattina JL. *Drug Truths: Dispelling the Myths about Pharma R&D* Wiley, 2009.

15. Moreno C, Laje G. National trends in the outpatient diagnosis and treatment of bipolar disorder in youth. *Arch Gen Psychiatry* 2007; 64(9): 1032-1039. archpsyc.amaassn.org/cgi/content/abstract/64/9/1032

16. Zimmerman M, Ruggero CJ. Is bipolar disorder overdiagnosed? *J Clin Psychiatry.* 2008; 69(6): 935-940. www.ncbi.nlm.nih.gov/pubmed/18466044

17. Review of the week: when truth lies buried. *BMJ* 2010; 340. www.bmj.com/content/340/bmj.c604.extract

18. Pharmaceutical giant AstraZeneca to pay $520 million for off-label drug marketing. The United States Department of Justice, April

2010. www.justice.gov/opa/pr/2010/April/10-civ-487.html

19. AstraZeneca in $198m claim payout. *BBC News Business*, August 2010. www.bbc.co.uk/news/business-10912302

20. Spielmans CI, Parry PI. From evidence-based medicine to marketing-based medicine: evidence from internal industry documents. *Bioethical Inquiry* December 2009. i.bnet.com/blogs/spielmans-parry-ebm-to-mbm-jbioethicinqu-2010.pdf

21. Bombardier C, Laine L. Comparison of upper gastrointestinal toxicity of rofecoxib and naproxen in patients with rheumatoid arthritis. *N Engl J Med* 2000; 343: 1520-1528. www.nejm.org/doi/full/10.1056/NEJM200011233432103

22. Topol EJ. Failing the Public Health - Rofecoxib, Merck and the FDA. *N Engl J Med* 2004; 351: 1707-1709. www.nejm.org/doi/full/10.1056/NEJMp048286

23. Curfman GD, Morrissey S. Expression of Concern: Bombardier et al., 'Comparison of Upper Gastrointestinal Toxicity of Rofecoxib and Naproxen in patients with Rheumatoid Arthritis'. *N Engl J Med* 2000; 343: 1520-1528. www.nejm.org/doi/full/10.1056/NEJMe058314

24. Merck News Release, April 28th, 2000. 'Merck Reconfirms Favourable Cardiovascular Safety of Vioxx'. dida.library.ucsf.edu/pdf/oxx17k10

25. Bresalier RS, Sandler RS. Cardiovascular events associated with Rofecoxib in a colorectal adenoma chemoprevention trial. *N*

Engl J Med 2005; 352: 1092-1102. www.nejm.org/doi/full/10.1056/NEJMoa050493

26. Merck Press Release. Merck announces voluntary worldwide withdrawal of VIOXX. www.merck.com/newsroom/vioxx/pdf/vioxx_press_release_fnal.pdf

27. Jüni P, Nartey L. Risk of cardiovascular events and rofecoxib: cumulative meta-analysis. *Lancet* 2004; 364(9450): 2021-2029. www.thelancet.com/journals/lancet/article/PIIS0140-6736(04)17514-4/fulltext

28. Vioxx, the implosion of Merck, and the aftershocks at the FDA. *Lancet* 2004 364; 9450: 1995-1996. www.thelancet.com/journals/lancet/article/PIIS0140-6736(04)17523-5/fulltext

29. Newman M. The Rules of Retraction, *BMJ* 2010; 341: c6985. www.bmj.com/content/341/bmj.c6985

30. Aursnes I, Tvete IF. Suicide attempts in clinical trials with paroxetine randomised against placebo. *BMC Med* 2005; 3: 14. 2005. www.ncbi.nlm.nih.gov/pmc/articles/PMC1198229/

31. FDA proposes new warnings about suicidal thinking, behaviour in young adults who take antidepressant medications. *US Food and Drug administration*, May 2007. www.fda.gov/NewsEvents/Newsroom/PressAnnouncements/2007/ucm108905.htm

32. Major pharmaceutical firm concealed drug information: GlaxoSmithKline misled doctors about the safety of drug used to treat depression in children. Media Centre 2004. www.ag.ny.gov/media_

center/2004/jun/jun2b_04.html

33. Chalmers I. Government regulation is needed to prevent biased under-reporting of clinical trials. *BMJ* 2004; 329: 462. www.bmj.com/content/329/7463/462.2.full

34. Clark B, *The Fight of my Life*. Hodder, 2007.

35. Instant cure-all: cancer drug must be fast-tracked. *The Guardian* May 2005. www.guardian.co.uk/news/2005/may/22/leaders.comment

36. ABC News, The Top 10 Medical Advances of the Decade. 17/12/09. abcnews.go.com/Health/Decade/genome-hormones-top-10-medical-advances-decade/story?id=9356853&page=5

37. Tuma RS. Trastuzumab trials steal show at ASCO meeting. *J Natl Cancer Inst* 2005; 97(12): 870-871. jnci.oxfordjournals.org/content/97/12/870.full

38. ASCO. Advances in Monoclonal antibody therapy for breast cancer. www.asco.org/ascov2/MultiMedia/Virtual+Meeting?&vmview=vm_session_presentations_view&confID=34&sessionID=1708

39. Romond EH, Perez EA. Trastuzumab plus adjuvant chemotherapy for operable HER2-positive breast cancer. *N Engl J Med* 2005; 353: 1673-1684. www.nejm.org/doi/full/10.1056/NEJMoa052122

40. Hortobagyi GN. Trastuzumab in the treatment of Breast cancer. *N Engl J Med* 2005; 353: 1734-1736. www.nejm.org/doi/full/10.1056/NEJMe058196

41. Herceptin trastuzumab. Adjuvant Breast cancer treatment

clinical study results. www.herceptin.com/hcp/treatment/adjuvant/studies.html

42. Guarneri V, Lenihan DJ. Long-term cardiac tolerability of trastuzumab in metastatic breast cancer: the MD Anderson Cancer Centre experience. *J Clin Oncol* 2006; 24(25): 4107-4115. jco.ascopubs.org/content/24/25/4107.long

43. Riccart-Gebhart MJ, Procter M. Trastuzumab after Adjuvant chemotherapy in HER2-Positive Breast Cancer. *N Engl J Med* 2005; 353: 1659-1672. www.nejm.org/doi/full/10.1056/NEJMoa052306

44. Breastcancer.org Corporate Partners. www.breastcancer.org/about_us/supporters/corp_sponsors.jsp

45. Romond EH, Edith MD. Trastuzumab plus adjuvant chemotherapy for Operable HER2-Positive breast cancer. *N Engl J Med* 2005; 353: 1673-1684

46. Dolan A. 'My mum has breast cancer, please save her'. *The Daily Mail*, March 2006.www.dailymail.co.uk/health/article-379338/My-mum-breast-cancer-save-her.html

47. McCartney M. Are we educating women to be afraid? *Cancerworld*. www.cancerworld.org/Articles/Issues_32/Best_Cancer_Reporter_Award/Are_we_educating_women_to_be_afraid%3F%

第十章　慈善组织和它们关心的疾病

1. New survey reveals severity of stroke still widely

underestimated. The Stroke Association, October 2004. www.stroke.org. uk/media_centre/press_releases/new_ survey.html

2. Too many elderly 'left in pain'. *BBC News* Online October 2006. news.bbc.co.uk/1/hi/health/6065754.stm

3. Equity and excellence: liberating the NHS. Terrence Higgins Trust October 2010. www.tht.org.uk/binarylibrary/policy/ commissioning-white-paper-response.pdf

4. Why awareness matters. Target Ovarian Cancer. www. targetovariancancer.org.uk/page.asp?section=97&sectionTitle=Raising+ awareness+of+ovarian+cancer+symptoms

5. Written evidence from Arrhythmia Alliance (COM 114). www. parliament.uk. October 2010. www.publications.parliament.uk/pa/ cm201011/cmselect/cmhealth/513/513vw108.htm

6. Breast cancer campaigning lauded for Herceptin case. Brand Republic, March 2006. www.brandrepublic.com/news/544082/Breast-Cancer-Campaign-lauded-Herceptincase/?DCMP=ILC-SEARCH

7. Keidan J. Sucked into the Herceptin maelstrom. *BMJ* 2007; 334: 18. www.bmj.com/content/334/7583/18?variant=full

8. Breast Cancer Campaign, May 2006. breastcancercampaign.org/

9. Breast Cancer Network Australia Campaigns. www.bcna.org.au/ about-bcna/advocacy/campaigns

10 .Herceptin and early breast cancer: a moment for caution. *Lancet* 2005; 366(9498): 1673. www.thelancet.com/journals/lancet/article/

PIIS0140-6736(05)67670-2/fulltext

11. Aukland Women's Health Council, Herceptin. www. womenshealthcouncil.org.nz/Features/Hot+Topics/Herceptin.html

12. British Skin Foundation. About the BSF. www. britishskinfoundation.org.uk/AboutUs.aspx

13. Dr. Nick Lowe Dermatologist. Skin Solutions. www. drnicklowe.com/

14. Heart UK: The Cholesterol Charity. www.heartuk.org.uk/index. php?/about_us/heart_uk_partners1/

15. IBS Network. Our partners. www.theibsnetwork.org/ ourpartners.asp

16. Breast Cancer Breakthrough. Partner your brand with us. www. breakthrough.org.uk/corporate_partners/work_with_us/

17. Breast Cancer Breakthrough. Financial Support 2008/09. www. breakthrough.org.uk/corporate_partners/work_with_pharmaceutical_ companies/fnancial_support_09.html

18. Trustee's report and financial statements. Parkinson's Disease Society of the United Kingdom (Parkinson's UK), December 2009. www.parkinsons.org.uk/docs/annualreport2009.pdf

19. GlaxoSmithKline, Responsibility, Commitment to transparency. Patient group funding. Accessed February 2012. www.gsk.com/ responsibility/patient-groups/uk-poasthma-uk.htm

20. Asthma UK, Corporate Gold and Silver. Accessed February

2012. www.asthma.org.uk/corporate_partners/corporate_gold_and_s.html

21. www.diabetes.org.uk/Diabetes-UK-Professional-Conference/Registration/Information-on-funding

22. GSK. Patient group funding. www.gsk.com/responsibility/patient-groups/uk-podiabetes-uk.htm

23. 这是一封写给《泰晤士报》的信件. *The Times*, 24/2/10. Patient wellbeing at risk from substituted generic medicines. http://www.thetimes.co.uk/tto/opinion/letters/article2072558.ece

24. McCartney M. Generic drugs: protest group was not quite what it seemed. *BMJ* 2010;340: c1514. www.bmj.com/content/340/bmj.c1514.full

25. Ball DE, Tisocki K. Advertising and disclosure of funding on patient organization websites: a cross-sectional survey. *BMC Public Health* 2006; 6: 201. www.ncbi.nlm.nih.gov/pmc/articles/PMC1557495/

26. Vermeulen M, Bouma J. Te influence of the pharmaceutical industry in patient organisations. *Ned Tijdschr Geneeskd* 2007; 151(44): 2432-2434. www.ncbi.nlm.nih.gov/pubmed/18064861

27. Jones K. In whose interest? Relationships between health consumer groups and the pharmaceutical industry in the UK. *Sociol Health Illn* 2008; 30(6): 929-943. www.ncbi.nlm.nih.gov/pubmed/18761512

28. CoppaFeel! coppafeel.org/page/boobcheck

29. Male Cancer Awareness Campaign. www.malecancer.org/abouts

30. Who's in the House? Male Cancer Awareness Campaign, March 2010. www.malecancer.org/featured_articles/item/14

31. Information on Testicular Cancer, Orchid: Fighting Male Cancer Leaflets. www.orchid-cancer.org.uk/453/Know-Your-Balls-Check-em-Out

32. Macmillan Cancer Information. www.macmillan.org.uk/Cancerinformation/Cancertypes/Testes/Symptomsdiagnosis/Checkum.aspx

33. McCartney, M. How useful are lifetime risks of disease? *BMJ* 2011; 342. doi: 10.1136/bmj.d1046 www.bmj.com/content/342/bmj.d1046

34. Phillips KA, Glendon G. Putting the risk of breast cancer in perspective. *N Engl J Med* 1999; 340(2): 141-144. www.nejm.org/doi/full/10.1056/NEJM199901143400211

35. Smith BL, Gadd MA. Perception of breast cancer risk among women in breast centre and primary care setting: correlation with age and family history of breast cancer. *Surgery* 1996; 120(2): 297-303. www.surgjournal.com/article/S0039-6060(96)80301-1/abstract

36. Moser K, Patnick J, Beral V. Do women know that the risk of breast cancer increaseswith age? *Brit J Gen Pract*, 2007, 57(538) 404-406. www.ncbi.nlm.nih.gov/pmc/articles/PMC2047017/?tool=pubmed

37. Cummings KM, Lampone D. What young men know about testicular cancer. *Prev Med.* 1983; 12(2): 326-330. www.ncbi.nlm.nih. gov/pubmed/6878194

38. Moore RA, Topping A. Young men's knowledge of testicular cancer and testicular self-examination: a lost opportunity? *Eur J Cancer Care* (Engl) 1999; 8(3): 137-142. onlinelibrary.wiley.com/doi/10.1046/ j.1365-2354.1999.00151.x/abstract

39. Cancer Research UK. Testicular Cancer statistics. info. cancerresearchuk.org/cancerstats/types/testis/

40. Tomas DB, Gao DL. Randomized trial of breast self-examination in Shanghai: Final results. *J Natl Cancer Inst* 2002; 94(19): 1445-1457. jnci.oxfordjournals.org/content/94/19/1445.long

41. Cancer Research UK cancer statistics. info.cancerresearchuk. org/cancerstats/types/testis/mortality/

42. Office for National Statistical Bulletin, Suicide Rates in the United Kingdom, 2000-2009 27/1/11. http://www.ons.gov.uk/ons/rel/ subnational-health4/suicides-in-theunited-kingdom/2010/index.html

43. World report chapter 1. Who Int. www.who.int/violence_injury_ prevention/publications/road_trafc/world_report/chapter1.pdf

44. Rachel Stevens 'gets fruity' for Everyman. Everyman, June 2005. everyman-campaign.org/News/Press_Archive/2005/13480.shtml

45. Tornhill JA, Fennelly JJ. Patients' delay in the presentation of testis cancer in Ireland.*Br J Urol.* 1987; 59(5): 447-451. onlinelibrary.

wiley.com/doi/10.1111/j.1464-410X.1987.tb04844.x/abstract

46. Vasudev NS, Joffe JK. Delay in the diagnosis of testicular tumours - changes over the past 18 years. *Br Gen Pract.* 2004; 54(505): 595-597. www.ingentaconnect.com/content/rcgp/bjgp/2004/00000054/00000505/ art00008

47. Khadra A, Oakeshott P. Pilot study of testicular cancer awareness and testicular self-examination in men attending two South London general practices. *Fam Pract.* 202; 19(3): 294-296. fampra. oxfordjournals.org/content/19/3/294.full

48. At-risk men 'unaware' of cancer threat. *BBC News,* June 1999. news.bbc.co.uk/1/hi/health/359443.stm

49. Gascoigne P, Mason MD. Factors aff ecting presentation and delay in patients with testicular cancer: results of a qualitative study. *Psychooncology* 1999; 8(2): 144-154. onlinelibrary.wiley.com/ doi/10.1002/(SICI)1099-1611(199903/04)8:2%3C144::AIDPON349%3 E3.0.CO;2-P/abstract

50. Breakthrough breast cancer. Breast awareness. www. breakthrough.org.uk/breast_cancer/breast_awareness/

51. The Prostate Cancer Charity. Prostate and prostate cancer FAQs. www.prostate-cancer.org.uk/information/faq

52. Neate J. Let men make informed choices on prostate cancer screening. *The Guardian,* December 2010. www.guardian.co.uk/ commentisfree/2010/dec/08/prostate-screeningcampaign

53. Prostate Screening Trust. www.prostatescreeningtrust.co.uk/

54. Kao T-C, Cruess DF. Multicentre patient self-reporting questionnaire on impotence, incontinence and stricture after radical prostatectomy. *J Urolology* 200; 163(3): 858-864. www.jurology.com/article/S0022-5347(05)67819-6/abstract

55. Volk RJ, Hawley ST. Trials of decision aids for prostate cancer screening: a systematic review. *Am J Prev Med* 2007; 33(5): 428-434. www.ajpmonline.org/article/S0749-3797(07)00497-7/abstract

56. Frosch DL, Kaplan RM. The evaluation of two methods to facilitate shared decision making for men considering the prostate-specific antigen test. *J Gen Intern Med* 2001; 16(6): 391-398. www.ncbi.nlm.nih.gov/pmc/articles/PMC1495230/

57. 这份"写给女性的前列腺保健指南"称"为了你生命中的那个男人……忽视将打破你的美满生活". Prostate UK 2004

第十一章 公关的麻烦

1. 这是一则《卫报》刊登的广告. The *Guardian* newspaper, 2006. www.margaretmccartney.com/blog/?attachment_id=1256&cpage=1#comment-3381

2. British Heart Foundation. Job vacancy. https://jobs.bhf.org.uk/admin/Files/Public/Vacancies/152/User26/Celebrity%20Liaison%20&%20Media%20Ofcer%20JD%202010.pdf

3. Hope hits the headlines. British Heart Foundation, February

2011. www.bhf.org.uk/default.aspx?page=12830

4. Macrae F. Pill that can trick your heart into fixing itself. *The Mail Online*. February 2011. www.dailymail.co.uk/health/article-1352257/Pill-allows-damaged-hearts-repairavailable-seven-years.htm

5. D'Souza R. British Scientists create miracle pill to mend broken hearts. *Manufacturing Digital*, 2011. www.manufacturingdigital.com/sectors/british-scientists-createmiracle-pill-mend-broken-hearts

6. Alleyne R. Recovering from a heart attack could soon be as simple as recovering from a broken leg. *The Telegraph* February 2011. www.telegraph.co.uk/health/healthnews/8293320/Recovering-from-a-heart-attack-could-soon-be-as-simple-asrecovering-f

7. British Heart Foundation. The Science. www.bhf.org.uk/research/mending-brokenhearts-appeal/the-science.aspx

8. Whitcroft I. How a prostate test taught Darth Vader he's not so invincible after all. *Mail Online*, December 2009. www.dailymail.co.uk/health/article-1239014/How-prostatetest-taught-Darth-Vader-hes-invincible-all.html

9. Estee Lauder. Pink Ribbon Collection. www.esteelauder.com.au/cms/about/breast_cancer_awareness_index.tmpl

10. McCartney M. One in four women? *FT Health and Science blog*, October 2009 blogs.f.com/healthblog/2009/10/26/one-in-four-women/#axzz1i7p3cJx4

11. Annual report and audited financial statements. Hyperlipidaemia

education & atherosclerosis research trust UK (Heart UK), February 2010. www.heartuk.org.uk/images/uploads/aboutuspdfs/Annual_Report_10.pdf

12. Heart UK. Product Approval www.heartuk.org.uk/index.php?/about_us/product_approval/

13. Landmark Study: Pravastatin rapidly reduces risk of heart attacks and saves lives of people with high cholesterol and no previous heart attack. Press Release 15th November 1995. www.gla.ac.uk/departments/vascularbiochemistry/research/woscops/resultsandconclusions/

14. Shepherd J, Cobbe SM. Prevention of Coronary Heart Disease with Pravastatin in Men with Hypercholesterolemia *N Eng J Med* 1995; 333: 1301-1308. www.nejm.org/doi/full/10.1056/NEJM199511163332001

15. Skolbekken J-A. Communicating the risk reduction achieved by cholesterol reducing drugs. *BMJ* 1998; 316: 1956. www.bmj.com/content/316/7149/1956.full

16. Wald N, Law MR. A strategy to reduce cardiovascular disease by more than 80%. *BMJ* 2003; 326: 1419. www.bmj.com/content/326/7404/1419.full

17. Smith R. The most important BMJ for 50 years? *BMJ* 2003: 326. www.bmj.com/content/326/7404/0.7.full

18. Hippisley-Cox J, Coupland C. Unintended eff ects of statins in

men and women in England and Wales: population-based cohort study using the QResearch database. *BMJ* 2010; 340: c2197. www.bmj.com/content/340/bmj.c2197.abstract

19. Mayer B, Baggio C. Gastroprotective constituents of Salvua officinalis L. *Fitoterapia* 2009; 80(7): 421-426. www.ncbi.nlm.nih.gov/pubmed/19481590

20. Is sage the new superfood? Elsevier 'Flash' press release, 6/10/09.

21. Boutron I, Dutton S. Reporting and interpretation of randomized controlled trials with statistically nonsignificant results for primary outcomes. *JAMA* 2010; 303(2): 2058-2064. jama.ama-assn.org/content/303/20/2058.short

22. Berwanger O, Ribeiro RA. The quality of reporting of trial abstracts is suboptimal: survey of major general medical journals. *J Clin Epidemiol* 2009; 62(4): 387-392. www.jclinepi.com/article/S0895-4356(08)00223-0/abstract

23. Select Committee on science and technology (third report). Chapter 7: Science and the media. Parliament.uk www.publications.parliament.uk/pa/ld199900/ldselect/ldsctech/38/3810.htm

24. Woloshin S. Schwartz LM. Press releases by academic medical centres: Not so academic? www.annals.org/content/150/9/613.full.pdf+html

25. Moynihan R, Bero L. Coverage by the news media of the

benefits and risks of medications. *N Engl J Med* 2000; 342: 1645-1650. www.nejm.org/doi/full/10.1056/NEJM200006013422206

26. Find your me spot. www.fndyourmespot.com/what.htm

27. Incredibull: Find your me spot campaign. incredibull3. drupalgardens.com/casestudies/bayer-fnd-your-me-spot

28. Sleep Well, Live Well. www.sleepwelllivewell.co.uk/

29. www.sleepwelllivewell.co.uk/PATIENT%20LEAFLET.pdf

30. Incredibull: Live Well, Sleep well. incredibull3.drupalgardens. com/casestudies/Lundbeck

31. Buscemi N, Vandermeer B. The efficacy and safety of exogenous melatonin for primary sleep disorders. *J Gen Intern Med* 2005; 20(12): 1151-1158. www.ncbi.nlm.nih.gov/pmc/articles/ PMC1490287/?tool=pubmed

32. Buscemi N, Vandermeer B. Efficacy and safety of exogenous melatonin for secondary sleep disorders and sleep disorders accompanying sleep restriction: meta-analysis. *BMJ* 2006; 332: 385. www.bmj.com/content/332/7538/385?view=long&pmid=16473858

33. Press Release. MMYM Launches New Chlamydia Screening Programme in Shropshire. 21/10/10. www.pressbox.co.uk/detailed/ Health/MMYM_Launches_New_Chlamydia_Screening_Programme_ in_Shropshire_562786.html

34. The Comptroller and Auditor General. Young people's sexual health: the National chlamydia screening programme. National Audit

Office, November 2009. www.nao.org.uk/publications/0809/young_peoples_sexual_health.aspx

35. Low N, Bender N. Eff ectiveness of chlamydia screening: systematic review. *Int J Epidemiol* 2009; 38(2): 435-448. ije.oxfordjournals.org/content/38/2/435.abstract

36. O'Reilly E. Mpad wins Chlamydia testing brief. PR Week, 20 October 2008. www.prweek.com/uk/news/854935/Mpad-wins-chlamydia-testing-brief/

37. www.sandyford.org/media/113992/sexual%20and%20reproductive%20health%20primary%20care%20guidelines.pdf

38 .Akande V, Turner C. Impact of Chlamydia Trachomatis in the reproductive setting: British Fertility Society guideline for practice. *Hum Fertil* (CamB). 2010; 13(3): 115-125. ukpmc.ac.uk/articles/PMC3069694

39. Frisky not risky chlamydia screening (case study). PMLive Intelligence online, October 2010. www.pmlive.com/pharma_news/frisky_not_risky_223981

第十二章 花钱买服务

1. 该新闻稿由 HARDSPR 公司发布于 2010 年 8 月 2 日，参见 www.margaretmccartney.com/blog/?p=1257

2. Markey CN, Markey PM. A correlational and experimental examination of reality television viewing and interest in cosmetic

surgery. *Body Image* 2010; 7(2): 165-171. www.ncbi.nlm.nih.gov/pubmed/20089464

3. Haas CF, Champion A, Secor D. Motivating factors for seeking cosmetic surgery: a synthesis of the literature. *Past Surg Nurs.* 2008; 28(4): 177-182. journals.lww.com/psnjournalonline/Abstract/2008/10000/Motivating_Factors_for_Seeking_Cosmetic_Surgery__A.6.aspx

4. Calogero RM, Park LE. Predicting excessive body image concerns among British university students: the unique role of appearance-based rejection sensitivity. *Body Image* 2010; 7(1): 78-81. www.sciencedirect.com/science/article/pii/S1740144509000977

5. Veale D. Body dysmorphic disorder. *Postgrad Med J* 2004; 80: 67-71. pmj.bmj.com/content/80/940/67.full

6. Mya cosmetic vaginal surgery. www.mya.co.uk/cosmetic-surgery/vaginal-surgery.php

7. Castle DJ, Honigman RJ. Does cosmetic surgery improve psychosocial wellbeing? *MJA* 2002; 176(12): 601-604. www.mja.com.au/public/issues/176_12_170602/cas10571_fm.html

8. Bruck JC, Kleinschmidt A. Increased self-confidence and decreased sexual discomfort after subpectoral mammoplasty. *Handchir Mikrochir Plast Chir.* 2001; 43(2): 112-118. www.ncbi.nlm.nih.gov/pubmed/21132627

9. 更多杂志资料参见 www.margaretmccartney.com/blog/?p=1265

10. Hirsch L. Five secrets to leveraging maximum buying power with your media project. *Facial Plastic Surgery Clinics of North America* 2010; 18(4): 525-531. www.facialplastic.theclinics.com/article/S1064-7406(10)00092-1/abstract

11. How is general practice funded? NHS History, October 2008. www.nhshistory.com/gppay.pdf

12. Quality and outcomes framework guidance for GMS contract 2011-12. *BMA*, April 2011. www.nhsemployers.org/Aboutus/Publications/Documents/QOF_guidance_GMS_contract_2011_12.pdf

13. Quality and outcomes framework guidance for GMS contract 2009/2010: delivering investment in general practice. BMA & NHS Employers, March 2009. www.bma.org.uk/images/qof0309_tcm41-184025.pdf

14. Patient Health Questionnaire (PHQ) Screeners. Screener Overview. www.phqscreeners.com/overview.aspx

15. The PHQ-9 works well as a screening but not a diagnostic instrument for depressive disorder. *Evidence Based Mental Health* 2010; 13: 96. ebmh.bmj.com/content/13/3/96.extract

16. Baker D, Middleton E. Cervical screening and health inequality in England in the 1990s. *J Epidemiol Commun H* 203; 57: 419-423. jech.bmj.com/content/57/6/417.abstract

第十三章 患者的政治化

1. Hart JT. The inverse care law. *Lancet.* 1971 Feb 27; 1(7696): 405-12. www.thelancet.com/journals/lancet/article/PIIS0140-6736(71)92410-X/abstract

2. Accessing therapy. NHS choices. www.nhs.uk/Livewell/counselling/Pages/Accesstotherapy.aspx

3. Physiotherapy – Accessing physiotherapy. NHS Choices. www.nhs.uk/Conditions/Physiotherapy/Pages/Accessing-physiotherapy.aspx

4. Brown JSL, Boardman J. Can a self-referral system help improve access to psychological treatments? *Brit J Gen Pract* 2010; 60(574): 365-371. www.ncbi.nlm.nih.gov/pmc/articles/PMC2858533/?tool=pubmed

5. Clark DM, Layard R. Improving access to psychological therapy: initial evaluation of two UK demonstration sites. *Behav Res Ter* 2009; 47(11): 910-920. www.sciencedirect.com/science/article/pii/S0005796709001703

6. Bowers L. Community psychiatric nurse caseloads and the 'worried well': misspent time vital work? J Adv Nurs. 1997; 26(5): 930-936. onlinelibrary.wiley.com/doi/10.1046/j.1365-2648.1997.00436.x/abstract

7. St John-Smith P, McQueen D. The trouble with NHS psychiatry in England. Psychiatric Bulletin 2009; 33: 219-225. pb.rcpsych.org/content/33/6/219

8. Green B. The decline of NHS inpatient psychiatry in England. Priory.com, March 2009.priory.com/psychiatry/Decline_NHS_Inpatient_ Psychiatry.htm

9. The Royal College of Psychiatrists. In-patient services. www. rcpsych.ac.uk/campaigns/fairdeal/whatisfairdeal/in-patientservices.aspx

10. New Roles for psychiatrists. National Working Group on New Roles for Psychiatrists February 2004. www.dh.gov.uk/en/ Publicationsandstatistics/Publications/PublicationsPolicyAndGuidance/ DH_4073490

11. Pidd H. NHS Direct to be replaced by cut-price health advice service *The Guardian*, 27.08.2010. www.guardian.co.uk/politics/2010/ aug/27/nhs-direct-health-phoneservice

12. Self Care Campaign. About us. Accessed February 2011. www. selfcarecampaign.org/about-us

13. The Proprietary Association of Great Britain. Market figures. www.pagb.co.uk/media/facts.html

14. Making the case for the self-care of minor elements. PAGB, August 2009. www.pagb.co.uk/publications/pdfs/ Minorailmentsresearch09.pdf

15. Davies P. Darzi centres: an expensive luxury the UK can no longer aff ord? *BMJ* 2010;341. www.bmj.com/content/341/bmj. c6287?papetoc=

16. Lacobucci G. GP-led health centres 'dominated by nurses

and salaried doctors'. *Pulse*, 2009. www.pulsetoday.co.uk/newsarticle-content/-/article_display_list/10997436/gp-led-health-centres-dominated-by-nurses-and-salaried-doctors

17. Lord Darzi's white elephant legacy. *Pulse*, 4th Nov 2009. www.pulsetoday.co.uk/maincontent/-/article_display_list/11017006/lord-darzi-s-white-elephant-legacy

18. Irvine M-L. Darzi centres are an expensive instant minor illness service *BMJ*, 2010. www.bmj.com/rapid-response/2011/11/03/darzi-centres-are-expensive-instantminor-illness-service

19. Lacobucci G. Darzi centre dwarfs GMS cash. Pulse, July 2009. www.pulsetoday.co.uk/newsarticle-content/-/article_display_list/11008998/darzi-centre-funding-dwarfsgms-cash

20. NHS Choose and book. Clinical responsibilities when delegating actions in NHS choose and book. www.chooseandbook.nhs.uk/staff /communications/fact/clinicalrespons.pdf

21. Quinn I. Radical new gateways reject one in eight GP referrals. *Pulse*, February 2011.www.pulsetoday.co.uk/newsarticle-content/-/article_display_list/11053620/radicalnew-gateways-reject-one-in-eight-gp

22. Gateways using nurses to screen GP referrals. *Pulse*, August 2011. www.pulsetoday.co.uk/main-content/-/article_display_list/12511567/gateways-using-nurses-to-screengp-refe

23. Davies M, Elwyn G. Referral management centres: promising

innovations or Trojan Horses? *BMJ*, 2006; 332: 844. www.bmj.com/cont
ent/332/7545/844?variant=full

24. Referral management centres fail to deliver savings, according
to new research from The King's fund. The King's Fund, August 2010.
www.kingsfund.org.uk/press/press_releases/referral_management.html

25. Potter S, Govindarajulu S. Referral patterns, cancer diagnoses,
and waiting times after introduction of two week wait rule for breast
cancer: prospective cohort study. *BMJ* 2007; 335: 288. www.bmj.com/
content/early/2006/12/31/bmj.39258.688553.55.full

26. GPRD www.gprd.com/home/

27. Jones R, Charlton J. Alarm Symptoms and identification of non-
cancer diagnoses in primary care: cohort study. *BMJ* 2009; 339. www.
bmj.com/content/339/bmj.b3094.full

28. Rossing MA, Wicklund KG. Predictive value of symptoms for
early detection of ovarian cancer. *JNCI* 2010; 102(4): 222-229. jnci.
oxfordjournals.org/content/102/4/222.abstract

29. Bankhead CR, Collins C. Identifying symptoms of ovarian
cancer: a qualitative and quantitative study. *BJOG* 2008; 115(8): 1008-
1014. www.ncbi.nlm.nih.gov/pmc/articles/PMC2607526/?tool=pubmed

30. Hamilton W, Lancashire R. The risk of colorectal cancer with
symptoms at different ages and between the sexes: a case-control study.
BMC Medicine 2009; 7: 17. www.biomedcentral.com/1741-7015/7/17

31. Jones R. Is the two week rule for cancer referrals working?

BMJ 2001; 322: 1555. www.bmj.com/content/322/7302/1555.full

32. Torne K, Hutchings HA. The two-week rule for NHS Gastrointestinal Cancer referrals: A systematic review of diagnostic eff ectiveness. The Open Colorectal Cancer Journal 2009; 2: 27-33. www. biomedcentral.com/1472-6963/6/43

33. Lewis NR. Jeune IL. Under utilisation of the 2-week wait initiative for lung cancer by primary care and its eff ect on the urgent referral pathway. British Journal of Cancer 2005; 93: 905-908. www. ncbi.nlm.nih.gov/pmc/articles/PMC2361660/

34. Potter S, Govindarajulu S. Referral patterns, cancer diagnoses, and waiting times after introduction of two week wait rule for breast cancer: prospective cohort study. BMJ 2007; 335: 288. www.bmj.com/ content/335/7614/288.abstract

35. Hanna SJ, Muneer A. The 2-week wait for suspected cancer: a time for rethink? International Journal of Clinical Practice 2005; 59(11): 1334-1339. onlinelibrary.wiley.com/doi/10.1111/j.1368-5031.2005.00687.x/full

第十四章　患者何为？

1. www.nhsdirect.nhs.uk/News/PressReleases/~/media/Files/ 2007PressReleases/PR_181007_NHSDLaunchesNewPatientSupportPro gramme.ashx

2. Mansell P. The patient paradox. *Pharma Times* Oct 2010. www.

pharmatimes.com/documents/2010/October/the%20patient%20paradox.
pdf

3. Department of Health. Improving Chronic Disease Management.
www.dh.gov.uk/prod_consum_dh/groups/dh_digitalassets/@dh/@en/
documents/digitalasset/dh_4075213.pdf

4. National Primary Care Research & Development Centre. www.
medicine.manchester.ac.uk/primarycare/npcrdc-archive/archive/

5. Kennedy A, Gately C. Assessing the Process of embedding EPP
in the NHS preliminary survey of PCT Pilot sites. National Primary
Care Research and Development Centre, January 2004. www.medicine.
manchester.ac.uk/primarycare/npcrdc-archive/Publications/EPP%20
Report%202004.pdf

6. Richardson G, Kennedy A. Cost eff ectiveness of Expert Patients
Programme (EPP) for patients with chronic conditions. *J Epidemiol
Commun H* 2008; 62: 361-367. jech.bmj.com/content/62/4/361.abstract

7. Phillips C. What is a QALY? What is...? Series, April 2009.
www.medicine.ox.ac.uk/bandolier/painres/download/whatis/QALY.pdf

8. Foster G, Taylor SJC. Self-management education programmes
by lay leaders for people with chronic conditions. *The Cochrane Library*,
Jan 2009. onlinelibrary.wiley.com/doi/10.1002/14651858.CD005108.
pub2/pdf/standard

9. Rogers A, Gately C. Are some more equal than others? Social
comparison in self-management skills training for long-term conditions.

Chronic Illness 2009; 5(4): 305-317. chi.sagepub.com/content/5/4/305. abstract

10. National Primary Care Research and Development Centre. Expert Patients Programme (EPP): national evaluation. NRCRDC archive site, December 2010. www.medicine.manchester.ac.uk/primarycare/npcrdc-archive/archive/ProjectDetail.cfm/ID/117.htm

11. Expert Patients Programme. About us www.expertpatients.co.uk/about-us/facts-andfgures

12. General Medical Council. Duties of a doctor. www.gmc-uk.org/guidance/good_medical_practice/duties_of_a_doctor.asp

13. Lansley A. Equity and excellence: Liberating the NHS. Press release, July 2010. www.dh.gov.uk/en/MediaCentre/Pressreleases/DH_117360

14. Office for National Statistics. News release: 9.2 million UK adults have never used the internet. August 2010. http://www.ons.gov.uk/ons/rel/rdit2/internet-access---households-and-individuals/2010/index.html

15. Hoff man, J. Awash with information, patients face a lonely, uncertain road. *New York Times*, August 2005. www.nytimes.com/2005/08/14/health/14patient.html?pagewanted=all

16. General Medical Council. Good Medical Practice: Doctor patient partnership. www.gmc-uk.org/guidance/good_medical_practice/relationships_with_patients_partnership.asp

17. Department of Health. Liberating the NHS: Greater choice and control. 18/10/10. consultations.dh.gov.uk/choice/choice

18. Parliamentary questions, Ben Bradshaw, 24/4/98. www.publications.parliament.uk/pa/cm200708/cmhansrd/cm080424/text/80424w0002.htm

19. Gould M. Claims that NHS choose and book system puts choice before quality. *The Guardian*, March 2010. www.guardian.co.uk/society/2010/mar/24/hospitalappointments-system-choose-book

20. Nowottny S. Revealed: Choose and Book to cost taxpayers £210m. *Pulse*, October 2011. www.pulsetoday.co.uk/newsarticle-content/-/article_display_list/10950416/revealed-choose-and-book-to-cost-taxpayers-210m

21. Carvel J. Patients to rate and review their GPs on NHS website. *The Guardian* 2008. www.guardian.co.uk/society/2008/dec/30/doctors-rating-website-nhs

第十五章　信息宁缺毋滥

1. NHS Evidence. UK DUETs: A resource to make uncertainties explicit and to help prioritise new research www.library.nhs.uk/DUETs/page.aspx?pagename=UNCERT

2. Johnson RT, Dickersin K. Publication bias against negative results from clinical trials. Nature Reviews Neurology 2007; 3: 590-591. www.nature.com/nrneurol/journal/v3/n11/full/ncpneuro0618.html

3. Bandyopadhyay S, Bayer AJ. Age and gender bias in statin trials. *QJM* 2001; 94(3): 127-132. qjmed.oxfordjournals.org/content/94/3/127. abstract

4. Murthy VK, Krumholz HM. Participation in cancer clinical trials. *JAMA* 2004; 291(22): 2720-2726. jama.ama-assn.org/content/291/22/2720.abstract

5. The NNT (The Number Needed to Treat). Glucocorticoids (steroids) for Croup. www.thennt.com/steroids-for-croup/

6. McMenamin M, Barry H. A survey of breast cancer awareness and knowledge in a Western population: lots of light but little illumination. *European Journal of Cancer* 2005; 41(3): 393-397. www.ejcancer.info/article/S0959-8049(04)00974-8/abstract

7. Evans R, Edwards A. Reduction in uptake of PSA tests following decision aids: systematic review of current aids and their evaluations. *Patient Education and Counselling* 2005; 58(1): 13-26. www.pec-journal.com/article/S0738-3991(04)00199-5/abstract

8. Smith SK, Trevena L. A decision aid to support informed choices about bowel cancer screening among adults with low education: randomised controlled trial. *BMJ* 2010; 341: c5370. www.bmj.com/content/341/bmj.c5370.full

9. Randomised controlled trial: A decision aid to support informed choice about bowel cancer screening in people with low educational level improves knowledge but reduces screening uptake. *Evid Based*

Nurs 2011; 13. ebn.bmj.com/content/early/2011/02/13/ebn1142.extract

10. Bekker HL. Decision aids and uptake of screening. *BMJ* 2010; 341: c5407. www.bmj.com/content/341/bmj.c5407

11. Arias E. United States life tables, 2006. National Vital Statistics Reports, June 2010. DHHS Publication No. (PHS) 2010-1120. www.cdc. gov/nchs/data/nvsr/nvsr58/nvsr58_21.pdf

12. Office of National Statistics. Life expectancies at birth and at age 65 in the United Kingdom. 2004-06 to 2008-10. www.ons.gov.uk/ ons/dcp171778_238743.pdf

13. McNaughton-Collins M, Fowler FJ. Psychological eff ects of a suspicious prostate cancer screening test followed by a benign biopsy result. *Am J Med* 2004; 117(10): 719-725. www.amjmed.com/article/ S0002-9343(04)00542-X/abstract

14. NHS Scotland, Cervical screening put it on your list booklet, 2010. www.healthscotland.com/uploads/documents/13485-TeCervicalScreeningTest.pdf

15. Boseley S. NICE to lose powers to decide on new drugs. *The Guardian*, October 2010. www.guardian.co.uk/politics/2010/oct/29/nice-to-lose-new-drug-power

16. National Audit Office. The National programme for IT in the NHS: an update on the delivery of detailed care records systems. HC; 88: 2010-2012. www.publications.parliament.uk/pa/cm201012/cmselect/ cmpubacc/1070/1070.pdf

17. Pollock AM. Independent sectors treatment centres: evidence so far. *BMJ* 2008; 336: 421. www.bmj.com/content/336/7641/421

18. ISTC Performance Management Analysis. Report to the Department of Health. National centre for health outcomes development, 2004. www.publications.parliament.uk/pa/cm200506/cmselect/cmhealth/934/934awe25.htm

19. Hall C. Foreign surgeons' work attacked as inferior. *The Telegraph*, February 2005. www.telegraph.co.uk/news/uknews/1483628/Foreign-surgeons-work-attacked-asinferior.html

20. Ferris JD. Independent sector treatment centres (ISTCS): early experience from an ophthalmology perspective. *Eye* 2005; 19:1090-1098. www.nature.com/eye/journal/v19/n10/full/6702007a.html

21. Mason A, Street A. Private sector treatment centres are treating less complex patients than the NHS. *J R Soc Med* 2010; 103(8): 322-331. www.ncbi.nlm.nih.gov/pmc/articles/PMC2913062/?tool=pubmed

22. Clamp JA, Baiju DSR. Do independent sector treatment centres (ISTC) Impact on specialist registrar training in primary hip and knee arthroplasty? *Ann R Coll Surg Engl.* 2008; 90(6): 492-496. www.ncbi.nlm.nih.gov/pmc/articles/PMC2647243/

23. McGauran A. It's time to rethink access to GPs within 48 hours, report says. *BMJ* 2004; 329: 762. www.ncbi.nlm.nih.gov/pmc/articles/PMC521032/

24. Committee of Public Accounts. Thirty-fifth report: the

refinancing of the Norfolk and Norwich PFI hospital (HC 694). Press Notice 2006; 35: Session 2005-06. www.parliament.uk/business/committees/committees-archive/committee-of-publicaccounts/pac030506-pn35/

25. Limb M. PFI deals need more scrutiny after shareholders receive big windfalls. *BMJ* 2005; 330: 1407. www.bmj.com/content/331/7512/343.3

26. Private Finance Initiatives during NHS austerity, Pollock AM, Price D, *BMJ* 2011; 342: d324. www.bmj.com/content/342/bmj.d324

27. Starr J. Hospital acquired infection. *BMJ* 2007; 334: 708. www.bmj.com/content/334/7596/708.extract

28. NHS National Patient Safety Agency. Clean your hands. www.npsa.nhs.uk/cleanyourhands/

29. Dentith M, Shelmerdine T. Organising an awareness week to target hand hygiene practice. Nursing Times 2004; 100(17): 36. www.nursingtimes.net/nursingpractice-clinical-research/organising-an-awareness-week-to-target-hand-hygienepractice/204413.article

30 .Department of Health. Uniforms and workwear: an evidence base for developing local policy. September 2007. www.dh.gov.uk/prod_consum_dh/groups/dh_digitalassets/documents/digitalasset/dh_078435.pdf

31 .Sears N. Yo! Middle-aged nurses make cringeworthy Ali G-style rap video to encourage cleanliness. *The Daily Mail*, September 2010.

www.dailymail.co.uk/news/article-1308807/Ali-G-style-rap-video-NHS-staff-branded-absurd-patronising.html

32. Davies S. Fragmented management, hospital contract cleaning and infection control. *Policy & Politics* 2010; 38(3): 445-463. www.ingentaconnect.com/content/tpp/pap/2010/00000038/00000003/art00008

33. Backman C, Zoutman DE. An integrative review of the current evidence on the relationship between hand hygiene interventions and the incidence of health care-associated infections. *Am J Infection Control* 2008; 36(5): 333-348. www.ajicjournal.org/article/S0196-6553(07)00812-7/abstract

34. Trillis F, Eckstein EC. Contamination of hospital curtains with healthcare associated pathogens. *Infect Cont Hosp Ep* 2008; 29(11). www.jstor.org/stable/10.1086/591863

35. Clements A, Halton K. Overcrowding and understaffing in modern healthcare systems: key determinants in methicillin-resistance Staphylococcus aureus transmission. *Lancet Infect Dis* 2008; 8(7): 427-434. www.ncbi.nlm.nih.gov/pubmed/18582835

36. Cunningham JB, Kernoham WG. Bed occupancy and turnover interval as determinant factors in MRSA infections in acute settings in Northern Ireland: 1 April 2001 to 31 March 2003. *J Hosp Infect* 2005; 61(3): 189-193. www.ncbi.nlm.nih.gov/pubmed/16153745

37. Dancer SJ, White LF. Measuring the eff ect of enhanced cleaning in a UK hospital: a prospective cross-over study. *BMC*

Medicine 2009; 7: 28. www.biomedcentral.com/1741-7015/7/28

38. Health Protection Agency, MRSA, Frequently Asked Questions. www.hpa.org.uk/Topics/InfectiousDiseases/InfectionsAZ/ StaphylococcusAureus/GeneralInformation/staphFrequently- AskedQuestions/

39. Renal Patient View. https://www.renalpatientview.org/

第十六章 专业医疗的无形收益

1. De Craen AJM, Roos PJ. Effect of colour of drugs: systematic review of perceived effect of drugs and of their effectiveness. *BMJ* 1996; 313: 1624. www.bmj.com/content/313/7072/1624.full

2. Blackwell B, Bloomfield S. Demonstration to medical students of placebo responses and non-drug factors. *Lancet* 1972; 229(7763): 1279-1282. www.thelancet.com/journals/lancet/article/PIIS0140-6736(72)90996-8/abstract

3. Moseley JB, O'Malley K. A controlled trial of arthroscopic surgery for osteoarthritis of the knee. *N Engl J Med* 2002; 347: 81-88. www.nejm.org/doi/full/10.1056/NEJMoa013259

4. Dimond EG, Kittle CF. Comparison of internal mammary artery ligation and sham operation for angina pectoris. Original Research Article *Am J Cardiol* 1960; 5(4): 483-486. www.ajconline.org/ article/0002-9149(60)90105-3/abstract

5. Branthwaite A, Cooper P. Analgesic eff ects of branding in

treatment of headaches. *BMJ* 1981; 282: 1576-1578. www.ncbi.nlm.nih. gov/pmc/articles/PMC1505530/

6. Desharnais R, Jobin J. Aerobic exercise and the placebo eff ect: a controlled study. *Psychosomatic Medicine* 1993; 55(2): 149-154. www. psychosomaticmedicine.org/content/55/2/149.full.pdf

7. Stovner LJ, Oftedal G. Nocebo as headache trigger: evidence from a sham-controlled provocation study with RF fields. *Acta Neurologica* 2008; 117(s118): 67-71. onlinelibrary.wiley.com/doi/10.1111/j.1600-0404.2008.01035.x/abstract

8. Ivan Pavlov - Biography. Nobelprize.org. 28 Oct 2011. www. nobelprize.org/nobel_prizes/medicine/laureates/1904/pavlov-bio.html

9. Phillips DP, Ruth TE. Psychology and survival. *Lancet* 1993; 342(8880): 1142-1145. www.sciencedirect.com/science/article/pii/014067369392124C

10. Philips DP, Liu GC. The hound of the baskervilles eff ect: natural experiment on the influence of psychological stress on timing of death. *BMJ* 2001; 323(7327): 1443-1446. www.bmj.com/content/323/7327/1443.full

11. Ladwig KH, Roll G. Post-infarction depression and incomplete recovery 6 months after acute myocardial infarction. *Lancet* 1994; 343(8888): 20-23. www.thelancet.com/journals/lancet/article/PIIS0140-6736(94)90877-X/abstract

12. Blumenthal J, Lett HS. Depression as a risk factor for mortality

after coronary artery bypass surgery. *Lancet* 2003; 362(9384): 604-609. www.thelancet.com/journals/lancet/article/PIIS0140-6736(03)14190-6/fulltext

13. Lindstone SC, Schulzer M. Eff ects of expectation on placebo-induced dopamine release in Parkinson Disease. *Arch Gen Psychiatry* 2010; 67(8): 857-865. archpsyc.amaassn.org/cgi/content/full/67/8/857

14. Pollo A, Amanzio M. Response expectancies in placebo analgesia and their clinical relevance. *Pain* 2001; 93(1): 77-84. www.painjournalonline.com/article/S0304-3959(01)00296-2/abstract

15. Grevert P, Albert LH. Partial antagonism of placebo analgesia by naloxone. *Pain* 1983; 16(2): 129-143. www.sciencedirect.com/science/article/pii/0304395983902038

16. Hróbjartsson A, Gøtzsche PC. Placebo interventions for all clinical conditions. *Cochrane Db of Syst Rev* 2010, Issue 1. Art. No.: CD003974. onlinelibrary.wiley.com/doi/10.1002/14651858.CD003974.pub3/pdf/standard

17. Finniss DG, Kaptchuk TJ. Placebo eff ects: biological, clinical and ethical advances. *Lancet* 2010; 375(9715): 686-695. www.ncbi.nlm.nih.gov/pmc/articles/PMC2832199/

18. Kaptchuk TJ. Powerful placebo: the dark side of the randomised controlled trial. *Lancet* 1998; 351: 1722-1725. www.thelancet.com/journals/lancet/article/PIIS0140-6736(97)10111-8/fulltext

19. The Humble Humbug. *Lancet* 1954; 264(6833): 321. www.

sciencedirect.com/science/article/pii/S0140673654902457

20. Kaptchuk T, Kelley JM. Components of placebo eff ect: randomised controlled trial in patients with irritable bowel syndrome. *BMJ* 2008; 336: 999. www.bmj.com/content/336/7651/999.full

21. Thomas KB. General practice consultations: is there any point in being positive? *BMJ* 1987; 294: 1200-1202. www.ncbi.nlm.nih.gov/pmc/articles/PMC1246362/?tool=pubmed

22. Little P, Everitt H. Observational study of eff ect of patient centeredness and positive approach on outcomes of general practice consultations. *BMJ* 2001; 323: 908. www.bmj.com/content/323/7318/908.abstract

23. Hughes D. Consultation length and outcome in two group general practices. *J R Coll Gen Pract.* 1983 33(248): 143-144, 146-147. www.ncbi.nlm.nih.gov/pmc/articles/PMC1972718/

24. Campbell SM, Hann M. Identifying predictors of high quality care in English general practice: observational study. *BMJ* 2001 323: 784. www.bmj.com/content/323/7316/784.full

25. Wilson A, Childs S. The relationship between consultation length, process and outcomes in general practice: a systematic review *Br Gen Pract.* 2002; 52(485): 1012-1020. www.ncbi.nlm.nih.gov/pmc/articles/PMC1314474/?tool=pubmed

26. Stirling AM, Wilson P. Deprivation, psychological distress, and consultation length in general practice. *Br J Gen Pract.* 2001; 51(467):

456-460. www.ncbi.nlm.nih.gov/pmc/articles/PMC1314026/

27. Mercer SW, Fitzpatrick B. More time for complex consultations in a high-deprivation practice is associated with increased patient enablement. *Br J Gen Pract*. 2007; 57(545): 960-966. www.ncbi.nlm. nih.gov/pmc/articles/PMC2084135/?tool=pubmed

28. Linde K, Ramirex G. St John's Wort for depression - an overview and meta-analysis of randomised clinical trials. *BMJ* 1996; 313: 253. www.bmj.com/content/313/7052/253.full

29. Gratus C, Damery S. The use of herbal medicines by people with cancer in the UK: a systematic review of the literature. *QJM*. 2009; 102(12): 831-842. qjmed.oxfordjournals.org/content/102/12/831.abstract

30. Astin JA. Why patients use alternative medicine. *JAMA* 1998; 279(19): 1548-1553. jama.ama-assn.org/content/279/19/1548.full

31. Turner D, Tarrant C. Do patients value continuity of care in general practice? An investigation using stated preference discrete choice experiments. *J Health Serv Res Policy* 2007; 12(3): 132-137. jhsrp.rsmjournals.com/content/12/3/132.long

32. Kearley KE, Freeman GK. An exploration of the value of the personal doctor-patient relationship in general practice. *Br Gen Pract*. 2001; 51(470): 712-718. www.ncbi.nlm.nih.gov/pmc/articles/ PMC1314098/

33. Gill JM, Mainous AG. The role of provider continuity in preventing hospitalizations. *Arch Fam Med* 1998; 7: 352-357. archfami.

ama-assn.org/cgi/content/full/7/4/352

34. Cree M, Bell NR. Increased continuity of care associated with decreased hospital care and emergency department visits for patients with asthma. *Dis Manag* 2006; 9(1): 63-71. www.ncbi.nlm.nih.gov/pubmed/16466343

35. Knight JC, Dowden JJ. Does higher continuity of family physician care reduce hospitalizations in elderly people with diabetes. *Popul Health Manag* 2009; 12(2): 81-6. www.ncbi.nlm.nih.gov/pubmed/19361251

36. Burge F, Lawson B. Family physician continuity of care and emergency department use in end-of-life cancer care. Med Care 2003; 41(8): 992-1001. www.ncbi.nlm.nih.gov/pubmed/12886178

37. Raddish M, Horn SD. Continuity of care: is it cost eff ective? *Am J Manag C* 1995; 5(6): 727-734. www.ncbi.nlm.nih.gov/pubmed/10538452

38. Bamji AN. Southeast London - the unspoken problem. *BMJ* 2011; 342: d1765. www.bmj.com/content/342/bmj.d1765?tab=full

39. Mitchell AJ, Vaze A. Clinical diagnosis of depression in primary care: a meta-analysis. *Lancet* 2009; 374(9690): 609-619. www.thelancet.com/journals/lancet/article/PIIS0140-6736(09)60879-5/abstract

40. Kai J, Crossland A. People with enduring mental health problems described the importance of communication, continuity of care, and stigma. *Evid Based Nurs* 2002; 5: 93. ebn.bmj.com/content/5/3/93.full.pdf

41. McQueen D, St John Smith P. Psychiatric professionalism, multidisciplinary teams and clinical practice. *European Psychiatric Review*, 2009;2(2): 50-56. www.touchpsychiatry.com/articles/psychiatric-professionalism-multidisciplinary-teams-and-clinicalpractice

42. Craddock N, Antebi D. Wake-up call for British psychiatry. *Brit J Psychiat* 2008; 193: 6-9. bjp.rcpsych.org/content/193/1/6.full

43. Simmons P, Hawley CJ. Service user, patient, client, user or survivor: describing recipients of mental health services. *The Psychiatrist Online* 2010; 34: 20-23. pb.rcpsych.org/content/34/1/20

44. Propper C, Burgess S. Competition and quality: evidence from the NHS internal market. www.niesr.ac.uk/event/propper.pdf

45. Samuel M. NHS Market reforms pose risk to service, warn professionals. Communitycare.co.uk, 24th January 2011. www.communitycare.co.uk/Articles/24/01/2011/116160/NHS-market-reforms-pose-risk-to-services-warn-

46. Health and social care bill 2011. Royal College of Psychiatrists, Second reading Briefing House of Commons. www.rcpsych.ac.uk/pdf/RCPsych%20Health%20and%20Social%20Care%20Bill%20HOC%202nd%20Reading%20briefng%20-%20fnal.pdf

第十七章　重回正轨

1. Williams B, Poulter NR. British Hypertension Society guidelines. *J Hum Hypertens* 2004; 18: 139-185. www.bhsoc.org/pdfs/BHS_IV_

Guidelines.pdf

2. McInnes GT. Drug treatment of prehypertension: Not now, not ever? Blood Pressure 2009; 18(6): 304-307. informahealthcare.com/doi/abs/10.3109/08037050903416436

3. Pre-diabetes 'timebomb' warning. *BBC News*, October 2009. news.bbc.co.uk/1/hi/health/8310297.stm

4. The United States of Diabetes: New Report Shows Half the Country Could Have Diabetes or Prediabetes at a Cost of $3.35 Trillion by 2020. United Health Group Newsroom. www.unitedhealthgroup.com/newsroom/news.aspx?id=36df663f-f24d-443f-9250-9dfdc97cedc5

5. Norris SL, Kansagara D. Screening adults for type 2 diabetes: a review of the evidence for the US preventive services Task Force. *Ann Intern Med* 2008; 148(11): 855-68. www.annals.org/content/148/11/855.abstract

6. Lily M, Godwin M. Treating prediabetes with metformin. *Can Fam Physician* 2009; 55(4): 363-369. www.cfp.ca/content/55/4/363.full

7. Lowther M, Mordue A. Primary prevention of cardiovascular disease in Scotland: we must go further. Te Heart Health Network Executive group. January 2006. www.vhscotland.org.uk/library/misc/NHS-CVD%20Full%20Doc.pdf

8. Marmot M. Social determinants of health inequalities. *Lancet* 365; 9464: 1099-1104, 2005. www.thelancet.com/journals/lancet/article/PIIS0140-6736(05)71146-6/abstract

9. Fischer PM, Guinan KH. Impact of public cholesterol screening program. *Arch Intern Med* 1990; 150(12): 2567-2572. archinte.ama-assn. org/cgi/content/abstract/150/12/2567

10. Croyle RT, Loftus EF. How well do people recall risk factor test results? Accuracy and bias among cholesterol screening participants. *Health Psychol* 2006; 25(3): 425-32.

11. NHS Health Scotland's 'Writing About Health Issues: Voices from Communities' (2004).

12. Ovarian Cancer: the recognition and initial management of ovarian cancer. NICE, Full Guideline, April 2011. www.nice.org.uk/ cg122

13. Schorge JO. Modesitt SC. SGO white paper on ovarian cancer: Etiology, screening and surveillance. *Gynecologic Oncology* 2010; 119(1): 7-17. www.sciencedirect.com/science/article/pii/ S0090825810004300

14. Mai PL, Wentzensen N. Challenges related to developing serum-based biomarkers for early ovarian cancer detection. *Cancer Prev Res* 2011; 4: 303. cancerpreventionresearch.aacrjournals.org/ content/4/3/303.short

15. National Cancer Institute. Milestone (1971): National Cancer Act of 1971. dtp.nci.nih.gov/timeline/noflash/milestones/m4_nixon.htm

16. Temel J, Greer J. Early Palliative Care for Patients with Metastatic Non-Small-Cell Lung Cancer. *NEJM*, 2010, 363: 733-742.

www.nejm.org/doi/pdf/10.1056/NEJMoa1000678

17. Hitchens C. Topic of Cancer. *Vanity Fair*, September 2011 www.vanityfair.com/culture/features/2010/09/hitchens-201009

18. Penson RT, Schapira L. Cancer as Metaphor. *The Oncologist* 2004; 9(6): 708-716. theoncologist.alphamedpress.org/content/9/6/708. full

19. Petticrew M, Bell R. Influence of psychological coping on survival and recurrence in people with cancer: systematic review. *BMJ* 2002; 325: 1066. www.bmj.com/content/325/7372/1066.1?view=long& pmid=12424165

20. Rapid Response to Petticrew M, Bell R. Influence of psychological coping on survival and recurrence in people with cancer: systematic review, *BMJ* 2002; 325: 1066.1 by Benjamin, HH 16/12/02.

21. Temel JS, Greer JA. Early palliative care for patients with metastatic non-small-cell lung cancer. *N Engl J Med* 2010; 363: 733-742.

22. Comptroller and Auditor General. The provision of out-of-hours care in England, HC 2006; 1041.

23. GP Daniel Ubani struck off over fatal overdose. *BBC News* June 2010. www.bbc.co.uk/news/10349596

24. Select Committee on Health Written Evidence. Memorandum by KernowDoc (GP13). www.publications.parliament.uk/pa/cm200304/ cmselect/cmhealth/697/697we12.htm

25. Concerns over private GP Service. *BBC News* 21st September 2006. news.bbc.co.uk/1/hi/england/cornwall/5366262.stm

26. Overseas GP ordered to re-train. *BBC News* 30th October 2006. news.bbc.co.uk/1/hi/england/cornwall/6099494.stm

27. NHS 24 'changes' followed deaths. *BBC News* 30th January 2006. news.bbc.co.uk/1/hi/scotland/4663368.stm

28. Helpline advice 'linked to diabetic's death. *BBC News* 17th October 2001. news.bbc.co.uk/1/hi/england/1605250.stm

29. Travis A. Ministers face calls for apology as extent of 1970s 'virginity tests' revealed. *Guardian* 8th May 2011. www.guardian.co.uk/uk/2011/may/08/home-ofce-virginitytests-1970s

30. The doctor cannot always tell: medical examination of the "intact" hymen. *Lancet* 1978: Feb 18i; 1(8060): 375-6. www.ncbi.nlm.nih.gov/pubmed/75407

31. McCartney M. Well enough to work? *BMJ* 2011; 342: d599. www.bmj.com/content/342/bmj.d599?tab=full

32. Faculty of Occupational Medicine. Good occupational medical practice. August 2010. www.facoccmed.ac.uk/library/docs/p_gomp2010.pdf

33. Harrington M. *An independent review of the work capability.* The Stationary Office. November 2010. www.dwp.gov.uk/docs/wca-review-2010.pdf

34. General Medical Council, Fitness to Practice Decisions.

4/10/10. www.gmc-uk.org/concerns/hearings_and_decisions/ftness_to_practise_decisions.asp

35. Management Consultancies Association. Explores the myths about management consulting and the NHS. MCA News. www.mca.org.uk/news/mca-explodes-mythsabout-management-consulting-and-nhs

36. McKinsey & Co. Achieving world class productivity in the NHS 2009/10 -m 2013/14: Detailing the size of the opportunity. *Department of Health*, March 2009. www.dh.gov.uk/prod_consum_dh/groups/dh_digitalassets/documents/digitalasset/dh_116521.pdf?utm_source=Sign-Up.to&utm_medium=email&utm_campaign=201250-NHS+Institute+Alert+-+July+2010

37. Johnson S, Nolan F. Randomised controlled trial of acute mental health care by a crisis resolution team: the north Islington crisis study. *BMJ* 2005; 331(7517): 599. www.bmj.com/content/331/7517/599.abstract

38. Johnson S, Nolan F. Randomised controlled trial of acute mental health care by a crisis resolution team: the north Islington crisis study. *BMJ* 2005, Rapid responses.

39. Gallegos NC, Dawson J. Risk of strangulation in groin hernias. *Br J Surg* 1991; 78(10): 1171-3. www.ncbi.nlm.nih.gov/pubmed/1958976

致　谢

在此，谨向我的出版人马丁·瓦格纳（Martin Wagner）、编辑乔纳森·拉尔吉（Jonathan Lalljee）以及我的丈夫科奈尔（Cónal）表示衷心的感谢，他们的勉励、信任与学识对我助益良多。我的父母也千方百计地给予我支持和帮助，它们是无价的。还有许多人给我以启发和教诲，令我对医学领悟更深，实务能力更为熟稔。本书提到了他们中大多数人的名字，或援引了他们的成果。